JN164086

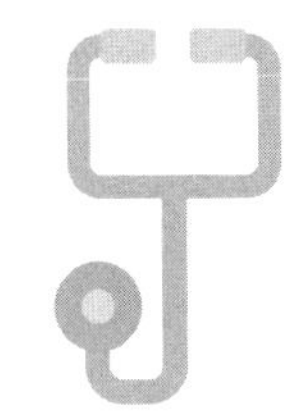
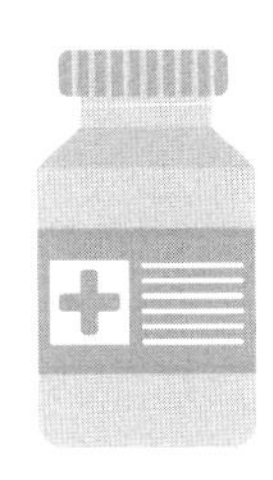
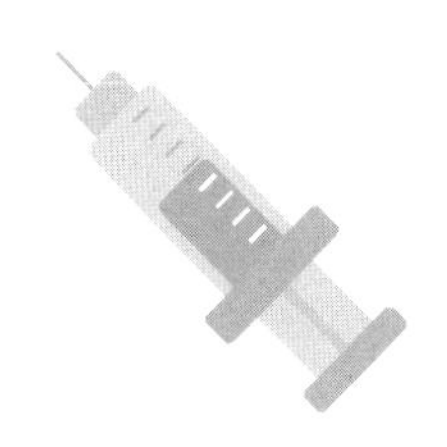

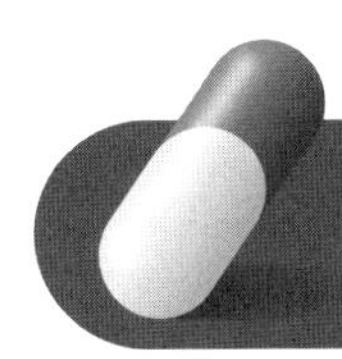

Diseases & Pharmacotherapy

病気と薬物療法

泌尿器・生殖器疾患 感覚器疾患

厚田 幸一郎［監修］

伊東 明彦・久保田 理恵・松原 肇［共編］

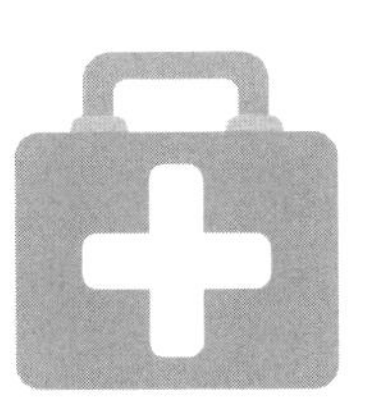

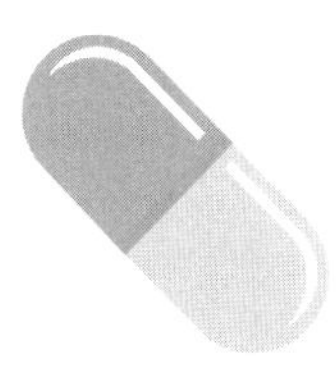

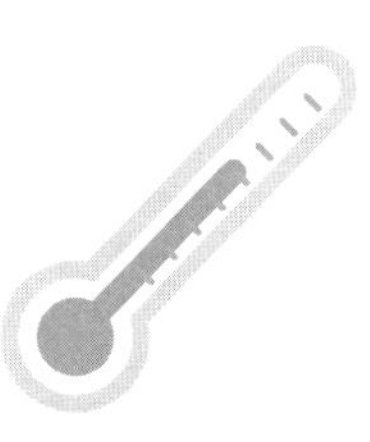
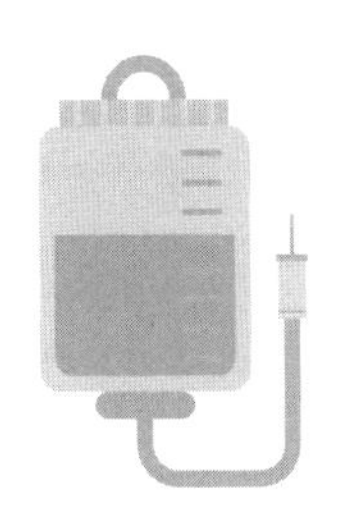
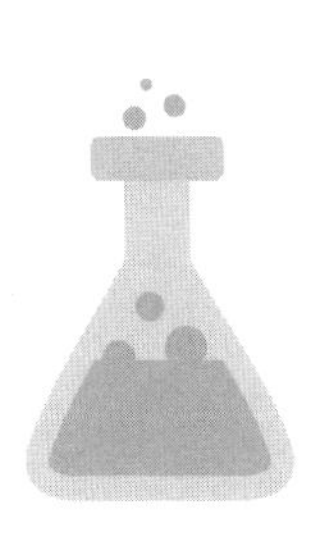

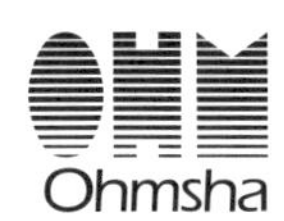

「病気と薬物療法　泌尿器・生殖器疾患／感覚器疾患」
監修者・編者・執筆者一覧

監修者　厚田幸一郎（北里大学薬学部）
編　者　伊東　明彦（明治薬科大学薬学部）
　　　　久保田理恵（北里大学薬学部）
　　　　松原　　肇（北里大学薬学部）
執筆者　青木　学一（北里大学薬学部）
　　　　伊東　明彦（明治薬科大学薬学部）
　　　　伊藤　千裕（北里大学薬学部）
　　　　久保田理恵（北里大学薬学部）
　　　　田中　庸一（北里大学薬学部）
　　　　野島　浩幸（北里大学薬学部）
　　　　松原　　肇（北里大学薬学部）

監修のことば

1988年に薬剤管理指導料（当初の名称は入院技術基本料：いわゆる100点業務）が導入され，病院薬剤師による入院患者への服薬指導に診療報酬が付与された．さらに，1992年には，調剤報酬に薬剤服用歴管理料が導入され，医薬分業が大きく推進されるようになった．それからおよそ四半世紀を経た2012年には，全病棟に専任の薬剤師を配置することを条件に病棟薬剤業務実施加算が導入され，さらに，2016年には，特定集中治療室などへの専任薬剤師の配置に対して病棟薬剤業務実施加算2が，また，薬局では，「かかりつけ薬剤師制度」が導入されることとなった．

この25年間で薬剤師業務は，調剤中心から患者や医療スタッフと向き合うスタイルへと変革した．これにより「薬剤師として求められるもの」は，医療人としての高い資質をもち，臨床能力を活用してチーム医療の現場で医師，看護師などと協力し合うことができ，また地域医療において薬の安全・適正使用に責任をもって対処できる資質へと変容した．

一方，薬剤師養成のための薬学教育は6年制へ移行されて，10年以上が経過する．その間，コアカリキュラム内容の見直しが検討され，2015年度に「薬学教育モデル・新コアカリキュラム」が施行された．

本書は薬学教育モデル・新コアカリキュラムの「薬剤師として求められる基本的な資質」として挙げられた10項目のうち，「薬物療法における実践的能力」の資質を身につけるための成書として，薬学生および病院・薬局薬剤師にわかりやすくかつ質の高い内容を提供することを目的として企画された．本書の特徴を箇条書きにした．

①関連する疾患ごとの巻構成としている．

②各巻で扱う疾患は「薬学教育モデル・新コアカリキュラム」に準拠している．

③各疾患の解説の流れは「学習のポイント」⇒「概要」⇒「臨床症状」⇒「診断」⇒「治療薬」⇒「治療法」⇒「薬物療法」⇒「服薬指導」としている．

④「治療法」の解説のなかで，「処方例」や「処方解説（評価のポイント）」という項目を設け，臨床的内容を厚くしている．

⑤見開きページの右端に，書き込みができるようなサイドノートを設けている．

多忙な薬剤師業務・教育・研究の合間を縫ってご編集・ご執筆いただいた方々に心より御礼を申し上げたい．また，本書の発行にあたり，ご協力いただいたオーム社をはじめ関係の方々に，心より御礼を申し上げる．

医療現場と薬学教育，両者が緊密に連携をとり，乖離せずに同じ方向性を見つめ，将来にわたって社会の要請にこたえることのできる薬剤師を輩出，育成していくことを祈念している．

2018年2月

厚田　幸一郎

目　次

泌尿器疾患 編

Chapter 1　腎不全 …… （田中庸一） 2
1.1　急性腎障害 …… 3
1.2　慢性腎臓病 …… 7
Chapter 2　糸球体疾患 …… （青木学一） 25
2.1　急性糸球体腎炎 …… 28
2.2　ネフローゼ症候群 …… 31
Chapter 3　薬剤性腎障害（薬剤性腎症） …… （青木学一） 42
Chapter 4　尿路結石 …… （青木学一） 46
Chapter 5　過活動膀胱，低活動膀胱 …… （久保田理恵） 52

生殖器疾患 編

Chapter 1　前立腺肥大症 …… （久保田理恵） 58
Chapter 2　子宮内膜症 …… （久保田理恵） 64
Chapter 3　子宮筋腫 …… （久保田理恵） 69
Chapter 4　その他の生殖器疾患 …… （久保田理恵） 71
4.1　流産 …… 71
4.2　早産 …… 73
4.3　妊娠高血圧症候群 …… 75
4.4　陣痛微弱 …… 78
4.5　不妊症 …… 80

眼疾患 編

Chapter 1　緑内障 …… （久保田理恵） 84
Chapter 2　白内障 …… （久保田理恵） 93
Chapter 3　加齢黄斑変性 …… （伊東明彦） 96
Chapter 4　結膜炎 …… （伊東明彦） 103
4.1　アレルギー性結膜炎 …… 103
4.2　感染性結膜炎 …… 108

Chapter 5 その他の眼疾患……（伊東明彦） 115
5.1 網膜症 …… 115
5.2 ぶどう膜炎 …… 119
5.3 網膜色素変性症 …… 125

耳鼻咽喉疾患 編

Chapter 1 めまい……（久保田理恵） 128
1.1 動揺病 …… 130
1.2 メニエール病 …… 132
Chapter 2 アレルギー性鼻炎，花粉症……（久保田理恵） 137
Chapter 3 耳鼻咽喉感染症……（久保田理恵） 144
3.1 副鼻腔炎 …… 144
3.2 中耳炎 …… 148
Chapter 4 その他の耳鼻咽喉疾患……（久保田理恵） 151
4.1 口内炎 …… 151
4.2 咽頭炎 …… 153
4.3 扁桃炎 …… 155
4.4 喉頭蓋炎 …… 158

皮膚疾患 編

Chapter 1 アトピー性皮膚炎……（伊東明彦） 162
Chapter 2 蕁麻疹……（伊東明彦） 174
Chapter 3 接触皮膚炎……（伊東明彦） 181
Chapter 4 皮膚真菌症……（松原肇） 187
Chapter 5 褥瘡……（伊藤千裕） 193
Chapter 6 薬疹……（松原肇） 202
6.1 スティーブンス・ジョンソン症候群 …… 203
6.2 中毒性表皮壊死症 …… 205
6.3 薬剤性過敏症症候群 …… 207
Chapter 7 その他の皮膚疾患……（野島浩幸） 209
7.1 水疱症 …… 209
7.2 乾癬 …… 212
7.3 光線過敏症 …… 217

参考文献一覧…… 220
索引 …… 225

本書の構成ガイド

各節の冒頭には，「**学習のポイント**」として，その疾患の **主な臨床症状** **主な治療薬** などを箇条書きでまとめています．

本文の解説では，「**概要**（疾患の定義や病態，疫学など）」から，「**臨床症状**」「**診断**」「**治療**（疾患の治療方針や薬物療法以外の治療法の概説）」「**薬物療法**」「**服薬指導**」までを丁寧に解説しています．

Chapter 1

緑内障

学習のポイント

主な臨床症状

1 開放隅角緑内障：初期症状はほとんどないことが多いが，眼精疲労や頭痛など起こる

2 閉塞隅角緑内障：強い眼痛や頭痛，悪心・嘔吐とともに，視力低下が起こる

主な診断指標

眼圧が上昇し（21 mmHg 以上…

主な治療薬

1 交感神経刺激薬

1）受容体非選択性（ジ…

2）α_2 受容体選択性…

2 交感神経遮断薬

1）β 受容体遮…

2）$\alpha\beta$ 受…遮断薬（ニ…

3）α_1 受容体遮断薬（ブナ…

眼球の構造と機能

1 眼球の構造

眼球は外膜（角膜，強膜），ぶどう膜（虹彩，毛様体，脈絡膜），網膜と，水晶体，硝子体，房水から構成される（図1）．強膜と角膜は眼球壁の外表面を構成する．

ぶどう膜は外部からの余分な光を遮断し，網膜に栄養を供給する．網膜は光刺激を感じる視細胞や，光情報を中枢に伝達する神経節細胞を含む．水晶体は凸レンズで，毛様体筋の収縮により遠近調節が行われている．

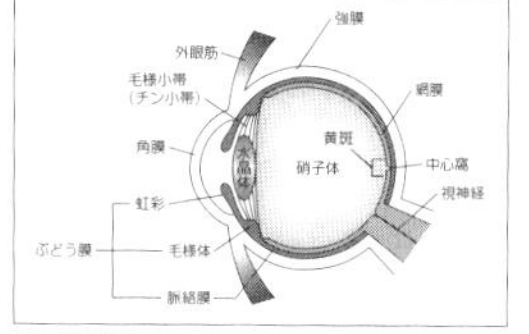

図1　眼球の構造

2 眼圧

眼球内部からの圧力で，眼球の形を維持し，眼の機能維持にも関わっている．房水産生の割合と，房水がシュレム管および房内静脈に流出するのに対する抵抗との間の平衡関係を示し，正常範囲は 10 ～ 21 mmHg である．

3 房水

房水は，眼球を満たす体液で，眼圧の保持に大きな影響を与える．房水は毛様体上皮細胞で産生され，後房から虹彩水晶体間隙を通って前房や隅角に流れ

84

ている．毛様体無色素上皮細胞において，炭酸脱水酵素により Na^+ が毛様体無色素上皮細胞に移動し，Na^+-K^+ ATPase により，Na^+ は後房へ移動する．Na^+ により後房の浸透圧が上昇し，細胞内水分も後房側へ移動する（図2）．

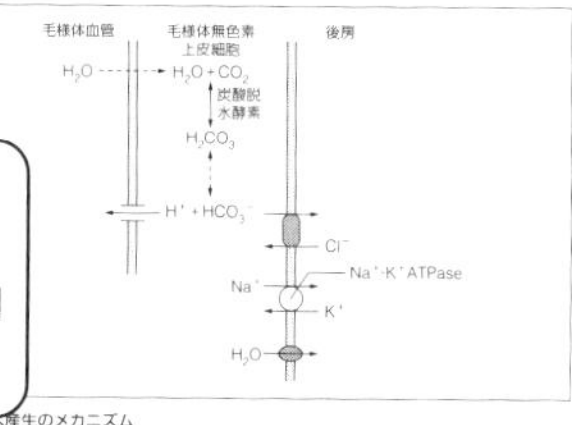

図2　房水産生のメカニズム

その後，90％の房水は，線維柱帯からシュレム管，上強膜静脈を介して流出するが，一部はぶどう膜・強膜路を介して流出する．

概要

日本緑内障学会による緑内障診療ガイドライン（第3版，2011年）では，**緑内障**（glaucoma）は，視神経と視野に特徴的な変化を有し，通常，眼圧を十分に下降させることにより視神経障害を改善もしくは抑制しうる眼の機能的構造的異常を特徴とする疾患と定義している．

多くの緑内障の場合は房水の流出の障害によって，眼圧が上昇し，視神経乳頭が圧迫され，視野欠損などが発症する．その原因によって，**原発緑内障**，**続発緑内障**，**発達緑内障**に分類される．

1 原発緑内障

眼圧上昇の原因が他にない場合，原発開放隅角緑内障と原発閉塞隅角緑内障に分類される．原発開放隅角緑内障は，**正常眼圧緑内障**を含むのが一般的である．

2 続発緑内障

他の眼疾患，全身疾患あるいは薬物使用が原因となって眼圧上昇が生じる緑内障である．続発開放隅角緑内障と続発閉塞隅角緑内障に分類される．

眼疾患編

商品名 として，処方例のそばに医薬品の一般名と商品名を併記しています．

Chapter 1　緑内障

表4　緑内障の治療薬

分類	医薬品	機序	禁忌	特徴・副作用
副交感神経刺激薬	ピロカルピン（点眼）	房水流出増加	虹彩炎	白内障，悪心，嘔吐，流涙，発汗など
コリンエステラーゼ阻害薬	ジスチグミン（点眼）	房水流出増加	前駆期緑内障，脱分極性筋弛緩薬投与中	下痢，腹痛など
β 受容体遮断薬	チモロール（点眼） カルテオロール（点眼） ベタキソロール（点眼）	房水産生抑制	気管支喘息，重篤な COPD，コントロール不良の心不全，房室ブロックなど	気管支喘息誘発，眼類天疱瘡，うっ血性心不全，脳血管障害，SLE など
$\alpha_1\beta_1\beta_2$ 受容体遮断薬	ニプラジロール（点眼） レボブノロール（点眼）	房水産生抑制	気管支喘息，重篤な COPD，コントロール不良の心不全，房室ブロックなど	喘息発作，結膜充血など
α_1 受容体遮断薬	ブナゾシン（点眼）	房水流出増加		眼瞼炎，角膜上皮障害など
交感神経刺激薬	ジピベフリン（点眼）	房水産生抑制 房水流出増加	閉塞隅角緑内障	眼類天疱瘡，心悸亢進，頭痛など
α_2 受容体…刺激…				
$PGF_{2\alpha}$…				
炭酸脱水酵素阻害薬				
ROCK 阻害薬				
高張浸透圧…	…ゼリー） 濃グリセリン（注射） D-マンニトール（注射）		・先天性グリセリン，果糖代謝異常症	

「**処方解説**」では処方例の「**処方目的**」や「**禁忌症・併用禁忌**」「**効果・副作用のモニタリングポイント**」について解説しています．また，その側注には，「**処方解説**」に関連した注意事項などを ▶▶▶**留意事項** としてポイントをまとめています．

薬物療法

原発開放隅角緑… 一選択薬となる… 例については，炭… 激薬，副交感神経… 原則，配合薬の… が，第一選択薬で…

薬剤の効果がない場合や，効果が不十分な場合，あるいは副作用が生じた場合は，薬剤の変更を行って単剤治療を目指す．単剤での効果が不十分なときは，多剤併用療法を実施する[注1]．

急性原発閉塞隅角緑内障では，高張浸透圧薬のマンニトールやグリセリンの点滴静注は速効性があり，強い眼圧低下作用が期待できる．イソソルビドの内

注1：ただし，2種類の β 受容体遮断薬併用，炭酸脱水酵素阻害薬の点眼薬と内服の併用など，同じ薬理作用の薬剤は併用すべきでない．

「**服薬指導**」では，科学的なエビデンスをもとに，具体的にどのように情報提供・注意喚起すべきかをわかりやすく解説しています．

90

服投与が行われる場合もある．

処方例

65 歳女性，原発開放隅角緑内障

①②どちらか一方を処方し，症状に合わせてもう一方の薬を追加処方する

①ラタノプロスト点眼液 0.005%　1回1滴　1日1回　両眼に点眼

②チモロールマレイン酸塩点眼液 0.25%　1回1滴　1日2回　両眼に点眼

商品名

ラタノプロスト：キサラタン

チモロール：チモプトール

処方解説◆評価のポイント

側注では，

Word で本文中にでくくる英略語の正式名称などを記載しています．注1，注2… で本文の内容の補足的な内容などを解説しています．

Word SLE

全身性エリテマトーデス

systemic lupus erythematosus

処方例

55 歳男性，急性原発閉塞隅角緑内障

①②を併用処方する

①濃グリセリン 10%　300 mL　45分で点滴静注

②ピロカルピン塩酸塩点眼液 1%　1回1～2滴　1日2回　左眼点眼

商品名

濃グリセリン：グリセオール

ピロカルピン：サンピロ

処方解説◆評価のポイント

■処方目的

処方薬①②：眼圧の低下[*1]

■主な禁忌症

処方薬①：先天性グリセリン・果糖代謝異常，成人発症Ⅱ型シトルリン血症

処方薬②：虹彩炎

■効果のモニタリングポイント

処方薬①②：眼圧の低下[*2]，視力低下・霧視・虹視症・眼痛・頭痛・嘔吐などの症状改善，視野や視神経乳頭の状態の維持・改善

■副作用のモニタリングポイント

処方薬①：乳酸アシドーシス，尿潜血反応，血尿，頭痛，口渇，悪心など

処方薬②：眼類天疱瘡，眼瞼炎，白内障，結膜充血など

▶▶▶留意事項

*1 本症例は，レーザー虹彩切開術や虹彩切除術が第一選択であり，薬物療法は症状を緩和するためのものなので，治療後は速やかに虹彩切除術を施行する

*2 眼圧低下の目標値は，次のとおり

初期例：19 mmHg 以下

中期例：16 mmHg 以下

後期例：14 mmHg 以下

服薬指導

1 点眼薬の正しい使い方

・点眼薬の眼内移行を増して効果を増大し，全身移行を減じて副作用を軽減するために，またアドヒアランスを向上するため，以下に留意する．

91

泌尿器疾患編

Chapter 1

腎不全

腎不全とは，糸球体濾過量の低下を中心とした腎機能障害がある状態のことである．腎不全の経過により，**急性腎不全**と**慢性腎不全**がある．急性腎不全，慢性腎不全は，共に軽度の腎機能低下でも死亡などのリスクが高まることが明らかになってきた．そのため，2002年に米国腎臓財団より，慢性腎不全よりも早期の段階から末期腎不全までの一連の病態すべてをとらえる**慢性腎臓病**（**CKD**）という疾患概念を提唱している．

急性腎不全については，2000年代に軽微な腎機能の変化から早期に急性の腎障害を発生するほうが腎予後や生命予後が良いとの考えから，より軽症な腎障害を含む疾患概念として**急性腎障害**（**AKI**）が提唱されている．

わが国においても，CKD，AKIについてガイドラインが作成され，広く知られるようになっている．そのため，本書では，腎不全を含む早期腎障害であるAKI，CKDについて解説する．

1.1 急性腎障害

学習のポイント

主な臨床症状

尿量減少，体液量過剰，尿毒症症状

主な診断指標

KDIGO（kidney disease improving global outcomes）基準など

主な臨床検査値

血清クレアチニン，糸球体濾過量

主な治療薬

1 ループ利尿薬〈フロセミド〉
2 炭酸水素ナトリウム
3 細胞外液補充液〈生理食塩液，乳酸リンゲル，酢酸リンゲル，重炭酸リンゲル〉

概要

急性腎障害（acute kidney injury：AKI）とは，比較的短期間（数時間から数週間）に，腎臓自体あるいは腎臓以外の原因によって，腎機能が急速かつ高度に障害を起こし，体内の水・電解質平衡の維持や老廃物の排泄ができなくなった状態をいう．適切な治療を行えば，腎機能の回復がみられる場合がある．

急性腎障害は，障害部位により，**腎前性**，**腎性**（**腎実質性**），**腎後性**に分類される．腎前性は循環血流量や心拍出量の低下などによる**腎血流量の低下**が原因である．腎性は**腎臓の尿細管間質，糸球体，血管などの障害**といった器質的病変が原因である．また，腎後性は尿管や膀胱，尿道といった**尿路の閉塞**が原因である（図 1）．

臨床症状

通常は**乏尿**（400 mL/ 日以下）になるが，急速に腎機能が低下した場合には**無尿**（100 mL/ 日以下）となることがある．また，血清クレアチニン（Cr）や尿素窒素の上昇，電解質平衡の異常を認める．しかし，尿量が保たれている場合もある（非乏尿性急性腎障害）．腎機能低下の程度が著しい場合には尿毒症症状を呈し，意識障害，痙攣，吐き気，嘔吐，下痢，不整脈，貧血，呼吸困難などの症状が現れる．重篤な尿毒症に陥った場合には，死亡する場合もある．急性腎不全の死亡率は 50％と高い．

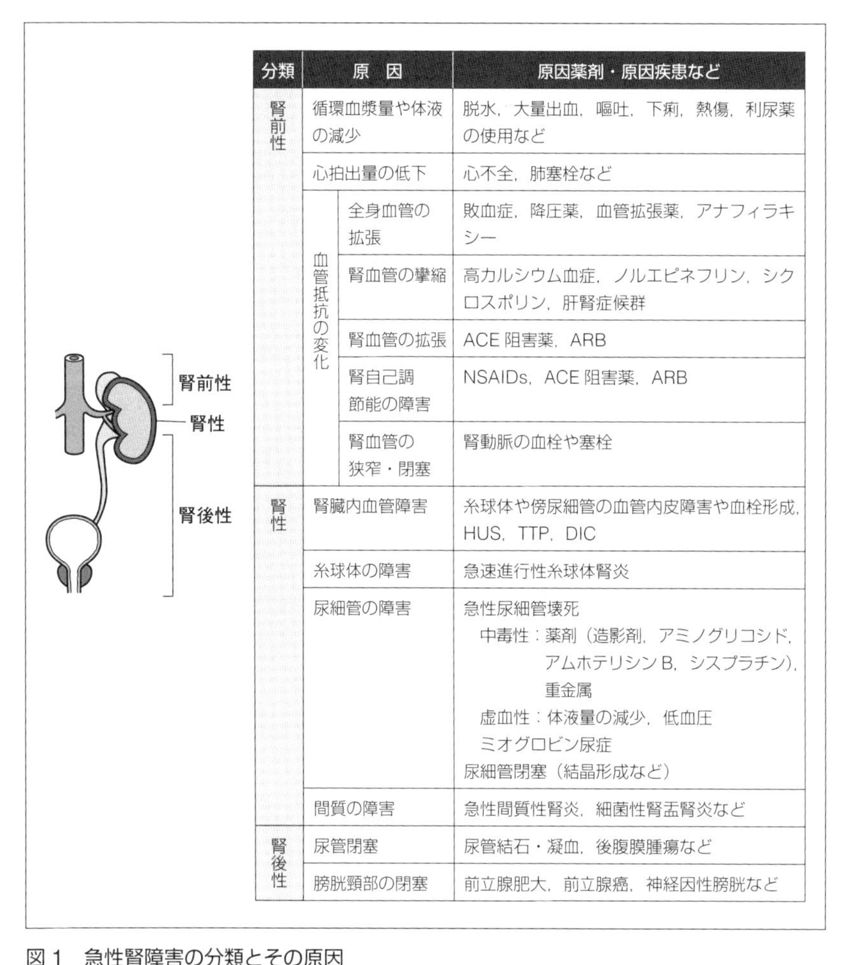

分類	原　因		原因薬剤・原因疾患など
腎前性	循環血漿量や体液の減少		脱水，大量出血，嘔吐，下痢，熱傷，利尿薬の使用など
	心拍出量の低下		心不全，肺塞栓など
	血管抵抗の変化	全身血管の拡張	敗血症，降圧薬，血管拡張薬，アナフィラキシー
		腎血管の攣縮	高カルシウム血症，ノルエピネフリン，シクロスポリン，肝腎症候群
		腎血管の拡張	ACE 阻害薬，ARB
		腎自己調節能の障害	NSAIDs，ACE 阻害薬，ARB
		腎血管の狭窄・閉塞	腎動脈の血栓や塞栓
腎性	腎臓内血管障害		糸球体や傍尿細管の血管内皮障害や血栓形成，HUS，TTP，DIC
	糸球体の障害		急速進行性糸球体腎炎
	尿細管の障害		急性尿細管壊死 中毒性：薬剤（造影剤，アミノグリコシド，アムホテリシン B，シスプラチン），重金属 虚血性：体液量の減少，低血圧 ミオグロビン尿症 尿細管閉塞（結晶形成など）
	間質の障害		急性間質性腎炎，細菌性腎盂腎炎など
腎後性	尿管閉塞		尿管結石・凝血，後腹膜腫瘍など
	膀胱頸部の閉塞		前立腺肥大，前立腺癌，神経因性膀胱など

図 1　急性腎障害の分類とその原因

Word ACE
アンジオテンシン変換酵素
angiotensin-converting enzyme

Word ARB
アンジオテンシンⅡ受容体阻害薬
Angiotensin Ⅱ receptor blocker

Word NSAIDs
非ステロイド性抗炎症薬
non-steroidal anti-inflammatory drugs

Word HUS
溶血性尿毒症症候群
hemolytic-uremic syndrome

Word TTP
血栓性血小板減少性紫斑病
thrombotic thrombocytopenic purpura

Word DIC
播種性血管内凝固症候群
disseminated intravascular coagulation

診断

❶ 診断基準

尿量を確認し，Cr，尿素窒素の測定を行い，急性腎障害の診断を行う．エコーによって膀胱緊満の有無，腎盂・腎杯拡大の有無を評価する．腎萎縮が見られた場合には，慢性腎臓病である．腎前性，腎性，腎後性の鑑別を行い，原因を同定する．KDIGO注1の次の定義 1 〜 3 のいずれか 1 つを満たせば急性腎障害と診断される．

1. Cr が 0.3 mg/dL 以上の上昇（48 時間以内）
2. Cr の基礎値から 1.5 倍上昇（7 日以内）
3. 尿量 0.5 mL/kg/hr 以下が 6 時間以上持続

注 1：KDIGO（kidney disease improving global outcomes）は，腎疾患に関する国際的なガイドライン策定を目指して設立された委員会のこと．

❷ 重症度分類

重症度は Cr 基準と尿量基準に基づいて分類される（表 1）．

重症度や生命予後の予測に尿中NGAL[注2]の上昇が，死亡や腎代替療法の開始など重症化や生命予後に影響があること報告されている．

注2：NGAL（neutrophil gekatinease associated lipocalin）は，好中球ゼラチナーゼ結合性リポカリンというリポカリンファミリーに属するタンパク質であり，腎障害により尿中の濃度が上昇する．

表1　KDIGOガイドラインによる急性腎障害重症度分類

	Cr基準	尿量基準
Stage1	Cr 0.3 mg/dL以上上昇 or Cr 1.5～1.9倍上昇	0.5 mL/kg/hr未満　6hr以上
Stage2	Cr 2.0～2.9倍上昇	0.5 mL/kg/hr未満　12hr以上
Stage3	Cr 3.0倍以上 or Cr > 4.0 mg/dLまでの上昇 or 腎代替療法開始	0.3 mL/kg/hr未満　24hr以上 or 12hr以上の無尿

Crと尿量による重症度分類では重症度の高いほうを採用する

治療

急性腎障害の原因は多岐にわたるため，原因を鑑別し，病態に合わせた治療をすることが必要である．

体液量と電解質の評価を行い，適切な治療を行う．高カリウム血症は血清カリウム値6.5 mEq/L以上や心電図変化（T波増高，P波消失，QRS幅増大など）がある場合には緊急治療を必要とする．

重篤な**代謝性アシドーシス**（pH7.20未満，HCO_3^- 10 mEq/L未満）では炭酸水素ナトリウムの静脈内投与を行う．輸液量の調節や利尿薬の投与により尿量が保てない場合には，血液浄化療法による除水も検討される．また，ループ利尿薬は体液過剰の是正を目的とした投与に限定して用いられる．

❶ 腎前性急性腎障害

腎前性の場合には，さまざまな原因による腎血流量の減少を改善する必要がある．そのため，循環血漿量の維持を目的に，細胞外液補充液による輸液療法が行われる．

❷ 腎性急性腎障害

腎性の場合には，腎機能悪化の原因に対する治療が行われる．

❸ 腎後性急性腎障害

腎後性の場合には，尿路の閉塞を解除することで，腎機能が回復する．尿路閉塞の治療として，上部尿路において尿管ステント[注3]の留置や腎瘻[注4]の造設を行い，下部尿路において尿道カテーテルの挿入や膀胱瘻[注5]の造設を行う．

注3：膀胱から尿管，腎盂に留置して，尿管閉塞の治療に用いる．
注4：腎臓を背部から穿刺し，腎盂内カテーテルを留置する．上部尿路の閉塞や狭窄の治療に用いる．
注5：膀胱を穿刺し，カテーテルを留置する．尿道カテーテルの挿入・留置が困難な例などに行う．

治療薬

❶ ループ利尿薬

腎尿細管全域において，ナトリウムの再吸収を抑制することにより，利尿作用を示す．フロセミドは用量依存的に作用を示すが，高用量で長期間使用する際には聴覚障害に注意が必要である．

❷ 炭酸水素ナトリウム

血中において重炭酸イオンとして作用して，pH を上昇させ，アシドーシスを改善する．大量の牛乳やカルシウム製剤との併用により，尿細管でのカルシウム再吸収が増加して，milk-alkali syndrome[注6] が現れる場合があるため，注意が必要である．

注 6：milk-alkali syndrome では，牛乳と炭酸カルシウム等の吸収性アルカリを経口摂取することによって，高カルシウム血症，高窒素血症，アルカローシスなどの症状を呈する．

❸ 細胞外液補充液

腎前性腎不全に対して，循環体液量を増加させる目的で，等張電解質液である細胞外液補充液（生理食塩液，乳酸リンゲル液，酢酸リンゲル液，重炭酸リンゲル液）が使用される．

薬物療法

腎前性，腎性，腎後性に関わらず，腎機能が改善するまで，保存的治療が行われる．

❶ 腎前性の急性腎不全の場合

脱水や大量出血などによって循環血液量が低下している場合には，細胞外液補充液によって補充を行う．

処方例

59 歳男性，急性腎障害（腎前性）
①生理食塩液　1 000 mL（40 mL/hr）　点滴静注
②炭酸水素ナトリウム注射液 7%　20 mL　点滴静注

商品名
炭酸水素ナトリウム：メイロン

処方解説◆評価のポイント

■処方目的
処方薬①：循環体液量の補正
処方薬②：アシドーシスの補正（pH7.20 未満，HCO_3^- 10 mEq/L 未満の場合）
■効果のモニタリングポイント
処方薬①：血圧および体重が腎障害発現前の状態に回復しているか，尿量の増加
処方薬②：アシドーシスの改善
■副作用のモニタリングポイント
処方薬②：血管痛，血管外漏出など

1.2 慢性腎臓病

学習のポイント

主な臨床症状

貧血，尿量異常，代謝性アシドーシス，電解質異常，尿毒症

主な治療薬

1 利尿薬〈フロセミド，トリクロルメチアジド〉
2 降圧薬
 1) アンジオテンシン変換酵素（ACE）阻害薬〈カプトプリル，エナラプリル，イミダプリル〉
 2) アンジオテンシンⅡ受容体阻害薬（ARB）〈テルミサルタン，オルメサルタン，アジルサルタン〉
 3) カルシウム拮抗薬〈シルニジピン，ベニジピン，アゼルニジピン，エホニジピン〉
3 炭酸水素ナトリウム
4 リン吸着剤〈炭酸カルシウム，セベラマー，炭酸ランタン，クエン酸第二鉄〉
5 尿酸合成阻害薬〈アロプリノール，フェブキソスタット〉
6 エリスロポエチン製剤〈エポエチンアルファ〉
7 球形吸着炭

概要

慢性腎臓病（chronic kidney disease：CKD[注1]）とは，数か月から数年以上かけて糸球体濾過量（GFR）が低下した状態をいう．ほとんどが不可逆性であり，保存期腎不全を経て末期腎不全（end stage kidney disease：ESKD）へ移行し，透析療法が必要となる．末期腎不全へ移行する主な原疾患としては，糖尿病性腎症や慢性糸球体腎炎，腎硬化症が多くを占める．

これまで，さまざまな要因で緩徐に腎機能低下を示し，Cr 2.0 mg/dL 以上あるいは糸球体濾過量 30 mL/min になった場合，慢性腎不全と診断され，治療が行われてきた．近年，軽度の腎機能低下であっても心血管疾患（cardiovascular disease：CVD）の発症および死亡のリスクになることが明らかとなり，CKD の概念が提唱され，**腎機能低下早期（0.15 g/gCr 以上のタンパク尿または GFR＜60 mL/分/1.73 m² が 3 か月以上持続）からの治療が行われている．**図 1 に慢性腎臓病の中での腎不全の位置付けを示した．

CKD の発症・進行には，高血圧，糖尿病，脂質異常症などの生活習慣病が関係し，また患者の肥満度や食塩の摂取量，飲酒，喫煙なども関係している．**CKD は末期腎不全，心血管疾患，脳血管疾患のリスクファクター**であることが報告されており，早期発見とその治療を行う必要のある疾患である．

Word ACE
angiotensin-converting enzyme

Word ARB
angiotensin Ⅱ receptor blocker

注 1：CKD とは，2002 年に米国腎臓財団によって提唱された定義である．その後，KDIGO（kidney disease improving global outcomes）によって CKD の定義が再検討され，2011 年にその結果が公表された．

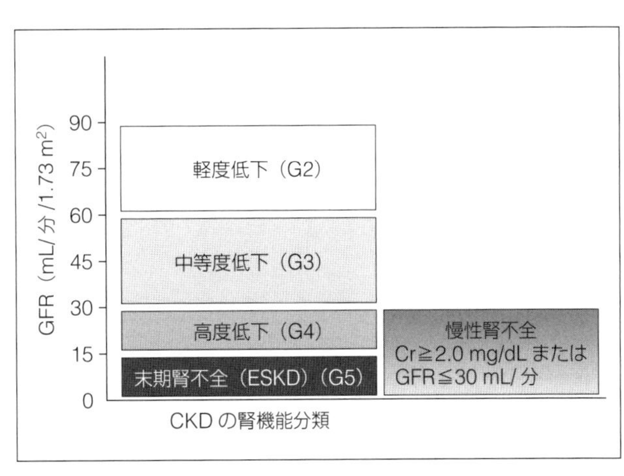

図 1　CKD と慢性腎不全

● 疫学 ●

CKD発症の危険因子は，高齢，高血圧，耐糖能異常や糖尿病，肥満およびメタボリックシンドローム，脂質異常症，高尿酸血症，CKDの家族歴，尿および腎機能異常，NSAIDsなどの常用歴，急性腎不全の既往，膠原病，感染症，尿路結石などがある．糖尿病性腎症は透析原因の第1位である．わが国におけるCKD患者数は約1,330万人と推測されている．

Word NSAIDs
非ステロイド性抗炎症薬
non-steroidal anti-inflammatory drugs

臨床症状

初期は無症状であることが多いが，原因疾患に起因し，タンパク尿，血尿，浮腫や高血圧を認めることがある．末期腎不全になると，**尿毒症症状**（食欲減退，悪心・嘔吐，浮腫，呼吸困難，傾眠，意識障害，振戦，消化器出血など）が現れる．

診断

スクリーニングは随時尿で行われ，アルブミン尿は30 mg/gCr以上，タンパク尿は0.15 g/gCr以上を認める場合にCKDと診断される．タンパク尿が0.5 g/gCr以上または血尿を認める場合には，糸球体疾患の可能性があるため，腎生検を含めた精密検査を考慮する．

CKDの重症度は原因，腎機能，タンパク尿によって分類され評価される．腎機能は推定GFR[注2]を1.73で除した値によってG1からG5に分類される．タンパク尿は尿タンパク定量（g/日），尿タンパク/クレアチニン比（g/gCr）で分類される．糖尿病の場合には尿アルブミン定量（mg/日）と尿アルブミン/Cr比（mg/gCr）によって分類される．CKDの重症度分類はステージを色分けして死亡，末期腎不全などのリスクを示している（表1）．

注2：推定GFR（glomerular filtration rate）は，eGFRともいう．血清クレアチニンの推算式で算出する．
男性：$eGFR_{creat}$（mL/min/1.73 m²）＝194×$Cr^{-1.094}$×年齢$^{-0.287}$
女性：$eGFR_{creat}$（mL/min/1.73 m²）＝194×$Cr^{-1.094}$×年齢$^{-0.287}$×0.739
※腎機能の評価は18歳以上である．

表1 CKDの重症度分類

原疾患		タンパク尿区分		A1	A2	A3
糖尿病		尿アルブミン定量（mg/日） 尿アルブミン/Cr比（mg/gCr）		正常	微量アルブミン尿	顕性アルブミン尿
				30未満	30～299	300以上
高血圧 腎炎 多発性嚢胞腎 移植腎 不明 その他		尿タンパク定量（g/日） 尿タンパク/Cr比（g/gCr）		正常	軽度タンパク尿	高度タンパク尿
				0.15未満	0.15～0.49	0.50以上
GFR区分 （mL/分/1.73 m²）	G1	正常または高値	≧90			
	G2	正常または軽度低下	60～89			
	G3a	軽度～中等度低下	45～59			
	G3b	中等度～高度低下	30～44			
	G4	高度低下	15～29			
	G5	末期腎不全（ESKD）	＜15			

重症度は原疾患・GFR区分・タンパク尿区分を合わせたステージにより評価する．CKDの重症度は死亡，末期腎不全，心血管死亡発症のリスクを□のステージを基準に，□，□，■の順にステージが上昇するほどリスクは上昇する．
〈出典：日本腎臓学会 編，CKD診療ガイド2012，p.3，東京医学社，2012〉

治療

CKDの治療目的は，次の2つである．

① 患者のQOLを著しく損なう末期腎不全へ至ることを阻止する，あるいは時間を遅らせること

② 心血管疾患の新規発症を抑制するあるいは既存の心血管障害の進展を阻止すること

そのため，治療は，生活習慣の改善，食事療法，高血圧治療，タンパク尿・尿中アルブミンの減少（改善），脂質異常症の改善，糖尿病・耐糖能異常の治療，貧血の治療，尿毒症毒素の治療，CKDの原因に対する治療が挙げられている（図2）．

CKDステージに応じた適切な治療目標をたて，治療が行われる．透析治療は腎機能の低下により，血液中の老廃物や水分などを十分に除去できない場合，通常の日常生活に支障がある場合，腎臓以外の臓器への影響がある場合，生命予後に関わる場合に行われる．

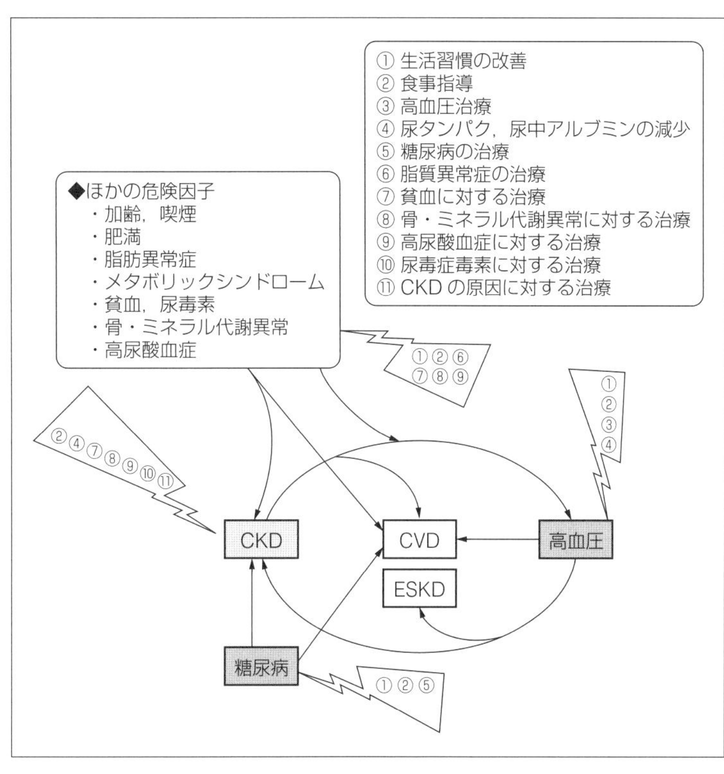

図2 CKDにおける病態の連鎖と治療的介入
〈出典：日本腎臓学会 編，CKD診療ガイド2012，p.50，東京医学社，2012〉

❶ 生活習慣の改善，食事指導

エネルギー量は健常人と同程度（25～35 kcal/kg/日）が推奨され，体重の変化を観察しながら調節する．肥満を是正し，BMI＜25を目標とする．

CKDステージG2までは，尿の排泄障害がない場合には，水分は健常者と同様に摂取させる．食塩の過剰摂取は高血圧をきたし，また，浮腫など体液貯留の原因となることから，3～6 g/日未満とするのが基本である．CKDステージG3となると，腎臓への負担を少なくするためにタンパク質の摂取量は0.8～1.0 g/kg/日が推奨されている．CKDステージG4～5においては，専門医と相談して，タンパク質の摂取量を決める．

運動は定期的に行うことが推奨されている．喫煙は腎機能障害の進行や心血管系イベントの発症に関係するため，禁煙が必須である．

過度な飲酒は生命予後が悪いため，避けるべきである．適正飲酒量（エタノール量として）は男性で20～30 mL/日以下，女性で10～20 mL/日以下である．高尿酸血症を合併する場合には，常習的飲酒は避ける．

❷ 高血圧

高血圧は動脈硬化を生じやすく，CKD の原因や悪化につながる．また，GFR が低下すると体液が貯留しやすくなり，高血圧の原因や悪化につながる（図 3）．高血圧の治療は CKD の進行を抑制し，末期腎不全への進展を防止あるいは遅延させる，さらに心腎連関による心血管疾患の発症・進展を抑制する．CKD の降圧目標として 130/80 mmHg が推奨されている．高齢者では 140/90 mmHg を暫定目標血圧とし，130/80 mmHg 以下へ慎重に降圧する．急激な降圧は腎機能の悪化をきたすおそれがある．また，過度な降圧は心血管疾患の増悪をきたすおそれがある．そのため，2 ～ 3 か月かけて降圧治療を行う．

高血圧
要因
高血圧を悪化
慢性腎臓病
重篤化
心血管疾患の発症

図 3　CKD と高血圧の関連性

❸ 糖尿病

厳格に血糖をコントロールすることは糖尿病性腎症の発症抑制につながる．日本糖尿病学会では合併症予防のための血糖コントロール目標として，ヘモグロビン A1c（HbA1c）7.0％未満と定めている．高度腎障害や末期腎不全では，赤血球寿命やエリスロポエチンの影響を受けて，HbA1c は低値を示すことがあるため，グリコアルブミンなどを併せて評価する．

❹ 脂質異常症

目標値は LDL コレステロール≦120 mg/dL である．食事療法や運動療法から開始し，不十分な場合には薬物療法を行う．

❺ 貧血

ヘモグロビン（Hb）10 g/dL 以下で造血促進薬の投与を考慮する．造血促進薬による治療における目標 Hb は 10 ～ 12 g/dL[注3] に設定することが推奨されている．血清フェリチン濃度 100 ng/mL 以下およびトランスフェリン飽和度 20％以下では鉄補充を行う．

注 3：ただし，12 g/dL を超えない．

❻ 骨・ミネラル代謝異常（CKD-MBD）[注4]

腎機能低下が原因で，骨・ミネラル代謝異常による二次性副甲状腺機能亢進症が発症する（図 4）．リン，カルシウム濃度が施設基準値を逸脱していれば，

Word MBD
mineral and bone disorder

注 4：CKD-MBD とは，慢性腎臓病にともなう骨・ミネラル代謝異常症である．
①リン（P），カルシウム（Ca），PTH などの検査値異常
②骨の異常
③血管石灰化
の 3 つの異常の組み合わせによって構成される．

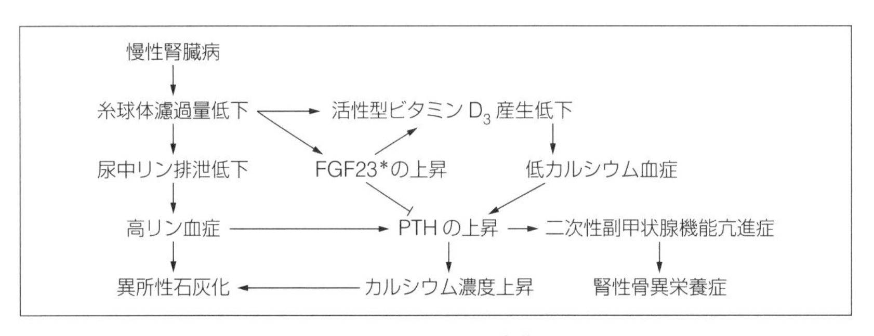

図 4　CKD にともなうリン，カルシウム，PTH の変化
＊ FGF23（Fibroblast growth factor-23）は，骨細胞から産生分泌されるリン調節因子．腎臓からのリン排泄を促す．

Word PTH
副甲状腺ホルモン
parathyroid hormone

異常と判断する．副甲状腺ホルモン（PTH）は施設基準の上限を超えていれば，二次性副甲状腺機能亢進症を合併していると判断する．リン，カルシウムの管理を優先し，食事療法から開始するが，リンが高値の場合には，リン吸着薬，炭酸カルシウムを使用する．

❼ 高尿酸血症

高尿酸血症はCKDの発症や進行，心血管障害の発症と関連する．過食，高プリン・高脂肪・高タンパク質食，常習飲酒，運動不足などが高尿酸血症の原因となり，さらにメタボリックシンドロームなどの合併とも関わるため，生活習慣の是正が必要である．血清尿酸値＞6 mg/dLで女性は末期腎不全のリスクが有意に高い．痛風関節痛や高尿酸血症の既往がある場合には，血清尿酸値を6 mg/dL以下にすることを目標に薬物療法が行われる．また，CKDステージG4～G5で血清尿酸値＞9 mg/dLの無症候性高尿酸血症では，薬物療法が考慮される．

❽ 尿毒症

腎機能が低下してCKDステージG4からG5となると，尿毒症物質の体外への排出が低下し，体内に蓄積する．そのため，尿毒症物質を球形吸着炭に吸着させて便として排泄することで，CKDの進行を抑制したり尿毒症症状を改善する．尿毒症症状が強く現れ，日常生活が困難になった場合には透析導入を考慮する．

❾ 透析療法

一般的にはGFRが15 mL/min/1.73 m^{2}未満で治療抵抗性の腎不全徴候があれば透析導入を考慮し，GFRが6 mL/min/1.73 m^{2}未満の場合には透析導入を推奨している．透析治療法としては，血液透析と腹膜透析がある．血液透析は血液を体外へ出し，ダイアライザーにて透析膜を用いて拡散と限外濾過の原理により，過剰に蓄積している小分子量の尿毒症物質や病因物質を血液から除去し，体内に戻す（図5）．一方，腹膜透析は腹腔内へ透析液を注入し，腹膜を半透膜として透析を行う．治療により腹膜が劣化するため，治療期間は5～8年程度が限界である．患者の生活様式に合わせて選択する．

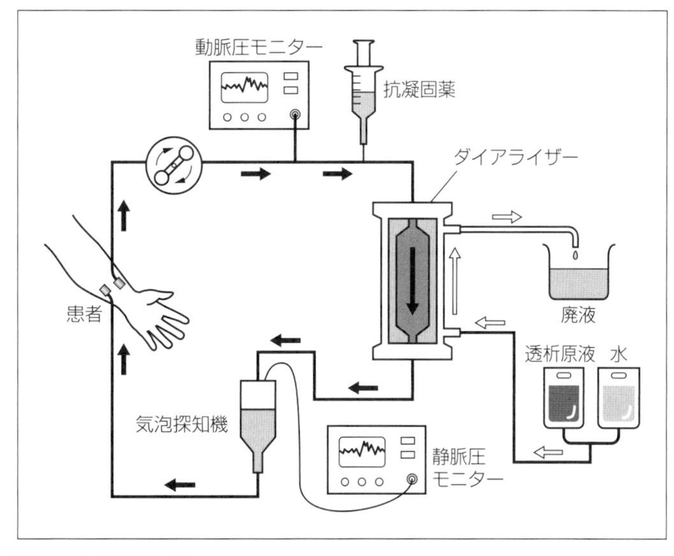

図5　血液透析回路

透析を導入すると，尿毒症物質の存在，二次性副甲状腺機能亢進症，乾皮症，痒みの閾値の低下，精神的因子など，複数の因子が複合的に作用して皮膚瘙痒症が増強する．十分な透析治療を行い，カルシウムとリンの管理を適切に行うことが基本となる．瘙痒感には症状に合わせた薬物療法が行われる．

透析患者では水分制限や透析による除水，カリウム制限食による食物繊維の摂取不足などによって，便秘になりやすい．

治療薬

❶ 利尿薬

利尿薬は尿細管で電解質の再吸収を阻害することで尿量を増加させる．CKD 患者の多くは食塩感受性高血圧[注5]を呈するため，尿中 Na 排泄により降圧効果を示す（図 6）．

注 5：食塩摂取により惹起される高血圧症のこと．

現在，わが国で CKD に対して使用されている利尿薬を表 2 に示す．腎機能が低下し，体液が貯留することで浮腫が現れたり，高血圧になったりする．体液バランスを是正しないと，心不全や肺水腫へ移行することもある．そのため，利尿薬を用いて体液バランスを是正することによって，症状を緩和する目的で使用される．ループ利尿薬（特にフロセミド）は体液貯留や浮腫の是正において，第一選択薬として用いられる．急性期には注射薬が用いられることが多い．降圧目的ではサイアザイド（チアジド）系利尿薬が用いられる．ただし，心不全を併発している症例で心保護作用が必要な場合や，腹水を併発している症例では，抗アルドステロン薬を用いることがある．

表 2　CKD に対して使用される利尿薬

利尿薬	主な医薬品
サイアザイド系利尿薬	トリクロルメチアジド ヒドロクロロチアジド ベンチルヒドロクロロチアジド
ループ利尿薬	フロセミド アゾセミド トラセミド ブメタニド
抗アルドステロン薬	スピロノラクトン トリアムテレン カンレノ酸カリウム エプレレノン

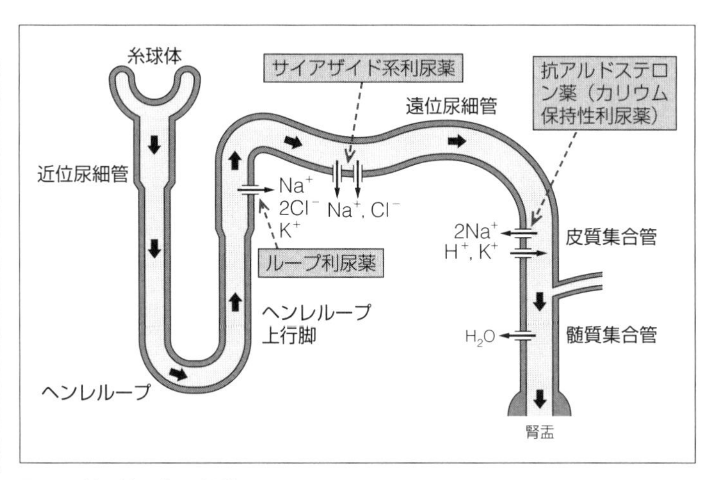

図 6　利尿薬の作用部位

(1) ループ利尿薬

ヘンレ上行脚において Na^+-K^+-$2Cl^-$ 共輸送体を阻害することにより，細管腔内の Na^+ 濃度を上昇させ，集合管における水の再吸収を抑制することによって利尿作用を示す．

(2) サイアザイド（チアジド）系利尿薬

遠位尿細管において，Na^+-Cl^- 共輸送体を阻害することにより，細管腔内の Na^+ 濃度を上昇させ，集合管における水の再吸収を抑制することによって利尿作用を示す．

(3) 抗アルドステロン薬（カリウム保持性利尿薬）

ミネラルコルチコイド受容体に拮抗作用を示すことでナトリウム再吸収を抑制し，ナトリウム利尿作用を示す．抗アルドステロン薬はカリウム排泄を抑制するため，血清カリウム濃度を上昇させる薬剤（ACE 阻害薬や ARB など）との併用は注意する．Cr が 50 mL/min 未満の患者，血清カリウム濃度が 5 mEq/L 以上の患者や糖尿病性腎症の患者には禁忌である．

CKD ステージ G1 ～ G3 ではサイアザイド系利尿薬を用い，ステージ G4，G5 ではループ利尿薬を用いる．ループ利尿薬は高用量を長期間使用することによって，難聴の副作用を発現することがあるため注意が必要である．抗アルドステロン薬は ACE 阻害薬や ARB との併用によって高カリウム血症が発症しやすいため，併用時には注意が必要である．

❷ 降圧薬

(1) レニン・アンジオテンシン（RA）系阻害薬

Word RA
renin-angiotensin

RA 系阻害薬には ACE 阻害薬と ARB，レニン阻害薬がある．タンパク尿減少効果に優れ，**腎保護効果**は尿タンパク・アルブミン排泄量が多いほど期待できる．2 型糖尿病では腎症前期の正常アルブミン尿患者に対して早期腎症（微量アルブミン尿）への進展を抑制することが報告されており，糖尿病合併例では第一選択薬となっている．非糖尿病合併例では，軽度のタンパク尿（尿タンパク / クレアチニン比 0.15 g/gCr）の場合には積極的に使用する．

ACE 阻害薬と ARB の優劣は明らかではないが，併用療法にはタンパク尿減少効果があることが報告されている．

アリスキレンはレニンを直接阻害する薬剤であり，長時間にわたり，その効果が持続する．一方で，バイオアベイラビリティが低く，個人間における作用の差が大きいことから，十分に留意して使用する必要がある．

(2) カルシウム拮抗薬

L 型カルシウムチャネルに結合して，その機能を抑制することにより細胞内へのカルシウムイオンの流入を抑制して血管平滑筋を弛緩する．カルシウム拮抗薬の降圧作用は血管を直接的に拡張するため，用量依存的に作用を示す．長時間作用型のカルシウム拮抗薬には腎保護作用がある．N 型や T 型カルシウムチャネル阻害によるタンパク尿の減少作用があることから，これらのチャネル阻害作用をもつカルシウム拮抗薬（エホニジピン，シルニジピン，ベニジピンなど）が推奨される．

❸ 糖尿病治療薬

腎機能に応じて使用する薬剤とその用量を選択する（**表 3**）．スルホニル尿素（SU）薬は遷延性低血糖を生じやすいため，ビグアナイド薬は乳酸アシドーシスを生じるため，禁忌である．さらにチアゾリジン薬もわが国では禁忌となっている．1型糖尿病やインスリン依存状態の2型糖尿病患者ではインスリンが用いられる．

表3　CKDステージG4以降における糖尿病治療薬

分　類	主な医薬品	重篤な腎機能低下時の投与
スルホニル尿素薬	グリベンクラミド グリメピリド	禁忌 禁忌
グリニド系薬	ナテグリニド ミチグリニド レパグリニド	禁忌 慎重投与（消失半減期の延長） 慎重投与（血中濃度上昇）
α-グルコシダーゼ阻害薬	ミグリトール アカルボース ボグリボース	慎重投与 用量調節不要，慎重投与 用量調節不要，慎重投与
ビグアナイド薬	メトホルミン	禁忌
チアゾリジン薬	ピオグリタゾン	禁忌
DPP-4阻害薬	シタグリプチン アナグリプチン アログリプチン ビルダグリプチン サキサグリプチン テネリグリプチン リナグリプチン	減量，慎重投与 減量，慎重投与 減量，慎重投与 減量，慎重投与 減量，慎重投与 用量調節不要 用量調節不要
SGLT2阻害薬	トホグリフロジン カナグリフロジン	効果が減弱するため投与しない 効果が減弱するため投与しない
GLP-1受容体作動薬	エキセナチド リキシセナチド リラグルチド	禁忌 減量の必要なし，慎重投与 減量の必要なし

〈出典：井上岳 著，腎障害ステージに応じた薬学的血糖管理，月刊薬事，57；p.365，じほうより改変〉

Word DPP-4
dipeptidyl peptidase-4

Word SGLT2
sodium glucose cotransporter 2

Word GLP-1
glucagon-like peptide-1

❹ 脂質異常症治療薬

HMG-CoA還元酵素阻害薬はHMG-CoA還元酵素を阻害することによってコレステロールの生合成を抑制し，総コレステロールやLDL-コレステロールを低下させる薬剤である．これにより，タンパク尿や微量アルブミン尿を軽減して尿タンパク減少やCKDの進行抑制効果が示されている．治療薬としてHMG-CoA還元酵素阻害薬は抗炎症，抗酸化効果なども期待できる．

HMG-CoA還元酵素阻害薬単独または小腸でコレステロールの吸収を抑制するエゼチミブとの併用によって心血管疾患の発症抑制が期待される．HMG-CoA還元酵素阻害薬は胆汁排泄型のため，腎障害時にも使用できるが，腎機能低下例で横紋筋融解症が報告されているため，使用には注意が必要である．なお，フィブラート系薬のうち，クリノフィブラートは腎不全に対して慎重投与であり，ベザフィブラートとフェノフィブラートは禁忌である．

❺ エリスロポエチン製剤

貧血が進行すると，腎臓の間質でエリスロポエチンが産生され，赤血球の増殖が促されるが，腎機能低下時にはエリスロポエチンの上昇がみられないため，貧血が進行する（図7）．エリスロポエチン製剤はヒトエリスロポエチンの遺伝子組換え製剤であり，赤血球の産生を促進することで，腎性貧血における貧血症状の改善を行う．**エリスロポエチン製剤**には，エポエチン（アルファ，ベータ，カッパ），ダルベポエチンアルファと，エポエチンベータペゴルがある．半減期はエポエチン，ダルベポエチンアルファ，エポエチンベータペゴルの順に長い．

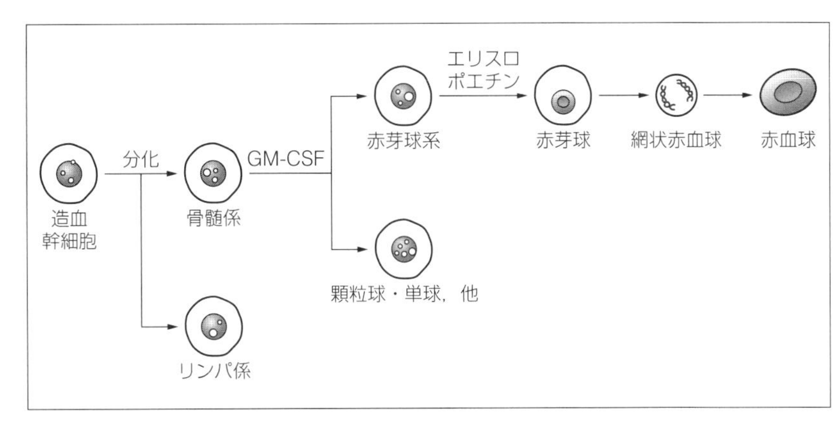

図7 赤血球への分化

❻ 鉄剤

赤血球の増殖には鉄が必要であり，エリスロポエチン製剤を使用することでその必要量が増す．そのため，十分な鉄の補充が必要となる．経口可能であれば，経口鉄剤を使用する．経口剤としてはクエン酸第一鉄，フマル酸第一鉄，硫酸鉄水和物，ピロリン酸第二鉄がある．注射剤としては，含糖酸化鉄がある．経口投与では鉄過剰となりにくいが，注射剤では鉄は体外に排泄されにくいため，過量投与により鉄過剰となるため注意が必要である．また，経口鉄剤は，消化性潰瘍，潰瘍性大腸炎，限局性腸炎などの胃腸疾患のある患者では病態を悪化させることがあるため，慎重投与となっている．

❼ ビタミン D_3 製剤

ビタミンDは尿細管で 1α-hydroxylase と 25α-hydroxylase により活性型である 1,25-dihydroxycholecalciferol となる．腎機能低下によりビタミンDの活性化が障害されるため，低カルシウム血症をきたす．そのため，**活性型ビタミンD**を補充し，血清カルシウム濃度の上昇を図る．活性化ビタミンD製剤（経口）としては，$1\alpha,25(OH)_2D_3$ のカルシトリオール，$1\alpha(OH)D_3$ のアルファカルシドール，26,27-hexafluoro-$1\alpha25(OH)_2D_3$ のファレカルシトールがある．活性化ビタミン D_3 製剤（注射）としては，カルシトリオールと $1\alpha,25(OH)_2$-22oxa-D_3 のマキサカルシトールがある．

❽ リン吸着剤

食事によるリン摂取制限を行っても血清リン濃度の低下が不十分な場合，リン吸着剤の使用を考慮する．リン吸着剤としては有機系吸着剤の**セベラマー**，ビキサロマーや，無機系の炭酸ランタン，**沈降炭酸カルシウム**，クエン酸第二鉄，スクロオキシ水酸化鉄がある．消化管内でリンと結合することでリン吸収を抑制する．各薬剤において，使用上の注意点があるため，適切に使用する必要がある（表 4）．

表 4 リン吸着剤の使用上の注意

医薬品	使用上の注意点
沈降炭酸カルシウム	• カルシウム負荷が増大し，特に食欲低下時には高カルシウム血症の原因になりやすい • 食直後に服用（胃内 pH5 以上におけるリン吸着能の低下）
セベラマー	• 水分で膨潤するため，便秘，腹部膨満感，下痢を起こしやすい • アシドーシスの増悪 • 食直前に服用
炭酸ランタン	• 不溶性のリン酸塩を形成し，消化管の粘膜炎症が惹起される可能性がある • 食直後に服用
ビキサロマー	• 硬結便などが生じて便秘の原因となる • ARB が吸着することで，薬物動態に変化が生じる可能性がある • 食直前に服用
クエン酸第二鉄	• 鉄過剰に注意 • 食直後に服用
スクロオキシ水酸化鉄	• 弁が黒色になることがある • 食通前に服用

❾ カルシウム受容体作動薬

シナカルセトは副甲状腺細胞の膜表面に存在するカルシウム受容体に作用し，PTH の分泌を抑制する．高リン血症や高カルシウム血症を有さない患者に対しても用いることが可能である．毎日，同じ時間に服用することが重要である．服用後，血清 PTH 濃度，血清カルシウム濃度はそれぞれ 4 ～ 8 時間，8 ～ 12 時間で最低値となることを考慮して評価する．副作用として，消化器症状（悪心・嘔吐，胃部不快感，食欲不振，腹部膨満），低カルシウム血症が，比較的高頻度に発現することが報告されており，注意が必要である．

❿ 尿酸合成阻害薬

アロプリノールはキサンチンオキシダーゼに対して，競合的に拮抗することで尿酸の生合成を阻害し，血中尿酸値を低下させる．フェブキソスタットは主要なプリン・ピリミジンキサンチンオキシダーゼを選択的に阻害する．アロプリノールは代謝されてオキシプリノールとして尿中に排泄される．そのため，腎機能に応じた投与量の減量や投与間隔の延長が必要である．

ベンズブロマロンは近位尿細管管腔側に存在する尿酸トランスポーターによる尿酸の再取り込みを阻害することによって，尿酸の尿中排泄を促進する．

⓫ 炭酸水素ナトリウム

CKD では尿中への水素イオンの排泄が低下しているため，炭酸水素ナトリウム投与によって代謝性アシドーシスを是正する（$HCO_3^- + H^+ \rightarrow CO_2 + H_2O$）．また，高尿酸血症に対する尿のアルカリ化に対しても使用される．

⓬ 球形吸着炭

多孔質炭素からなる吸着剤であり，消化管内に存在する尿毒症毒素を吸着して，便とともに排泄する．保存期慢性腎不全患者の尿毒症症状の出現の遅延および透析導入時期の遅延を目的に使用される．他の薬剤を同時に服用するとその薬剤を吸着し，バイオアベイラビリティが低下する可能性があるため，時間をずらして服用する．消化管通過障害を有する患者には禁忌である．また，消化管潰瘍，食道静脈瘤を有する患者，便秘を起こしやすい患者に投与する際には慎重投与となっている．

⑬ 陽イオン交換樹脂

ポリスチレンスルホン酸カルシウムは，腎不全時の高カリウム血症において，腸管内のカリウムイオンと薬剤中に含まれるカルシウムイオンが交換され，カリウムを体外に排泄し，血中カリウム値を低下させる．ポリスチレンスルホン酸ナトリウムも同様にナトリウムとカリウムが交換される．陽イオン交換樹脂は水に不溶性であり，硬結便を生じて便秘の原因となるため，注意が必要である．

⑭ 下剤

透析患者では腸管蠕動運動が低下しているため，刺激性下剤であるピコスルファート，センノシド，センナなどが用いられる．腸管での水分吸収が亢進して硬結便を生じている場合には，浸透圧性下剤のソルビトールやラクツロースを用いる．

⑮ 抗凝固薬

透析時には血液を体外循環させるため，抗凝固薬が必要となる．体外循環時に使用することが可能な抗凝固剤としては，未分画ヘパリン，低分子ヘパリン，ナファモスタット，アルガトロバンがある．

ヘパリンはアンチトロンビンIIIと結合し，アンチトロンビンによるセリンプロテアーゼ阻害作用（第IIa因子，第Xa因子など）を促進する．低分子ヘパリンは分子量が4,000～6,000Daであり，抗トロンビン活性は低下しており，APTTの延長は軽度なため出血の副作用を起こす危険性が少ない．ナファモスタットは第XIIa因子，第VIIa因子，第Xa因子，第IIa因子阻害作用を有する抗凝固薬である．半減期が5～8分であり，また，透析性もあるため出血傾向のある患者に用いられる．ヘパリン起因性血小板減少症（HIT）がありヘパリンが使用できない場合には，選択的抗トロンビン薬であるアルガトロバンが使用される．

Word APTT
活性化トロンボプラスチン時間
activated partial thromboplastin time

Word HIT
ヘパリン起因性血小板減少症
heparin-induced thrombocytopenia

薬物療法

① 血圧管理

RA系阻害薬，利尿薬（サイアザイド系利尿薬，ループ利尿薬，抗アルドステロン薬），カルシウム拮抗薬などを組み合わせて用いる．RA系阻害薬は他の降圧薬に比べてタンパク尿の減少効果に優れ，腎保護効果が期待できる．糖尿病を合併する患者および軽度以上（0.15 g/gCr以上）のタンパク尿の患者では，第一選択薬はARBおよびACE阻害薬であり，第二選択薬には利尿薬またはカルシウム拮抗薬が位置付けられている．タンパク尿が0.15 g/gCr未満の糖尿病非合併CKDの患者では，降圧薬の種類は問わず，病態にあわせて降圧薬を選択する（図8）．CKDステージG4～G5や高齢者ではARBおよびACE阻害薬の初期量は少量から慎重に開始する．

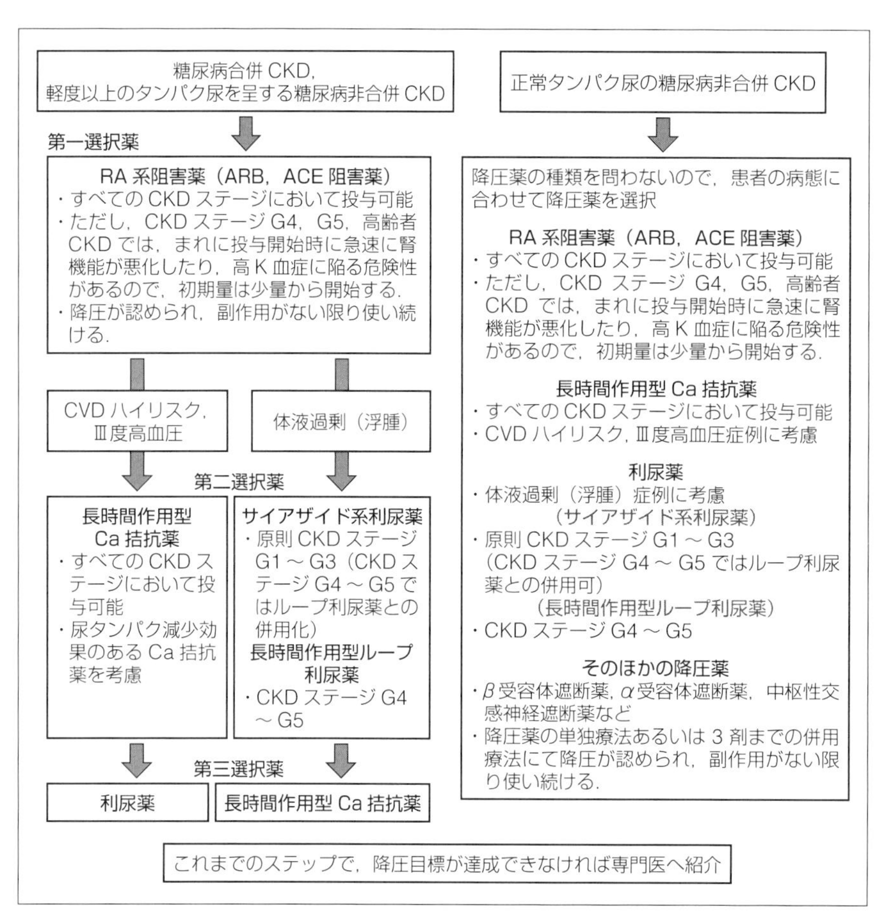

図 8　CKD 合併高血圧症に対する降圧薬の選択
〈出典：日本腎臓学会 編，CKD 診療ガイド 2012，p.67，東京医学社，2012〉

❷ 糖尿病

食事，運動などの生活習慣の改善によって目標の血糖コントロールを達成できない場合には，薬物療法を追加する．薬剤の選択は病態にあわせて行い，少量より用いる．CKD では血糖降下作用が遷延したり，薬剤の排泄が遅延するため，腎機能にあわせた薬剤の選択が必要になる．透析患者ではインスリンが第一選択薬となっている．

❸ 脂質異常症

食事療法や運動療法など，生活習慣の改善でコレステロール値が改善しない場合には，薬物療法が追加される．HMG-CoA 還元酵素阻害薬はランダム化比較試験において，腎障害の進展を抑制することが報告されているため，CKD 患者では長期的に HMG-CoA 還元酵素阻害薬を使用することが勧められている．HMG-CoA 還元酵素阻害薬により効果が不十分な場合にはエゼチミブの併用を考慮する．

❹ 貧血

CKD患者にはHb濃度10 g/dL以下で造血促進剤の投与開始を考慮する．Hb濃度の目標値は10～12 g/dLとし，12 g/dLを超えないように薬剤を減量する．エリスロポエチン製剤の初期投与量と維持量を表5に示した．

表5　エリスロポエチン製剤の投与方法

	患者・症状	初　期	維　持
エポエチンアルファ	透析患者	3,000IU　週3回静脈内投与	1回1,500IU　週2～3回静脈内投与， または，1回3,000IU　週2回静脈内投与
	腎性貧血	6,000IU　週1回皮下注	1回6,000～12,000IU　2週に1回皮下注
ダルベポエチンアルファ	血液透析患者	20 μg　1週に1回静脈内投与	1回15～60 μg　1週に1回静脈内投与
	腹膜透析患者および保存期慢性腎不全患者	30 μg　2週に1回皮下，または，静脈内投与	1回30～120 μg　2週に1回， または，2週に1回で有効な量の2倍を4週に1回皮下または静脈内投与
エポエチンβペゴル	血液透析患者	50 μg　2週に1回静脈内投与	1回25～250 μg　4週に1回静脈内投与
	腹膜透析患者および保存期慢性腎不全患者	25 μg　2週に1回皮下，または，静脈内投与	1回25～250 μg　4週に1回皮下，または，静脈内投与

造血促進剤の投与にともない，鉄利用量が増えるため，鉄補充が重要である．造血促進剤使用時の鉄補充の開始基準は

1. トランスフェリン飽和度（TSAT[注6]）20%以下
2. 血清フェリチン値100 ng/mL以下

となっている．過剰な鉄剤投与はヘモジデローシス[注7]を引き起こす可能性があるため，慎重に行う．経口鉄剤のほうが静注鉄剤よりも鉄過剰が少ないことから，経口可能であれば経口鉄剤を用いる．経口鉄剤で鉄欠乏状態を解消できない場合には，静注鉄剤を使用する．

注6：TSAT（transferrin saturation）は，次式で計算される．
TSAT＝Fe（血清鉄）/TIBC（総鉄結合能）

注7：ヘモジデローシスとは，組織の損傷を伴わない局所的または全身的に鉄が沈着した状態を指す．

❺ 高カルシウム血症，高リン血症

CKD診療ガイド2012では血清リン値が基準値上限を超えたら，炭酸カルシウムを開始する．その後はリン，カルシウムを基準値内にコントロールするように経口活性型ビタミンD製剤を少量から追加しても良いとされている．

慢性腎臓病にともなう骨・ミネラル代謝異常の診療ガイドライン（日本透析医学会）では，透析患者に対するリン，カルシウム，PTHの管理目標が示されている．図9にはガイドラインで示されている透析患者のリン，カルシウムの治療管理法を示した．血清リン濃度は3.5 mg/dL，補正カルシウム濃度[注8]は8.4～10.0 mg/dLを管理目標値として定めている．血清リン濃度，血清補正カルシウム濃度を管理した上で，血清PTH濃度を管理目標値内に保つように活性型ビタミンD製剤もしくはシナカルセトの投与量を調整する．血清リン濃度が高い場合には，十分な透析と食事療法を基本としているが，リン吸着剤の使用や活性型ビタミンD製剤の減量や中止を考慮する．血清リン濃度が6 mg/dL未満であり，補正カルシウム濃度が10 mg/dL未満でありPTHが上

注8：補正カルシウム濃度：血中カルシウム濃度はアルブミンに結合したカルシウムとイオン化カルシウムの総和であるが，イオン化カルシウムのみが生理活性を示すため，アルブミン値によって補正する．
補正Ca濃度（mg/dL）＝実測Ca濃度（mg/dL）＋4－血清アルブミン濃度（g/dL）

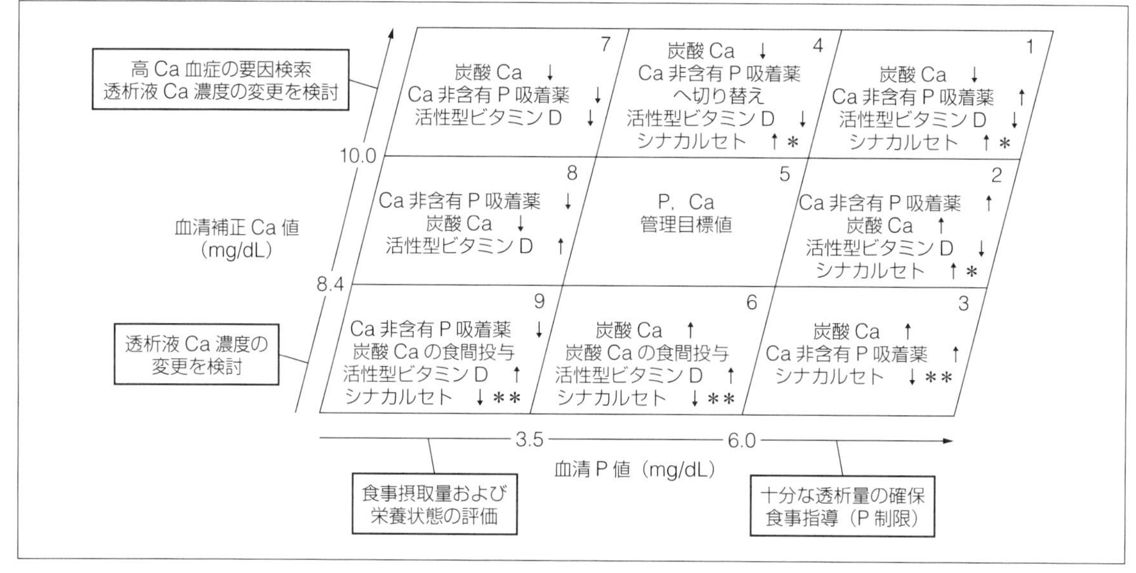

図 9 透析患者のリン，カルシウムの治療管理法
↑開始または増量，↓減量または中止
＊ 血清 PTH が高値の場合に検討
＊＊ 血清 PTH が低値の場合に検討
〈出典：日本透析医学会 編，慢性腎臓病に伴う骨・ミネラル代謝異常の診療ガイドライン．透析会誌 45：311，2012〉

昇している場合には，経口の活性型ビタミン D 製剤を使用する．補正カルシウム濃度が 10 mg/dL 以上で PTH が高値を示す場合にはシナカルセトの使用を考慮する．

❻ 高尿酸血症

薬物療法としては，キサンチンオキシダーゼ阻害薬であるアロプリノールやフェブキソスタットや尿酸排泄促進薬のベンズブロマロンが用いられる．アロプリノールは腎排泄型であるため，腎機能に応じて減量や投与間隔を延長する．フェブキソスタットは中等度までの腎機能低下例に対して減量することなく用いることができる．腎機能低下例では尿酸生成抑制薬とベンズブロマロンを少量で併用することがある．また，尿酸排泄促進薬を使用する際には，尿酸結石を予防するために，重曹やクエン酸カリウムとクエン酸ナトリウムの配合薬が用いられる．

❼ 尿毒症物質の吸収抑制

尿毒症物質の体内への蓄積を防ぐために，球形吸着炭が用いられる．球形活性炭は食事中に含まれる尿毒症物質を消化管内で吸着し，体外へ排出するが，薬剤も吸着する．そのため，他の薬剤と併用する場合には 60 分以上，服薬間隔を空ける必要がある．

❽ 高カリウム血症

陽イオン交換樹脂を食後に服用することで，カリウムの吸収量を抑える．便秘の副作用があるため，少量より開始し，血清カリウム値に合わせて増減する．また，高血圧や浮腫が認められる場合には，ループ利尿薬や少量のサイアザイド系利尿薬も考慮する．高血圧を合併するCKD患者では，特にACE阻害薬やARBを併用するために血清カリウム値が上昇しやすい．薬物による高カリウム血症が認められた場合には原因薬剤を中止する．

⑨ 瘙痒感

掻破により傷から細菌感染につながるため，抗ヒスタミン薬や抗アレルギー薬の服用や保湿効果の高い外用薬（尿素，ヘパリン類似物質）による対症療法が行われる．また，内因性オピオイドのバランス異常が原因の場合には，κ受容体作動薬のナルフラフィンを使用してバランスを是正する．

処方例

83歳女性，慢性腎不全（CKDステージG4）
症状に合わせて①または②を単剤または併用処方する．血清カリウム値が高値の場合に③を処方する．③の副作用発現時または予防に④を追加する．
①イルベサルタン100mg・アムロジピン10mg配合錠　1回1錠（1日1錠）朝食後
②フロセミド錠10mg　1回1錠（1日1錠）朝食後
③ポリスチレンスルホン酸カルシウム　1回5g/包（1日3包）朝昼夕食後
④センノシド錠12mg　1回2錠（1日1錠）就寝前

商品名
イルベサルタン／アムロジピン配合：アイミクス
フロセミド：ラシックス
ポリスチレンスルホン酸カルシウム：カリメート
センノシド：プルゼニド

処方解説◆評価のポイント

■処方目的
処方薬①：血圧の改善
処方薬②：尿量の確保，血圧改善
処方薬③：高カリウム血症の改善
処方薬④：便秘の改善

■主な禁忌症
処方薬②：肝性昏睡
処方薬③：腸閉塞
処方薬④：急性腹症，痙攣性便秘，重症の硬結便，電解質失調

■効果のモニタリングポイント
処方薬①：血圧の低下
処方薬②：尿量，浮腫がある場合には浮腫の軽減，体重減少
処方薬③：カリウム値の低下
処方薬④：排便状況（回数や性状など）の改善

■副作用のモニタリングポイント
処方薬①：高カリウム血症など
処方薬②：低カリウム血症にともなう心室性不整脈，難聴など
処方薬③：腸管穿孔，腸閉塞，大腸潰瘍など
処方薬④：腹痛，下痢など

処方例

57 歳男性，慢性腎不全（CKD ステージ 5，保存期）
血清カルシウム値や副甲状腺ホルモン濃度に応じて①を処方する．血圧や尿量に応じて②を処方し，血圧が高値であれば③を併用する．⑥の効果により血清鉄濃度やフェリチン値が低下し，鉄欠乏状態となった場合には⑤を併用する．④の使用による便秘の発現に対して⑦を使用する．

①アルファカルシドールカプセル 0.25 μg　1 回 1 カプセル（1 日 1 カプセル）朝食後
②フロセミド錠 20 mg　1 回 1 錠（1 日 1 錠）　朝食後
③アムロジピン錠 5 mg　1 回 1 錠（1 日 2 錠）　朝夕食後
④球形吸着炭　1 回 2 g/ 包　（1 日 3 包）　朝昼夕食 2 時間後
⑤クエン酸第一鉄 50 mg 錠　1 回 1 錠（1 日 1 錠）　夕食後
⑥ダルベポエチンアルファ　60 μg　2 週に 1 回　静脈内注射
⑦ピコスルファートナトリウム　1 回 10 滴　1 日 1 回　就寝前

商品名
アルファカルシドール：アルファロール
フロセミド：ラシックス
アムロジピン：アムロジン，ノルバスク
球形吸着炭：クレメジン
クエン酸第一鉄：フェロミア
ダルベポエチンアルファ：ネスプ
ピコスルファート：ラキソベロン

処方解説◆評価のポイント

■**処方目的**
処方薬①：低カルシウム血症の改善※1
処方薬②③：血圧の改善
処方薬④：尿毒症物質の排泄による透析導入の遅延
処方薬⑤：鉄欠乏性貧血の改善
処方薬⑥：慢性腎不全にともなうエリスロポエチン欠乏性貧血の改善
処方薬⑦：便秘の改善

■**効果のモニタリングポイント**
処方薬①：血清カルシウム濃度の上昇，PTH の低下
処方薬②：血圧の低下，浮腫の減少，体重の減少
処方薬③：血圧の低下
処方薬④：尿素窒素の低下，血清クレアチニン値の低下
処方薬⑤：Hb 濃度の上昇，血清鉄の上昇
処方薬⑥：赤血球数の増加，Hb 濃度の状況
処方薬⑦：排便状況（回数や性状など）の改善

■**副作用のモニタリングポイント**
処方薬①：瘙痒感，食欲不振，AST・ALT 上昇など
処方薬②：低カリウム血症，難聴，間質性腎炎など
処方薬③：低血圧，AST・ALT 上昇，歯肉肥厚など
処方薬④：便秘，食欲不振，悪心・嘔吐，腹部膨満感など
処方薬⑤：悪心・嘔吐，胸やけなど
処方薬⑥：血圧上昇，ALT・γ-GTP 上昇，脳梗塞など
処方薬⑦：腹痛，悪心・嘔吐，腹部膨満など

▶▶▶留意事項
※1 アルブミンが低下している場合には補正カルシウム値を算出する．

処方例

61 歳男性，慢性腎不全（CKD ステージ 5，血液透析）
高血圧の程度に合わせて①または②を単剤または併用処方する．尿酸値の上昇に対して③を処方する．低カルシウム血症や高リン血症，副甲状腺ホルモンの上昇に対して④および⑤を処方する．腎性貧血に対して⑦を処方し，鉄欠乏貧血が現れたら⑥を処方する．

①ニフェジピンCR錠40 mg　1回2錠（1日2錠）　朝食後（透析日は透析後）
②アジルサルタン錠40 mg　1回1錠（1日1錠）　夕食後
③アロプリノール錠50 mg　1回1錠（1日1錠）　朝食後
④アルファカルシドールカプセル0.25 μg　1回1カプセル（1日1カプセル）　朝食後
⑤沈降炭酸カルシウムOD錠500 mg　1回2錠（1日6錠）　朝昼夕食直後
⑥含糖酸化鉄　40 mg　1日1回　透析時に透析回路内へ点滴静注
⑦ダルベポエチンアルファ　60 μg　2週に1回　透析時に透析回路へ静注

商品名
ニフェジピン：アダラート
アジルサルタン：アジルバ
アロプリノール：ザイロリック
アルファカルシドール：アルファロール
沈降炭酸カルシウム：カルタン
含糖酸化鉄：フェジン
ダルベポエチンアルファ：ネスプ

処方解説◆評価のポイント

■処方目的
処方薬①②：血圧の改善
処方薬③：尿酸値の改善
処方薬④：慢性腎不全にともなう低カルシウム血症の改善
処方薬⑤：高リン血症の改善
処方薬⑥：鉄欠乏性貧血の改善
処方薬⑦：エリスロポエチン欠乏による貧血の改善

■主な禁忌症
処方薬⑤：甲状腺機能低下症

■効果のモニタリングポイント
処方薬①②：血圧の低下
処方薬③：尿酸値の低下
処方薬④：血清カルシウム値（アルブミンが低下している場合には補正カルシウム値を算出する）の上昇
処方薬⑤：血清リン濃度の低下
処方薬⑥：赤血球数の増加，Hb濃度の上昇，血清鉄濃度の上昇，遊離鉄濃度の上昇，フェリチン値の上昇
処方薬⑦：赤血球数の増加，Hb濃度の上昇，フェリチン値の上昇

■副作用のモニタリングポイント
処方薬①：低血圧，頭痛，顔面潮紅，動悸，浮腫など
処方薬②：高カリウム血症，低血圧，血管浮腫，急性腎不全，AST・ALT上昇，横紋筋融解症など
処方薬③：過敏症状，汎血球減少，貧血，食欲不振，下痢など
処方薬④：瘙痒感，食欲不振，AST・ALT上昇など
処方薬⑤：腎結石，尿路結石に関連する症状（疼痛など），排便状況，瘙痒感の有無
処方薬⑥：頭痛，悪心など
処方薬⑦：血圧上昇，ALT・γ-GTP上昇，脳梗塞など

服薬指導

腎機能低下の進展を予防し，心疾患へ移行することを防ぐためには，日頃から生活習慣を改善していくことが基本となる．そのため，薬剤の説明とともに，食事や生活習慣についても指導する必要がある．保存期には食塩摂取制限やタンパク質摂取制限，カリウム摂取制限が必要になる．禁煙指導を行い，過度な飲酒を避けるように指導する．また，透析導入をしても，薬物療法による病態のコントロールの必要性を教育し，アドヒアランスを向上させる．

❶ 陽イオン交換樹脂

- 便秘・硬結便の予防として，下剤が処方されているため，下痢にならない限り，服用し，自己判断で服用を中止しない．下剤を服用して下痢になった場合は，医師・薬剤師に相談する．
- 酸化マグネシウムが下剤として処方されている場合，陽イオン交換樹脂に吸着されて，酸化マグネシウムの効果が減弱することから，酸化マグネシウムを陽イオン交換樹脂服用後に服用する場合は，60分以上空ける．

❷ 球形吸着炭

- 球形活性炭は薬剤などを吸着するため，球形活性炭と他剤を一緒に服用しない．同じ時間に服用する薬剤がある場合，他の薬剤を服用後60分以上間隔の空いた，決められた時間に服用する．
- 便秘・硬結便の予防として，下剤を処方されているため，下痢になっていない限り，服用し，自己判断で服用を中止しない．下剤を服用して下痢になった場合は，医師・薬剤師に相談する．

❸ α-グルコシダーゼ阻害薬

- 小腸で二糖類を単糖に分解する酵素であるα-グルコシダーゼを阻害する薬のため，必ず食直前に服用する．
- 食事を始める時に服用するのを忘れたときには，食事中に服薬忘れに気づいた場合は，速やかに服用する．
- 低血糖時には多糖類を摂取しても血糖値は上昇しないため，ブドウ糖10gを直ちに服用する必要がある．外出時などにはブドウ糖を必ず携帯する．

❹ 炭酸ランタン

- チュアブル錠は，水なしで服用できるが，消化管内でほとんど溶けないため，必ず噛み砕いて服用する．

Chapter 2

糸球体疾患

学習のポイント

主な臨床症状

血尿，タンパク尿，浮腫，高血圧，腎機能の低下など

主な臨床検査値

タンパク尿，血清総タンパク・血清アルブミンの減少，浮腫，血尿，血圧上昇，GFR の低下など

概要

糸球体疾患（glomerular disease）は，さまざまな機序により糸球体が障害を受け，タンパク尿，血尿，腎機能障害を呈する疾患である．発症機序は，糸球体に免疫複合体などが沈着するといった免疫学的な機序にもとづくものが多い．糸球体疾患の臨床症候は，主に，急性糸球体腎炎，急速進行性糸球体腎炎，慢性糸球体腎炎，無症候性タンパク尿・血尿，ネフローゼ症候群の 5 種類に分類される．糸球体疾患は，臨床症候による分類に加えて，一次性や二次性[注1]の違いによる原因分類によって診断し，疾患を決定する（**表 1**）．疾患によって臨床症状の発現時期や程度は異なる．

Word GFR
糸球体濾過量
glomerular filtration rate

注 1：一次性は，病理組織学的分類の名称が診断名となる場合が多い．一方，二次性とは，続発性のこと．

表 1　糸球体疾患の分類

分 類		疾 患
1. 臨床症候分類 （症候診断名）		• 急性糸球体腎炎 • 急速進行性糸球体腎炎 • 慢性糸球体腎炎 • 無症候性タンパク尿・血尿 • ネフローゼ症候群
2. 原因分類	一次性	• 微小糸球体病変 • 巣状分節性糸球体硬化症 • 膜性腎症 • メサンギウム増殖性糸球体腎炎（IgA 腎症） • 管内増殖性糸球体腎炎 • 膜性増殖性糸球体腎炎 • 半月体形成糸球体腎炎
	二次性	• ループス腎炎 • IgA 腎症 • 糖尿病性腎症 • アミロイド腎症 • ANCA 関連腎炎 • グッドパスチャー症候群 • 紫斑病性腎炎 • 遺伝性腎症

臨床症状

ここではp.28以降で解説する急性糸球体腎炎とネフローゼ症候群以外の急性進行性糸球体腎炎，慢性糸球体腎炎，無症候性タンパク尿・血尿について解説する．

❶ 急速進行性糸球体腎炎

急速進行性糸球体腎炎（rapidly progressive glomerulonephritis：RPGN）は，急性あるいは潜在性に発症する血尿，タンパク尿，貧血を呈し，急速に腎不全が進行する．通常，数週間から数か月の単位で腎機能が急速に悪化する．

❷ 慢性糸球体腎炎

慢性糸球体腎炎（chronic glomerulonephritis：CGN）は，**慢性的に経過し，タンパク尿，血尿，**円柱尿，**高血圧**などの症状が持続し，**徐々に進行することが多い糸球体疾患**の総称である．さまざまな疾患により本症候群は生じるが，原発性糸球体疾患としてIgA腎症が半数を占める．**IgA腎症は糸球体メサンギウム領域へのIgA沈着を特徴とする**メサンギウム増殖性糸球体腎炎である．IgA腎症の多くは無症候性で持続的な血尿とタンパク尿を呈するが，**ネフローゼ症候群の発現は，比較的まれ**である．

血尿・タンパク尿の程度と腎炎との関係を**図1**に示す．腎生検により糸球体の組織病型を微小変化型，増殖性腎炎，膜性腎症，巣状分節性糸球体硬化症，膜性増殖性腎炎に分類する．

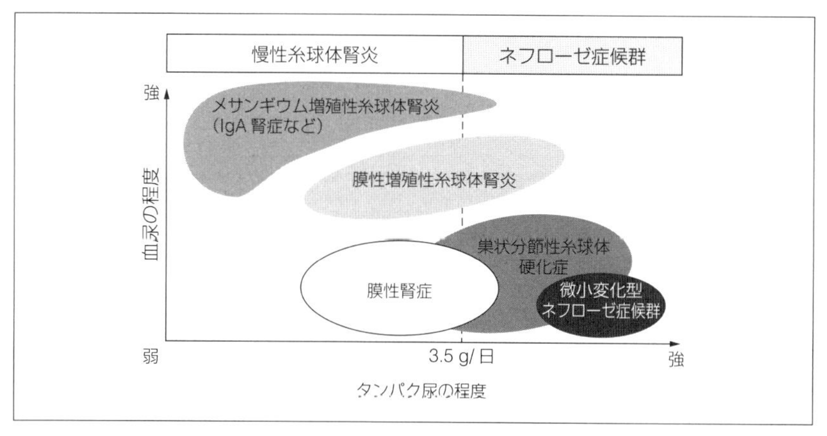

図1 慢性糸球体腎炎とネフローゼ症候群の関係
〈出典：浅野嘉延・吉山直樹 共編，看護のための臨床病態学，南山堂，2017を改変〉

❸ 無症候性タンパク尿・血尿

無症候性タンパク尿や血尿は，ほとんど症状のない持続性の尿の異常であり，検診などで指摘されることが多く，非進行性の病態を呈する．

治療

臨床所見による臨床症候分類による診断，腎生検で採取した腎組織の病理所見による組織診断を行う．さらに病変が腎臓である一次性と腎障害をきたす全身疾患に続発する二次性の鑑別を行い，病因を特定し，治療方針を決定する．生活指導や食事療法，薬物治療を組み合わせて治療していく．

薬物療法

ここでは Chapter 2.1 や Chapter 2.2 で解説する急性糸球体腎炎とネフローゼ症候群以外の疾患について解説する．

❶ 急速進行性糸球体腎炎

副腎皮質ステロイド薬，免疫抑制薬，抗凝固薬，抗血小板薬を併用するカクテル療法により治療する．

❷ 慢性糸球体腎炎

個々の病態に合わせた薬物治療が行われるが，副腎皮質ステロイド薬と免疫抑制薬が主体となり，補助療法・対症療法により治療が行われる．ネフローゼ症候群を呈する慢性糸球体腎炎に関しては，Chapter 2.2 のネフローゼ症候群を参照．

❸ 無症候性タンパク尿・血尿

タンパク尿の程度，尿検査，血液検査の結果に応じて，進行・悪化する可能性が高い場合には，腎生検により治療方針を決定していく．タンパク尿が軽度であれば，健診で経過観察していくことになるが，定期的な検査を行い，タンパク尿が陽性になる場合や経過中に肉眼的血尿や尿路刺激感などが出現した場合には医療機関への受診を指導する．

Chapter 2

糸球体疾患

2.1 急性糸球体腎炎

学習のポイント

主な臨床症状

主にA群β溶血性連鎖球菌による咽頭炎・扁桃炎，皮膚炎を先行感染とし感冒様症状を呈した後，2週間ほどして腎障害（血尿，浮腫，高血圧）を発症する．

主な臨床検査値

血清補体価（CH_{50}），補体（C3）の低下，ASO，ASKの上昇

主な治療薬

1 ループ利尿薬〈フロセミド〉
2 ペニシリン系抗菌薬〈アモキシシリン〉
3 カルシウム拮抗薬〈アムロジピン〉
4 レニン・アンジオテンシン（RA）系阻害薬
 1）アンジオテンシン変換酵素（ACE）阻害薬〈ペリンドプリル，トランドプリル〉
 2）アンジオテンシンⅡ受容体拮抗薬（ARB）〈オルメサルタン，カンデサルタン〉

概要

急性糸球体腎炎（acute glomerulonephritis：AGN）は，主に**A群β溶血性連鎖球菌**感染後に，溶連菌由来の抗原が血中に放出され，免疫複合体が糸球体に沈着することにより（**Ⅲ型アレルギー**），糸球体障害が惹起される．

● 疫学 ●

小児に好発するが，ネフローゼ症候群は起こりにくい．小児は2～3か月で治癒する．男女比は男児：女児＝2：1である．

Word ▶ CH_{50}
hemolytic complement activity 50

Word ▶ C3
complement 3

Word ▶ ASO
anti-streptolysin O

Word ▶ ASK
anti-streptokinase

臨床症状・検査

急性糸球体腎炎は，**上気道感染**（**扁桃炎，咽頭炎など**）**を先行感染とする**ことが多い．2週間程度の潜伏期間後に，**三主徴といわれる血尿，浮腫，高血圧**や**タンパク尿，腎機能低下**を発症する．無症候性の場合もある．

好中球の浸潤や補体の活性化が起こるため，血液検査による血清補体価（CH_{50}），補体（C3）の低下，**ASOやASKの高値**が特徴的である．

Word ▶ RA
renin-angiotensin

Word ▶ ACE
angiotensin-converting enzyme

Word ▶ ARB
Angiotensin Ⅱ receptor blocker

診断

診断は先行感染の病歴や血尿，浮腫，高血圧などの臨床症状から絞り込みが可能である．また，尿検査，血液検査による血清補体価，補体，ASO値，ASK値，腎機能検査により診断が困難な場合に，腎生検で確定診断を行うこともある．

治療

治療は安静・食事療法・対症療法が中心である．安静と食事療法として，**低タンパク食，食塩摂取制限**，水分制限を行う．対症療法として，薬物療法を行う．また，これらの治療は，発病初期の数日から数週間に行われ，尿検査異常以外の症状がなくなったら普通の生活に戻していく．

治療薬

❶ ペニシリン系抗菌薬（アモキシシリン）

連鎖球菌感染症の先行感染が考えられる場合には，ペニシリン系抗菌薬を第一選択薬として用いる．ペニシリン系抗菌薬は，グラム陽性菌の細胞壁合成酵素であるペニシリン結合タンパク質（PBP）に結合し，細胞壁合成を阻害することにより殺菌的に作用する．腎障害がない場合は，作用は時間依存性であるため，通常，4～6時間ごとに投与する．腎障害がある場合には，腎障害の程度に応じて，投与量を減量し，投与間隔を空けて使用する．

Word ▶ PBP
penicillin-binding protein

ループ利尿薬（フロセミド），Ca拮抗薬（アムロジピン），RA系阻害薬については，Chapter 1の治療薬の項（p.6，p.13，p.14）を参照.

薬物療法

乏尿により体液貯留が顕著であれば尿量確保の目的でループ利尿薬を用いる．ASOなどから溶連菌感染後であることが示唆されている場合，溶連菌除去のためのペニシリン系抗菌薬を10～14日間投与する場合もある．

高血圧には，ループ利尿薬で効果が不十分な場合にCa拮抗薬やRA系阻害薬が使用されることがある．RA系阻害薬では腎機能低下や血清K値上昇に注意する．

処方例

溶連菌による先行感染があり，乏尿や高血圧を呈している症例
①②を併用処方する.
①フロセミド錠 40 mg　1回1錠　1日1回　朝食後
②アモキシシリンカプセル 250 mg　1回1カプセル　1日4回　朝昼夕食後・就寝前

商品名
フロセミド：ラシックス
アモキシシリン：サワシリン

処方解説◆評価のポイント

■処方目的

処方薬①：乏尿に対する尿量の確保や浮腫，高血圧の改善

処方薬②：溶連菌による病巣感染の持続や再燃予防

■主な禁忌症

処方薬①：無尿，肝性昏睡，体液中のナトリウム，カリウムの明らかな減少

処方薬②：伝染性単核症

■効果のモニタリングポイント

処方薬①：尿量の確保，降圧

処方薬②：扁桃炎などの感染所見の消失，再燃の予防

■副作用のモニタリングポイント

処方薬①：低 K 血症（手足のしびれや脱力感など），高尿酸血症など

処方薬②：ショック，過敏症，腎障害，肝障害，顆粒球減少など

服薬指導

- ペニシリン系抗菌薬を投与する場合，アレルギーの既往（投与後，どれくらいで起こったか，意識を消失したり，呼吸が苦しくなったり，蕁麻疹がでたりしたかなど）を具体的に聴取する．既往がある場合には，医療スタッフ間で情報を共有する．また，ペニシリン系抗菌薬やセフェム系抗菌薬以外の抗菌薬を使用することを医師に提案する．
- 急性期における塩分やタンパク質の取り過ぎは腎臓に負担をかけるため，注意する．
- 血尿は2～6か月ほど続くため，この期間は，過度な運動や過労は控える．

2.2 ネフローゼ症候群

学習のポイント

主な臨床症状

高度尿タンパク，低アルブミン血症，浮腫，脂質異常症，血栓形成，腎機能低下

主な臨床検査値

1 タンパク尿の持続（3.5 g/日以上）
2 血清アルブミン値の低下（3.0 g/dL 以下）
3 LDL-C 値の上昇

主な診断指針

成人ネフローゼ症候群の診断基準，小児におけるネフローゼ症候群の定義が主な診断基準であるが，高度タンパク尿と低アルブミン血症が診断の必須項目である．

主な治療薬

1 副腎皮質ステロイド薬〈プレドニゾロン，メチルプレドニゾロン〉
2 免疫抑制薬〈シクロスポリン，シクロホスファミド，ミゾリビン〉
※難治性ネフローゼ症候群の場合〈リツキシマブ〉
3 ループ利尿薬〈フロセミド〉
4 抗血小板薬〈ジピリダモール〉
5 RA 系阻害薬
1）アンジオテンシン変換酵素（ACE）阻害薬〈ペリンドプリル，トランドプリルなど〉
2）アンジオテンシンⅡ受容体拮抗薬（ARB）〈オルメサルタン，カンデサルタンなど〉
6 HMG-CoA 還元酵素阻害薬〈アトルバスタチン，ピタバスタチンなど〉

概要

ネフローゼ症候群（nephrotic syndrome：NS）は，糸球体疾患にともなう症候群の１つであり，腎糸球体の係蹄が障害されてタンパク透過性が亢進し，大量の尿タンパクとそれにともなう低タンパク血症を特徴とする．タンパク透過性の亢進は，アルブミンなどの陰性荷電タンパク質に対する糸球体のサイズバリア機能やチャージバリア機能（図１）などに障害が発生することなどで発現すると考えられている．

ネフローゼ症候群は，腎原発性（一次性）のものと腎臓以外の糖尿病，全身性エリテマトーデスなどの基礎疾患に続発するもの，薬剤投与などが原因となって糸球体障害が続発して発症する続発性（二次性）とに分けられる．

病型ごとに寛解率・無効率・予後は異なる．高齢者になるほど，心血管疾患（CVD），感染症，血栓症，急性腎障害（AKI）などの合併症のリスクが高まるため，注意が必要である．

Word LDL-C
LDL-コレステロール
low density lipoprotein cholesterol

Word RA
レニン-アンギオテンシン
renin-angiotensin

Word ACE
angiotensin-converting-enzyme

Word ARB
angiotensin Ⅱ receptor blocker

Word HMG-CoA
ヒドロキシメチルグルタリル CoA
hydroxymethylglutaryl-CoA

Word CVD
cardio vascular disease

Word AKI
acute kidney injury

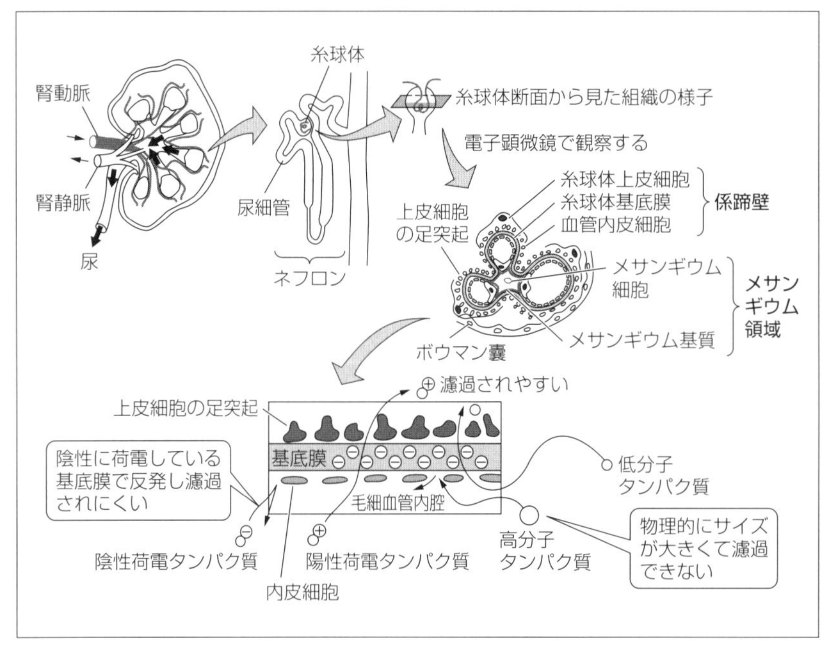

図1　正常な腎臓（ネフロン）と腎組織におけるバリア機能

❶ 主な一次性ネフローゼ症候群

一次性ネフローゼ症候群の原因疾患は，腎生検により光学顕微鏡や電子顕微鏡所見に基づいた確定診断が行われる．代表疾患として微小変化型ネフローゼ症候群（MCNS），巣状分節性糸球体硬化症（FSGS），膜性腎症（MN），膜性増殖性糸球体腎炎（MPGN）などがある．

Word MCNS
minimal change nephrotic syndrome

Word FSGS
focal segmental glomerulosclerosis

Word MN
membranous nephropathy

Word MPGN
membranoproliferative glomerulonephritis

(1) 微小変化型ネフローゼ症候群（MCNS）

MCNS は，**小児や若年者に好発**する．**小児のネフローゼ症候群の約 80%が**この MCNS である．急激なネフローゼ症候群を発症するため，全身や下腿の浮腫で来院することが多い．また，高度タンパク尿を認める．光学顕微鏡ではほとんど変化がみられず，蛍光抗体法で免疫グロブリン・補体の沈着を認めない．電子顕微鏡で足突起の消失が観察される（図 2）．**副腎皮質ステロイド薬に対する反応は良好であるため 90%以上は初期治療で寛解に至るが**，再発率は 30 ～ 70%程度で，頻回に再発する症例やステロイド依存性の症例も存在する．

(2) 巣状分節性糸球体硬化症（FSGS）

FSGS は，若年者に好発する．成人ネフローゼ症候群の 20%程度と発生頻度は比較的少ない．急性に浮腫や高度タンパク尿が発現することが多い．腎組織の光学顕微鏡所見において，正常の糸球体に混じって一部の糸球体に（巣状），部分的な硬化病変（分節性）がみられる（図 2）．蛍光抗体法で硬化部に一致した IgM や C3 の沈着が所見として見られる．難治性ネフローゼ症候群の代表疾患であり，ステロイド抵抗性を示すことが多く，腎予後不良な疾患である．

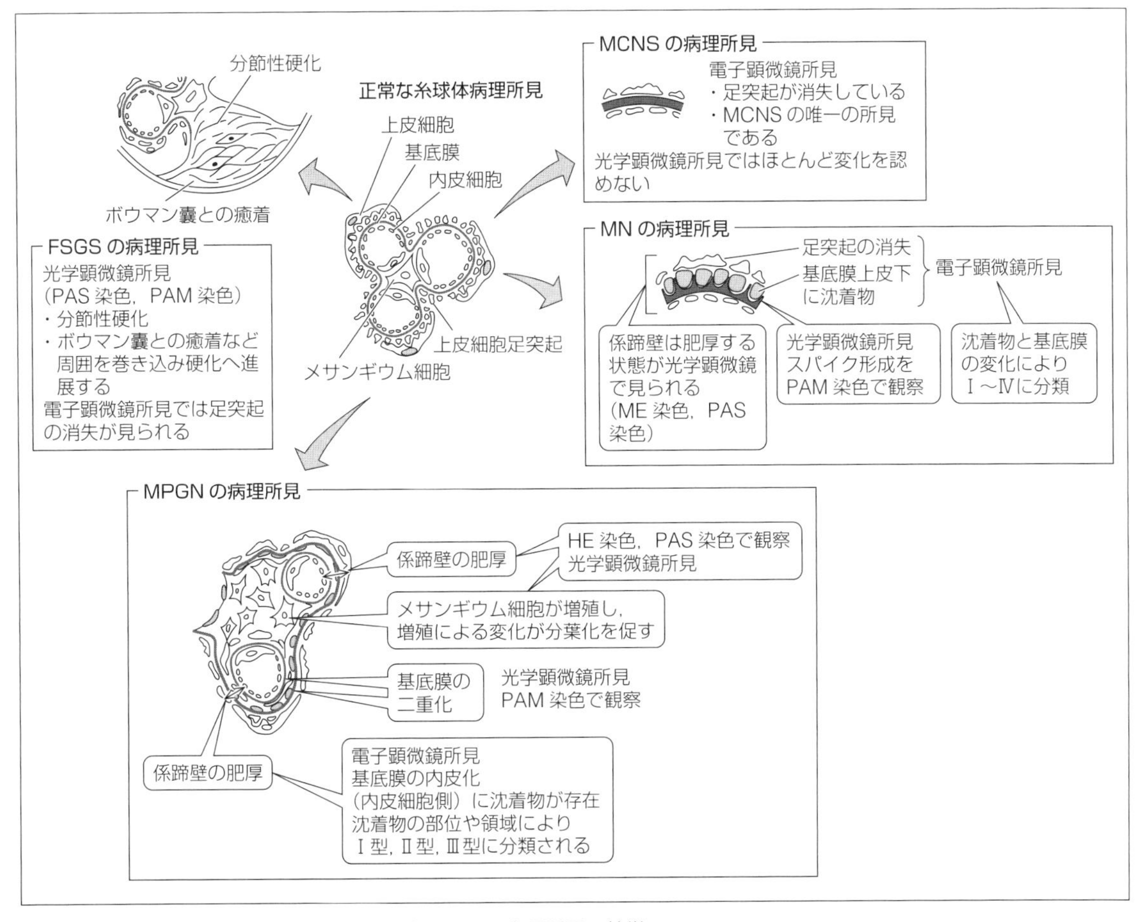

図 2 一次性ネフローゼ症候群の各原因疾患における病理所見の特徴

(3) 膜性腎症 (MN)

MN は，**中高年の男性に好発**する．成人ネフローゼ症候群の原因として最も頻度の高い疾患である．緩徐に進行し，タンパク尿を主な臨床症状とする慢性糸球体腎炎の病理型の 1 つである．約 80%はネフローゼ症候群を呈する (ネフローゼ型膜性腎症)．一部は自然寛解するが，ステロイド抵抗性の場合は難治性となることが多い．腎組織の光学顕微鏡所見において，糸球体基底膜に免疫複合体と補体の沈着肥厚，スパイク形成がみられる (図 2)．蛍光抗体法で係蹄壁に沿って IgG の沈着が見られる．電子顕微鏡で基底膜上皮下に沈着物がみられる．約 80%が一次性であるが，二次性の場合は悪性腫瘍，自己免疫疾患，感染症，抗リウマチ薬などの薬剤が原因となる．

(4) 膜性増殖性糸球体腎炎 (MPGN)

MPGN は，小児から若年者に好発する．健康診断などでタンパク尿や血尿などにより発見される．タンパク尿，顕微鏡的あるいは肉眼的血尿，CH_{50}，C3 の持続的な低補体血症を認める．光学顕微鏡所見において，係蹄壁の肥厚，基底膜の二重化がみられ，メサンギウム細胞が増殖し，糸球体の分葉化を認める (図 2)．蛍光抗体法で係蹄壁やメサンギウム領域に C3 の沈着を認める．

Word ▶ PAM 染色
過ヨウ素酸メテナミン銀染色
periodic acid methenamine silver staining

Word ▶ PAS 染色
過ヨウ素酸シッフ染色
periodic acid Schiff staining

Word ▶ HE 染色
ヘマトキシリン・エオシン染色
hematoxylin-eosin staining

電子顕微鏡所見で，I型，II型，III型に分類される．わが国ではI型が多い．近年MPGNは二次性が多いことが明らかとなり，原因として全身性エリテマトーデスやC型肝炎などの感染症が多い．大部分が全経過中のいずれかの時期にネフローゼ症候群を呈し，ステロイド抵抗性を示す例が多い．予後は不良であり，10年で半数が腎不全となる．

❷ 二次性ネフローゼ症候群

二次性ネフローゼ症候群は．糖尿病性腎症，ループス腎炎などの全身疾患や，NSAIDs，リファンピシン，抗リウマチ薬（金製剤，ペニシラミン）などの薬剤が原因となって発症する．

Word ▶ NSAIDs
非ステロイド性抗炎症薬
non-steroidal anti-inflammatory drugs

● 疫学 ●

新規発症のネフローゼ症候群は年間約4,000人である．ネフローゼ症候群の病型分類では，一次性ネフローゼ症候群が約58%を占めている．一次性ネフローゼ症候群の病型分類では，微小変化型が約40%，膜性腎症が約35%，巣状分節性糸球体硬化症が約11%，膜性増殖性糸球体腎炎が約5%である．

年齢別の発症頻度では，微小変化型ネフローゼ症候群の約70%が40歳未満という傾向がある．40歳以上では膜性腎症が約60%を占めるという傾向がある．二次性ネフローゼ症候群では，糖尿病性腎症，ループス腎炎，アミロイド腎症の頻度が高い．

臨床症状

ネフローゼ症候群の重要な症候は浮腫と，二次性の脂質異常症がある．図3にネフローゼ症候群の臨床症状に関する病態生理を示す．

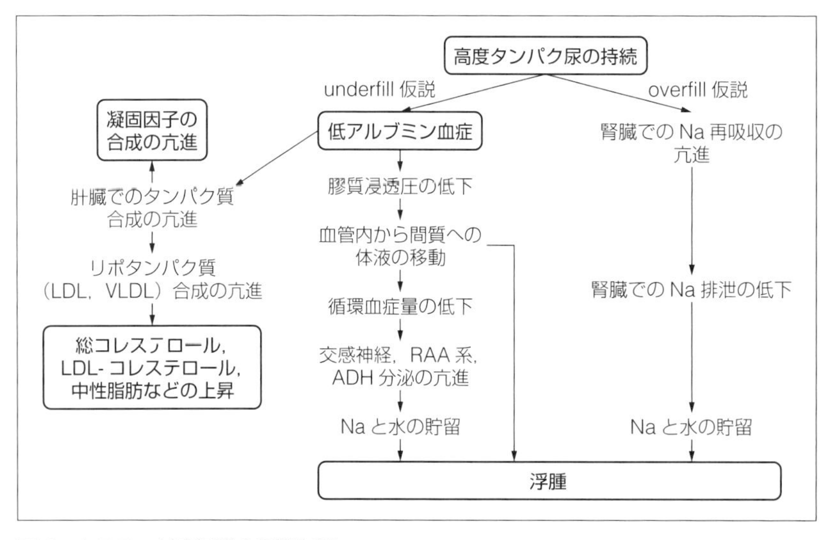

図3 ネフローゼ症候群の病態生理

Word ▶ VLDL
超低密度リポタンパク質
very low density lipoprotein

Word ▶ ADH
抗利尿ホルモン
antidiuretic hormone

❶ 浮腫

発症初期は，眼瞼など局所的に浮腫を生じるが，進行すると全身性の浮腫となる．高度な浮腫は患者のADLを制限し，QOLの低下を引き起こす．特に胸水や腹水をともなう全身性の浮腫は，呼吸障害，皮膚組織障害などの原因となる．

尿中に大量のタンパク質が排泄されることによって，浮腫が生じる．浮腫を生じさせる機序には大きく2つの仮説が考えられる．1つは，**低アルブミン血症による血漿膠質浸透圧の低下**を引き起こし，血管内から間質へ体液が移動し，さらに，RAA系の亢進が起こり，Naや水の貯留を起こすというunderfill仮説である．もう1つは，高度なタンパク尿により，腎臓でのNaの再吸収が亢進し，Naの排泄が低下することにより，Naや水が貯留し，最終的に浮腫を生じるというoverfill仮説である．

Word ADL
日常生活動作
activities of daily living

Word QOL
生活の質
quality of life

Word RAA
レニン・アンジオテンシン・アルドステロン
renin-angiotensin-ardosteron

❷ 脂質異常症

ネフローゼ症候群による二次性の脂質異常症は，**低アルブミン血症**により肝臓でのリポタンパク質合成が促進するため，**総コレステロール，LDL-コレステロール，中性脂肪などが上昇**する．高血圧やネフローゼ症候群による過凝固による血栓症を合併することもある．

診断

❶ 成人ネフローゼ症候群

厚生労働省難治性疾患克服研究事業進行性腎障害に関する調査研究班は，成人のネフローゼ症候群の診断基準を**表1**のように定めている．表1のうち**必須条件として尿タンパクが3.5 g/日以上排泄され**（項目1），**低アルブミン血症**（血清アルブミン値3.0 g/dL以下）（項目2）**の両方を満たす**場合に診断される．

表1　成人ネフローゼ症候群の診断基準

1. **タンパク尿：3.5 g/日以上**が持続する（随時尿において尿タンパク/尿クレアチニン比が3.5 g/gCr以上の場合もこれに準ずる）
2. **低アルブミン血症：血清アルブミン値3.0 g/dL以下．血清総タンパク量6.0 g/dL以下**も参考になる．
3. **浮腫**
4. **脂質異常症**（高LDL-C血症）

注：1）上記の尿タンパク量，低アルブミン血症（低タンパク血症）の両所見を認めることが本症候群の診断の必須条件である．
2）浮腫は本症候群の必須条件ではないが，重要な所見である．
3）脂質異常症は本症候群の必須条件ではない．
4）卵円形脂肪体は本症候群の参考となる．

〈出典：厚生労働省難治性疾患政策研究事業難治性腎疾患に関する調査研究班 編，エビデンスに基づくネフローゼ症候群診療ガイドライン2017，東京医学社，2017〉

❷ 小児におけるネフローゼ症候群

小児によるネフローゼ症候群の定義は，表 2 に示すよう高度タンパク尿（夜間畜尿で 40 mg/hr/m^2 以上），かつ，低アルブミン血症（血清アルブミン 2.5 g/dL 以下）と定められている．

表 2　小児ネフローゼ症候群の定義

1. ネフローゼ症候群：高度タンパク尿（夜間蓄尿で 40 mg/hr/m^2 以上）＋低アルブミン血症（血清アルブミン 2.5 g/dL 以下）
2. ステロイド感受性ネフローゼ症候群：プレドニゾロン連日投与 4 週以内に寛解に至るもの
3. 再発：寛解後尿タンパク 40 mg/hr/m^2 以上あるいは試験紙法で早朝尿タンパク 100 mg/dL 以上を 3 日間示すもの

〈出典：厚生労働省難治性疾患政策研究事業難治性腎疾患に関する調査研究班 編，エビデンスに基づくネフローゼ症候群診療ガイドライン 2017，東京医学社，2017〉

治療

治療はまず原因疾患を確定することであり，臨床所見による症候診断に加えて，必要に応じて腎生検によるネフローゼ症候群の鑑別を行う．一次性ネフローゼ症候群の各疾患の治療は「エビデンスに基づくネフローゼ症候群診療ガイドライン 2014」を考慮しながら行う．薬物療法としてステロイド療法を中心に，難治性の場合には免疫抑制薬による治療を考慮する．

合併する症状に応じて，薬物療法や特殊療法による補助療法・支持療法が行われる．さらに病態に応じて，運動や食事制限（塩分 6 g/日以下の**塩分制限**やタンパク質制限）などの生活指導が行われる．

治療薬

❶ 副腎皮質ステロイド薬

副腎皮質ステロイド薬（プレドニゾロン，メチルプレドニゾロン）は，免疫抑制作用や抗炎症作用を期待して，**第一選択薬**として使用される．**尿タンパク減少，腎機能低下抑制に有効**である．

(1) 副作用

副腎皮質ステロイド薬の副作用は多岐にわたるため，長期投与や増量時，減量時に至る時点において，注意が必要である（表 3）．投与初期には不眠，精神症状，耐糖能異常による血糖値の上昇が起こりやすい．投与中には日和見感染，結核，B 型肝炎ウイルスの再燃などに注意する．また，投与後期では白内障，筋力低下，骨粗鬆症，大腿骨頭壊死などに注意する．副腎皮質ステロイド薬投与中は消化管出血，高血糖，骨粗鬆症，ニューモシスチス肺炎の合併症に注意を要するが，予防のための対策を並行して行う．血糖値・HbA1c，血圧，総コレステロール値，LDL-コレステロール値，中性脂肪値を定期的に測定し，モニタリングする必要がある．

また，長期投与時の突然の副腎皮質ステロイド薬の中止や減量は，急性の副

表3 副腎皮質ステロイド薬の副作用

軽 症	満月様顔貌，食欲亢進，体重増加，多毛，皮下出血･紫斑，月経異常，不眠，挫瘡，浮腫，低カリウム血症など
重 症	感染症，糖尿病（血糖上昇），消化性潰瘍，骨粗鬆症，骨壊死，高血圧，動脈硬化，血栓症，副腎不全，離脱症候群，緑内障，白内障，精神障害など

腎不全を生じ，ステロイド離脱症候群を起こす．ステロイド離脱症候群では，血圧低下，発熱，悪心・嘔吐，全身倦怠感，頭痛などを発症する．

(2) 副腎皮質ステロイド薬の副作用対策に用いる薬

(a) ST合剤

ST合剤であるスルファメトキサゾール／トリメトプリム製剤は，ニューモシスチス肺炎の予防に用いられる．

(b) プロトンポンプ阻害薬

ステロイド療法による消化性潰瘍の予防や治療に用いられる．

(c) 骨粗鬆症治療薬

骨粗鬆症治療薬であるビスホスホネート製剤，ビタミンD製剤，カルシウム製剤は，ステロイド療法による骨粗鬆症の予防や治療に用いられる．

2 免疫抑制薬

免疫抑制薬（シクロスポリン，シクロホスファミド，ミゾリビン，リツキシマブ[注1]）は，ステロイド抵抗性のネフローゼ症候群や頻回再発型・ステロイド依存性のネフローゼ症候群に対して用いられる．ネフローゼ症候群に使用する免疫抑制薬の種類と特徴について表4に示す．

注1：Bリンパ球表面のCD20に対するモノクローナル抗体である．

(1) カルシニューリン阻害薬（シクロスポリン）

シクロスポリンは，カルシニューリンを阻害し，Tリンパ球活性化によるIL-2などのサイトカイン産生誘導の抑制作用を有する免疫抑制薬である．カルシニューリン阻害薬は，ステロイド抵抗性および依存性を示す場合や副腎皮質ステロイド薬の単独療法を行っても頻回に再発してしまう治療困難なネフローゼ症候群の場合に併用される．また，副作用のために副腎皮質ステロイド薬が十分量使用できない場合にも使用される．有効性と安全性のためTDMが推奨される．

Word TDM
治療薬物モニタリング
therapeutic drug monitoring

(2) アルキル化薬（シクロホスファミド）

シクロホスファミドはT細胞，B細胞のDNAをアルキル化し，その分化・増殖を抑制する作用を有する免疫抑制薬である．消失半減期は約6時間，尿中未変化体排泄率は5～25%と低いが，腎臓または膀胱に重篤な障害のある患者には，腎障害・出血性膀胱炎を増悪する可能性があるため，禁忌である．

表4にある副作用のなかでも，骨髄抑制，性腺機能障害，悪性腫瘍の発現率は用量依存性に上昇するため，一般には総投与量が10gを超えないようにする．シクロホスファミドの尿中代謝物であるアクロレインは出血性膀胱炎を起こすことがあるため，予防法として，日中は水分を十分とることと，就寝前

表 4　ネフローゼ症候群に使用する免疫抑制薬の特徴

分類	医薬品	薬理作用	副作用	禁忌
カルシニューリン阻害薬	シクロスポリン	T 細胞の活性化に働くカルシニューリンを阻害し，炎症性サイトカインなどの産生を抑制する	感染症，腎障害，中枢神経障害，肝障害，高血圧，高血糖，高 K 血症，悪性腫瘍，振戦，多毛，歯肉肥厚など	タクロリムス，ピタバスタチン，ロスバスタチン，ボセンタン，アリスキレン，アスナプレビル，バニプレビル，グラゾプレビルの投与中，コルヒチン投与中の肝障害・腎障害の患者，妊婦・授乳婦
アルキル化薬	シクロホスファミド	T 細胞および B 細胞の DNA を直接アルキル化し，分化・増殖を抑制する	骨髄抑制，感染症，出血性膀胱炎，性腺機能不全，悪性腫瘍，間質性肺炎，心不全，脱毛など	ペントスタチン投与中，重症感染症
プリン代謝拮抗薬	ミゾリビン	DNA 合成に必要なプリン代謝経路を阻害し，核酸合成を阻害し，リンパ球の増殖を抑制する	骨髄抑制，感染症，間質性肺炎，肝障害，腎障害，高尿酸血症，消化性潰瘍，皮膚障害，高血糖など	WBC 3,000/mm^3 未満，妊婦
生物学的製剤（抗 CD20 抗体）	リツキシマブ	B リンパ球表面分子やサイトカインを標的として，細胞増殖や活性化を抑制する	アナフィラキシー，肺障害，心障害，B 型肝炎ウイルスによる肝炎憎悪，SJS，TEN，骨髄抑制，感染症，間質性肺炎，結膜炎，発熱，血圧上昇，肝障害，脳神経障害など	本剤の成分またはマウスタンパク質由来製品に対する重篤な過敏症，アナフィラキシーの既往のある患者

に排尿しておくことが望まれる．

(3) プリン代謝拮抗薬（ミゾリビン）

ミゾリビンは，わが国で開発されたプリン代謝拮抗薬である．プリン塩基の合成阻害により核酸合成を阻害し，リンパ球の増殖を抑制する．尿中未変化体排泄率が約 80％であるため，腎機能に応じて調節が必要である．

(4) 抗 CD20 抗体（リツキシマブ）

抗 CD20 モノクローナル抗体であるリツキシマブは，特異的に B リンパ球に結合し，その増殖と機能を阻害する免疫抑制薬である．主に小児の難治性ネフローゼ症候群に用いる．副作用のなかでも，アナフィラキシー様症状，骨髄抑制，脳神経障害，B 型肝炎の再燃には特に注意が必要である．特に投与開始後 30 分～ 2 時間より現れる infusion reaction のうちアナフィラキシー様症状，肺障害，心障害などの重篤な副作用により死に至った例の報告がある．これらの死亡例の多くは初回投与後 24 時間以内にみられている．また，再投与したときの初回投与後にも起こる可能性があるため，リツキシマブ投与中はバイタルサイン（血圧，脈拍，呼吸数）のモニタリングや自覚症状を観察し，投与後も患者の状態を十分観察する必要がある．

Word SJS
スティーブンス・ジョンソン症候群（皮膚粘膜眼症候群）
Stevens-Johnson syndrome

Word TEN
中毒性表皮壊死症（ライエル症候群）
toxic epidermal necrolysis (Lyell's syndrome)

3 補助療法の治療薬

(1) 利尿薬，RA 系阻害薬

〔Chapter 1.2 慢性腎臓病の治療薬の項（p.12，p.13）参照〕

(2) 抗血小板薬

ジピリダモールは，血小板凝集抑制作用，尿タンパク減少作用をもつ．

(3) HMG-CoA 還元酵素阻害薬

脂質異常症を合併する場合，アトルバスタチン，ピタバスタチンなどのHMG-CoA 還元酵素阻害薬を用いる．肝臓でのコレステロール合成に関わるHMG-CoA 還元酵素を阻害することで，コレステロール合成を抑制し，脂質異常症を改善する．主な副作用として，横紋筋融解症があるため，患者の筋肉痛や脱力感，ミオグロビン尿（赤褐色）の訴えや，CK（CPK）上昇，血中・尿中ミオグロビン上昇をモニタリングする必要がある．本剤は主に肝臓で代謝される．肝代謝能が低下していると考えられる急性肝炎や慢性肝炎などの患者には，肝障害を悪化させるおそれがあるため，禁忌である．

Word CK
クレアチンキナーゼ
creatine kinase

Word CPK
クレアチンホスホキナーゼ
creatine phosphor kinase

(4) アルブミン製剤

ネフローゼ症候群の浮腫や低タンパク血症に対する効果はなく，高血圧を悪化させる可能性があるため，推奨されてはいない．しかし，膠質浸透圧低下に起因する循環不全や大量の胸腹水を呈する患者には，一時的に有効な場合があるので，使用される場合もある．

薬物療法

薬物療法の基本は尿タンパクを減少させる治療に加えて，補助療法・支持療法といった対症療法を行う．原則として，十分量の副腎皮質ステロイド薬（経口）による寛解導入療法を行い，尿タンパクの減少量に対応した治療効果判定を行いながら副腎皮質ステロイド薬の投与量を漸減していく．

一次性ネフローゼ症候群では，原疾患により副腎皮質ステロイド薬や免疫抑制薬の量が異なる．また，ステロイド治療抵抗例や頻回再発例など治療反応に対応した治療を行う．その詳細については「エビデンスに基づくネフローゼ症候群診療ガイドライン 2014」を参照して，それぞれの病理組織型診断に基づいた治療アルゴリズムに合わせて薬物療法を検討する．さらに，RA 系阻害薬を用いた降圧療法，HMG-CoA 還元酵素阻害薬を用いた脂質異常の改善，抗凝固薬を用いた過凝固状態の改善などの補助療法を併用する．

❶ 経口ステロイド療法

副腎皮質ステロイド薬であるプレドニゾロン（経口）を 30 〜 60 mg/日（0.5 〜 1.0 mg/kg/日）程度で開始し（最大 60 mg/日），尿タンパクの反応を見ながら 4 〜 6 週間継続する（初期投与期）．その後，急な中止や減量は急性副腎機能不全を引き起こすので，原則 2 週間ごとに 5 〜 10 mg/日の割合で減量する（漸減期）．低用量になった後は，5 〜 10 mg/日で維持し，治療効果を見ながら，投与終了もしくは維持投与とする．

処方例

プレドニゾロン錠（5 mg）　1 回 6 ～ 12 錠　1 日 1 回　朝食後

商品名
プレドニゾロン：プレドニン

処方解説◆評価のポイント

■処方目的
経口ステロイド療法による種々のタンパク質合成の転写調整にもとづく，免疫抑制作用によるネフローゼ症候群の寛解導入
■主な禁忌症
深在性真菌症，消化性潰瘍，結核性疾患，精神病，緑内障，白内障，血栓症，手術直後，心筋梗塞の既往
■効果のモニタリングポイント
尿タンパクの減少
■副作用のモニタリングポイント
易感染症，骨粗鬆症，消化性潰瘍，血栓形成，ステロイド精神病，ステロイド糖尿病，B 型肝炎の再燃など

❷ ステロイドパルス療法

副腎皮質ステロイド薬（経口）に対して，治療効果が不十分（抵抗性）の場合には，免疫抑制薬の追加やステロイドパルス療法を行う．ステロイドパルス療法は副腎皮質ステロイド薬を短期間，大量に投与することにより，その作用を強め，治療全体としての副腎皮質ステロイド量を減少させることを目的としている．メチルプレドニゾロン 500 mg 点滴静注 / 日を 3 日間連日投与する．これを 1 クールとして，数回行う．点滴の後，副腎皮質ステロイド薬であるプレドニゾロン（経口）に切り替え 30 ～ 60 mg/日で投与する．

処方例

メチルプレドニゾロン注　1 回　500 mg＋5%ブドウ糖液　1 回 500 mL　2 ～ 3 時間かけて点滴静注　3 日間

商品名
メチルプレドニゾロン：ソル・メドロール

処方解説◆評価のポイント

■処方目的
経口ステロイド療法に対して抵抗性を示す症例の治療
■主な禁忌症
深在性真菌症，消化性潰瘍，結核性疾患，精神病，緑内障，白内障，血栓症，手術直後，心筋梗塞の既往
■効果のモニタリングポイント
尿タンパク減少
■副作用のモニタリングポイント
易感染症，骨粗鬆症，消化性潰瘍，血栓形成，ステロイド精神病，ステロイド糖尿病，B 型肝炎の再燃など

❸ ステロイド抵抗性ネフローゼ症候群

ステロイド抵抗例（十分量の副腎皮質ステロイド薬のみで治療して1か月後に完全寛解または不完全寛解に至らない場合）には腎生検の再評価を行い，他疾患の鑑別あるいはステロイド抵抗例として副腎皮質ステロイド薬に免疫抑制薬であるシクロスポリン（2～3 mg/kg/日），ミゾリビン（150 mg/日），シクロホスファミド（50～100 mg/日）のいずれかを併用する治療を検討する．

❹ 頻回再発型・ステロイド依存性ネフローゼ症候群

頻回再発型・ステロイド依存性を示すネフローゼ症候群には，シクロスポリン 1.5 mg/kg/日を使用する．また，小児期発症の特発性ネフローゼ症候群でシクロスポリンによる治療効果が不十分の場合には，2014 年から保険適用となったリツキシマブの投与が検討される．リツキシマブは 375 mg/m^2 を1週間間隔で，4回点滴静注する．ただし，1回の上限投与量は 500 mg までとする．

服薬指導

服薬アドヒアランスを良好に保つことが重要である．アドヒアランスの低下は，症状の増悪を起こす．

❶ 副腎皮質ステロイド薬

長期に副腎皮質ステロイド薬を服用する必要があることを十分に理解するように説明する．副腎皮質ステロイド薬にはさまざまな副作用があるため，それを予防するための治療薬の説明や副作用の初期症状の説明を行うことが大切である．

- 急に副腎皮質ステロイド薬を中止・減量すると，ステロイド離脱症候群による全身倦怠感や頭痛などを起こし，最悪の場合には命にかかわる重篤な状態となることがあるため，勝手に減量・中止してはいけない．
- 副腎皮質ステロイド薬を高用量で服用中の場合，免疫抑制状態となっているため，感染予防対策を行う．

Chapter 3

薬剤性腎障害（薬剤性腎症）

学習のポイント

主な臨床症状

腎機能の低下，タンパク尿，低アルブミン血症，浮腫，乏尿，電解質異常，全身倦怠感など

主な臨床検査値

BUN 上昇，血清クレアチニン値（Cr）上昇，eGFR の低下，タンパク尿，血清総タンパク・血清アルブミンの減少，電解質異常など

概要

腎臓は薬剤排泄の主要臓器であり，薬剤による障害を受けやすい．また，高齢者では使用薬剤の種類も多くなりがちであり，薬物相互作用や腎障害を起こしやすい薬剤を併用することにより薬剤の血中濃度が上昇するリスクが高い．

薬剤性腎障害（drug-induced kidney injury）は，「薬剤の投与により新たに発症した腎障害，あるいは既存の腎障害のさらなる悪化を認める場合」と定義される．薬剤性腎障害は，障害される部位や発症機序に基づいて分類できる．障害部位により，糸球体障害，尿細管障害，間質性障害，血管障害に分類される．また，発症機序によって，次の 4 つに分類される．

① 直接的に腎臓を障害する中毒性腎障害
② アレルギー・免疫学的機序を介した腎障害
③ 腎血流障害や電解質異常などを介した間接毒性
④ 結晶析出，結石形成による尿路閉塞性腎障害

臨床で頻繁に認められるものとしては，**急性腎障害**（acute kidney injury：AKI）であり，腎臓の尿細管，間質障害により発症する尿細管間質障害型がある．さらに，タンパク尿，血尿，糸球体腎炎，ネフローゼ症候群などで発症する糸球体障害型などがある．しかし，細かい臨床病型や病態などは，多岐にわたり複雑である．また，1 つの薬剤が複数の機序により腎障害を引き起こす場合もあるため，明確に腎前性，腎性，腎後性を区別することができないこともある．特に，心不全，脱水，利尿薬による腎虚血は，薬剤性腎障害を誘発する要因として，注意が必要である．**抗菌薬，NSAIDs，造影剤，抗悪性腫瘍薬は，薬剤性腎障害を起こしやすいものが多い．**

発症機序による薬剤性腎障害の主な臨床病型，病態，原因薬剤を**表 1** にまとめた．

Word ▶ BUN（UN）
尿素窒素
blood urea nitrogen

Word ▶ eGFR
推算糸球体濾過量
estimate glomerular filtration rate

Word ▶ NSAIDs
非ステロイド性抗炎症薬
non-steroidal anti-inflammatory drugs

Word ▶ RA
レニン・アンジオテンシン
renin-angiotensin

Word ▶ HMG-CoA
ヒドロキシルメチルグルタリル CoA
hydroxymethylglutaryl-CoA

表1　薬剤性腎障害の発症機序と原因薬剤

発症機序	主な臨床病型	病態	原因薬剤など
中毒性	急性腎障害，慢性腎不全	尿細管毒性物質による急性尿細管壊死，尿細管萎縮	**アミノグリコシド系抗菌薬**，バンコマイシン，**シスプラチン**，ヨード造影剤など
	慢性腎不全	慢性間質性腎炎	NSAIDs など
	急性腎障害	血栓性微小血管症	カルシニューリン阻害薬，マイトマイシン C など
	近位尿細管障害	近位尿細管での各種障害	アミノグリコシド系抗菌薬
	遠位尿細管障害	集合管での各種障害	リチウム製剤，アムホテリシン B，ST 合剤，カルシニューリン阻害薬など
アレルギー・免疫学的機序	急性腎障害	急性尿細管間質性腎炎	各種抗菌薬，H_2 受容体拮抗薬，NSAIDs など
	ネフローゼ症候群	微小変化型	金製剤，ペニシラミン，NSAIDs，リチウム製剤，インターフェロン-α など
	タンパク尿～ネフローゼ症候群	膜性腎症	金製剤，NSAIDs，ペニシラミン，ブシラミン，カプトプリル，インフリキシマブ
	急性腎障害～慢性腎不全	半月体形成腎炎	ペニシラミン，ブシラミン
		ANCA 関連血管炎	プロピルチオウラシル，アロプリノール，ペニシラミン
間接毒性	急性腎障害	腎血流低下，脱水／血圧低下に併発する急性尿細管障害，腎血流障害の遷延による急性尿細管壊死	NSAIDs，RA 系阻害薬，利尿薬，カルシニューリン阻害薬，造影剤など
		横紋筋融解症におけるミオグロビンによる尿細管障害により尿細管が壊死する	HMG-CoA 還元酵素阻害薬，フィブラート系薬，各種抗精神病薬など
	電解質異常（低 Na 血症，低 K 血症）	遠位尿細管障害	NSAIDs
	多尿	高 Ca 血症による浸透圧利尿	ビタミン D 製剤，カルシウム製剤
	慢性腎不全	慢性低 K 血症による尿細管障害	利尿薬，下痢
尿路閉塞性	急性腎障害，水腎症	過剰なプリン体生成の結果として生じる尿酸結石による閉塞	抗悪性腫瘍薬による腫瘍崩壊症候群
	急性腎障害	結晶形成による尿細管閉塞	メトトレキサート，アシクロビル，サルファ剤など

〈出典：厚生労働省科学研究費補助金平成 27 年度日本医療開発機構 腎疾患実用化研究事業「慢性腎臓病の進行を促進する薬剤等による腎障害の早期診断法と治療法の開発」薬剤性腎障害の診療ガイドライン作成委員会 編，薬剤性腎障害診療ガイドライン 2016，日腎会誌 2016；58（4）：477-555〉

臨床症状

腎機能低下（BUN 上昇，Cr の上昇，eGFR の低下など），ネフローゼ症候群を呈する場合には，尿タンパク，血清総タンパク・血清アルブミンの減少を生じる．浮腫，血尿，乏尿，尿毒症，腎不全などを生じる場合もある．

診断

以下①②に該当し，さらに他の原因が否定できる場合，薬剤性腎障害と診断できる．

① 該当する薬剤の投与後に新たに発症した腎障害であること.

② 該当薬剤の中止により腎障害の消失，進行の停止を認めること.

しかし，薬剤投与から薬剤性腎障害の発症までの時間が薬剤によって異なること，原因と推定される薬剤が複数該当し，確定診断が困難な場合があること，長期にわたり緩徐に進行する場合があることなどの問題点も存在し，診断や原因薬剤の特定がしばしば困難である.

治療

治療は原因薬剤の中止が第一である．しかし，AKI を呈する場合には，補液を中心とした脱水や低血圧，電解質の異常を是正して，尿量を確保し，必要に応じて血液透析などの血液浄化療法を行う.

また，薬剤性腎障害は，早期発見と予防も大切である．抗 MRSA 薬であるバンコマイシンや免疫抑制薬のシクロスポリンなどは，定期的な TDM を行うことで，腎障害が抑制されることが知られている．特に，シクロスポリンによる急性腎毒性は，間質の線維化を特徴とする慢性腎毒性に移行することがあり，この移行を予防するためにも TDM は重要である.

Word MRSA
メチシリン耐性黄色ブドウ球菌
methicillin-resistant staphylococcus aureus

❶ 中毒性腎障害

(1) 予防

造影剤を投与する際には，投与前後に生理食塩水による十分な補液を行うことが推奨されている．また，TDM 対象薬については，薬物の血中濃度を定期的にモニタリングすることにより，腎障害を予防することが望ましい.

(2) 治療

まず，被疑薬を速やかに中止または減量することが基本である．急性尿細管壊死をきたす腎障害では，腎機能の急激な低下を生じるが，被疑薬を中止することで腎機能は次第に回復することが多い．腎機能障害が遷延し，著しく高窒素血症をきたす場合，高カリウム血症，肺水腫，尿毒症をきたす場合は，血液浄化法を行う.

❷ アレルギー・免疫学的機序を介した腎障害

(1) 予防

アレルギーを介した発症機序の薬剤については，発症の予測は困難である．既往歴として薬剤アレルギーの有無を確認する必要がある.

(2) 治療

まず，被疑薬を速やかに中止することが基本である．薬剤性急性間質性腎炎の場合は，被疑薬の中止に加え，ステロイド療法を考慮する場合もある.

❸ 腎血流障害や電解質異常などを介した間接毒性

(1) 予防

薬剤による腎前性急性腎障害（腎前性AKI）発症の背景には，投与前から腎血流量が低下しており，脱水，利尿薬の使用，低血圧，肝硬変，ネフローゼ症候群などの状態となっていることが多い．薬剤投与にあたっては，これらの状態を把握し，可能な限り是正していくことが重要である．電解質異常については，定期的な検査により早期発見を行う．また，TDM対象薬については薬物の血中濃度を定期的にモニタリングすることにより，腎障害を予防することが望ましい．

(2) 治療

まず，被疑薬を速やかに中止または減量することが基本である．これらの腎障害は基本的に可逆的であり，被疑薬の中止後に速やかに回復することが多い．

❹ 結晶析出，結石形成による尿路閉塞性の腎障害

(1) 予防

薬剤の溶解度が低い薬物では，十分な水分摂取や補液を行うことにより予防できる．加えて，尿中での薬剤溶解度が高くなるように尿のpHを調整する．メトトレキサート点滴静注液は酸性尿（$pH < 5.5$）で溶解度が低下して結晶が析出しやすくなる．そのため，メトトレキサートの大量投与時には，重曹やアセタゾラミドにより尿をアルカリ化することで，尿細管での結晶析出を予防することが推奨される．

(2) 治療

まず，被疑薬を速やかに中止または減量することが基本である．そのうえで十分な水分摂取あるいは補液により対処する．メトトレキサートによる腎障害時には，予防と同様に，尿をアルカリ化することで，尿細管に析出した結晶を溶解して排泄を促進させる．

Chapter 4

尿路結石

学習のポイント

主な臨床症状

疝痛発作（激しい腹痛，腰背部痛，排尿痛），血尿，排尿困難，残尿感など

主な治療薬

1 疼痛緩和
1）非ステロイド性抗炎症薬（NSAIDs）〈インドメタシン，ジクロフェナク〉
2）非麻薬性鎮痛薬〈ペンタゾシン〉
3）鎮痙薬〈ブチルスコポラミン〉

2 結石排泄
1）結石排出促進薬〈ウラジロガシエキス〉
2）抗ムスカリン薬〈チキジウム〉

3 その他（溶解・再発予防）
1）尿酸合成阻害薬〈アロプリノール〉
2）シスチン尿症治療薬〈チオプロニン〉
3）クエン酸製剤〈クエン酸カリウム・クエン酸ナトリウム〉
4）サイアザイド（チアジド）系利尿薬〈トリクロルメチアジド〉
5）マグネシウム製剤〈酸化マグネシウム〉

概要

腎臓や尿管，膀胱，尿道といった尿路に結石が生じた状態を尿路結石（urinary tract stone）という．**腎臓や尿管に形成されるものを上部尿路結石，膀胱や尿道に形成されるものを下部尿路結石**という（図 1）.

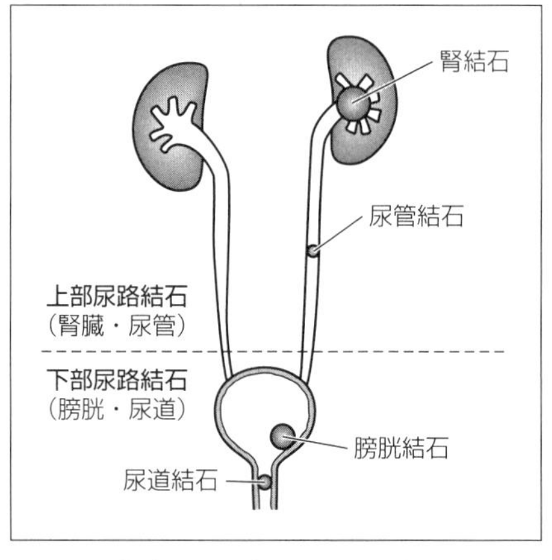

図 1　尿路結石の発生部位による分類

Word NSAIDs
non-steroidal anti-inflammatory drugs

肥満，高血圧，糖尿病などの生活習慣病の関与が明らかとなり，尿路結石はメタボリックシンドロームの1疾患であるという概念が提唱されるようになっている．尿路結石の結石成分は，カルシウム含有結石（シュウ酸カルシウム，リン酸カルシウム），リン酸マグネシウムアンモニウム，尿酸，シスチンなどである．**上部尿路結石の 90%以上はカルシウム含有結石**である．それぞれの結石成分と尿の性状，疾患，原因薬剤などから結石の原因を推定することが可能である（表 1）.

● 疫学 ●

一般に**上部尿路結石の発症頻度が高い（全体の約 96%）**．また，男女比は 2.4：1 であり，男性に好発する疾患である．

表 1　結石成分の特徴

結石成分	関連する病態・疾患	原因となる尿の液性	原因薬剤	X 線透過性	その他
シュウ酸カルシウム	高 Ca 尿症 高シュウ酸尿 高尿酸尿症 副甲状腺機能亢進症	酸性	副腎皮質ステロイド薬 活性型ビタミン D_3 製剤 Ca 製剤 尿酸排泄促進薬	X 線陽性結石	• 各成分の単独または混合結石であるカルシウム含有結石は，上部尿路結石の 9 割を占める
リン酸カルシウム	高 Ca 尿症 尿細管性アシドーシス 副甲状腺機能亢進症	アルカリ性	アセタゾラミド 副腎皮質ステロイド薬 活性型ビタミン D_3 製剤 尿酸排泄促進薬		
尿酸	高尿酸尿症 高尿酸血症 痛風	酸性	尿酸排泄促進薬 ループ利尿薬 サイアザイド系利尿薬	X 線陰性結石	• 高尿酸血症に続発する • 尿路結石を予防するためには，尿をアルカリ化する
リン酸マグネシウムアンモニウム	尿路感染症	アルカリ性	—	X 線陽性結石	• ウレアーゼ産生菌への感染に続発する • 女性の下部尿路結石に多い
シスチン	シスチン尿症	酸性	—	X 線陰性結石	• 遺伝性がある • 酸性尿で形成されやすく，アルカリ尿で溶解しやすい

臨床症状・検査

臨床症状は，上部尿路結石と下部尿路結石で特徴が異なる．

❶ 上部尿路結石

上部尿路結石は，腎結石と尿管結石に分類される．腎結石では無症状のことが多い．尿管結石は，急性発症する腰背部から腹部の疝痛，血尿を生じる．

❷ 下部尿路結石

下部尿路結石は，膀胱結石と尿道結石に分類される．膀胱結石は，血尿，排尿痛，頻尿などを生じる．尿道結石では，血尿，尿道痛，排尿困難，尿閉などを生じる．

診断

診断は**腹部超音波検査**や腹部 CT 検査，レントゲン検査を行う．尿路結石の確定診断には単純 CT が推奨される．

治療

結石が小さく緊急でない場合には，保存的治療を行う．10 mm 未満の結石は自然排石が期待できるため，水分摂取，食事指導なども有効である．

治療の基本は疼痛除去，結石除去，再発予防である．保存的治療の効果が期待できない場合や結石が大きい場合などは，積極的な破砕・摘出を行う．

❶ 尿路結石の破砕・摘出

尿路結石の積極的な治療は体外衝撃波結石破砕術（ESWL），内視鏡による経尿道的結石破砕術（TUL）や経皮的腎結石破砕術（PNL）などを行う．結石の部位，大きさにより，ESWL，TUL を第一選択とする．尿酸結石とシスチン結石は，薬による溶解療法を行う．

Word ESWL
extracorporeal shock wave lithotripsy

Word TUL
transurethral lithotripsy

Word PNL
percutaneous nephrolithotripsy

❷ 再発予防

尿路結石は再発率が高く，再発予防が重要である．結石の成分を知ることは，再発予防に役立つため，排石された石の成分分析を行うことも有用である．また，再発に対する診断において，家族歴，既往歴，現病歴は有用な情報であり，投与されている薬剤が，尿路結石形成に関与している場合もあるため，患者からそれらの情報を聴取することが重要である．

治療薬

❶ 疼痛緩和

(1) 非ステロイド性抗炎症薬（NSAIDs）

インドメタシンやジクロフェナクなどの NSAIDs は，COX 阻害を介して PG の産生を抑制し，PGE_2 によるブラジキニン[注1]に対する感受性増大を妨げることで鎮痛作用を示す．

Word COX
シクロオキシゲナーゼ
cyclooxygenase

Word PG
プロスタグランジン
prostaglandin

注 1：ブラジキニン（bradykinin：BK）は発痛物質である．

(2) 非麻薬性鎮痛薬

ペンタゾシンは，主にκ-オピオイド受容体に対して作動薬として作用することで，鎮痛作用を発現するが，一部μ-オピオイド受容体も介している．疼痛緩和に対する第二選択薬として用いる．NSAIDs に比べて嘔吐の発現率が高いが，COX - 1 阻害作用を有さないため，アスピリン喘息患者にも安全に使用できる．

(3) 鎮痙薬

ブチルスコポラミンは，内臓平滑筋の異常収縮を抑制することにより鎮痛効果を示す．補助的に使用する．

❷ 結石排泄

(1) 結石排出促進薬

ウラジロガシエキスは，結石の発育抑制作用および溶解作用により，結石の排出を促進させる目的で使用する．

(2) 抗ムスカリン薬

チキジウムは抗ムスカリン作用により尿路を広げて排石を促進し，疼痛を緩和する．

❸ その他（溶解・再発予防）

(1) 尿酸合成阻害薬

尿酸合成阻害薬は，キサンチンオキシダーゼを阻害して尿酸合成を抑制する．尿路結石を合併する高尿酸血症の治療は，アロプリノールが第一選択である．アロプリノールは，結石溶解だけでなく，結石の再発予防を目的に，高尿酸血症，高尿酸尿症をともなう症例に対して使用される．再発防止の場合には，投与中は水分摂取を促し，1日の尿量を2,000 mL以上とすることが望ましい．腎機能障害のある患者では薬剤の排泄遅延が生じるため，投与量の減量，投与間隔の延長を考慮する．また，高尿酸尿症をともなうシュウ酸カルシウム結石症の再発予防にも有効である（保険適用外）．

(2) シスチン尿症治療薬

シスチンは，酸性尿において，尿中溶解度が低いため，結晶化しやすい．チオプロニンは，難溶性シスチンを易溶性シスチン-チオプロニン複合体とシステインに変換し，シスチン濃度を低下させる．そのため，シスチン結石[注2]あるいはシスチン尿症と診断された時点で内服する．黄疸などの重篤な副作用が出現する可能性があり，定期的な肝機能検査を行う必要がある．

注2：ただし，シスチン結石の治療に対しては保険適用外である．

(3) クエン酸製剤

クエン酸はシュウ酸カルシウム，リン酸カルシウムの結晶形成を抑制する．そのため，クエン酸製剤であるクエン酸カリウムやクエン酸ナトリウムは，カルシウム含有結石の再発予防を目的に使用される．また，尿のpHを上昇させて，酸性尿を改善することで，尿酸結石やシスチン結石の再発予防に使用される（保険適用外）．

(4) サイアザイド（チアジド）系利尿薬

トリクロルメチアジドは，尿中カルシウム排泄量を減少させてカルシウム結石の再発を予防する（保険適用外）．

(5) マグネシウム製剤

酸化マグネシウムは，腸管内でシュウ酸と結合してシュウ酸の吸収を抑制する．また，尿中でもシュウ酸と結合し，シュウ酸カルシウムよりも可溶性のシュウ酸マグネシウムを形成し，排泄を促進する．シュウ酸カルシウム結石の予防に対して，保険適用のある唯一の薬剤である．テトラサイクリン系抗菌薬やニューキノロン系抗菌薬などとの同時服用において，これらの薬剤の吸収が低下し，効果が減弱することがあるため，服用間隔を2～4時間空ける．また，長期投与または，高齢者への投与の場合には高マグネシウム血症に注意する．

薬物療法

疼痛緩和と排石促進，結石溶解，再発予防において，薬物療法を行う．最優先すべきは疼痛除去である．尿酸結石やシスチン結石は溶解療法を選択肢として検討する．

❶ 疼痛に対する薬物療法

疝痛は激烈な痛みであることが多く，NSAIDs の坐剤が第一選択薬であるが，60 分から 90 分しても効果が見られない場合には，ペンタゾシンの筋注を行う．妊婦に対してはアセトアミノフェンを使用する．

処方例

ジクロフェナク坐剤（25・50 mg）1 回 1 個　1 日 1〜2 回　頓用（6 時間以上空けて）

商品名
ジクロフェナク：ボルタレン

処方解説◆評価のポイント

■処方目的
疼痛緩和
■主な禁忌症
消化性潰瘍，重篤な血液異常，重篤な肝障害，重篤な腎障害，重篤な心機能不全，直腸炎，直腸出血，痔疾，アスピリン喘息またはその既往歴，インフルエンザ脳炎・脳症，妊婦，トリアムテレン投与中
■効果のモニタリングポイント
疼痛の改善，消失
■副作用のモニタリングポイント
過度の体温下降，虚脱，四肢冷却，激しい嘔吐，意識障害，痙攣など

❷ 排石促進に対する薬物療法

10 mm 未満の結石は，積極的な飲水や運動などで自然排出が期待できる．症状に応じてウラジロガシエキスを治療薬として適宜使用する．

処方例

ウラジロガシエキス錠（225 mg）1 回 2 錠　1 日 3 回　朝昼夕食後

商品名
ウラジロガシエキス：ウロカルン

処方解説◆評価のポイント

■処方目的
結石の発育抑制および溶解作用による結石の排出の促進
■効果のモニタリングポイント
排石による痛みの消失，尿路結石の消失
■副作用のモニタリングポイント
胃部不快感など

❸ 結石溶解に対する薬物療法

尿酸結石は，尿酸排泄を減少させ，尿をアルカリ化することにより溶解できる．そのため，アロプリノールやクエン酸製剤を投与する．また，シスチン結石は，シスチン排泄を減少させるチオプロニンと尿をアルカリ化するクエン酸製剤を投与する．

❹ 再発予防

基本は飲水指導による水分摂取と食事指導による食生活の改善であるが，結石の成分に合わせた薬剤選択による再発予防を検討する．シュウ酸カルシウム結石の再発予防に対してクエン酸製剤，サイアザイド系利尿薬，酸化マグネシウムを投与することがある．

処方例

酸化マグネシウム錠（200 mg）1回1錠　1日3回　朝昼夕食後　多量の水とともに服用

商品名
酸化マグネシウム：マグミット

処方解説◆評価のポイント

■処方目的
シュウ酸カルシウム結石の生成の予防
■効果のモニタリングポイント
結石の再発がないこと
■副作用のモニタリングポイント
高マグネシウム血症，嘔吐，徐脈，筋力低下，傾眠，下痢など

服薬指導

- 初回面談時には，投与されている薬剤の情報を聴取して，尿の性状に影響を及ぼす薬剤を使用していないかを確認する．
- 鎮痛薬により疼痛が消失しても治癒したわけではないため，痛みがなくなっても排石促進薬や結石溶解薬の服用を勝手に中止しない．
- 再発予防には，定期的な運動，バランスのよい規則正しい食生活，夕食から就寝までの間隔を空ける，水をたくさん飲むといったことが重要である．

Chapter 5

過活動膀胱，低活動膀胱

学習のポイント

主な臨床症状

1 過活動膀胱：尿意切迫感，切迫性尿失禁，頻尿
2 低活動膀胱：排尿障害

主な診断指標

1 過活動膀胱：病歴，過活動膀胱症状スコア（OABSS），超音波検査
2 低活動膀胱：尿流，残尿測定

主な治療薬

1 過活動膀胱
　1）抗コリン薬〈オキシブチニン，プロピベリン，ソリフェナシンなど〉
　2）選択的アドレナリン β_3 受容体作動薬〈ミラベグロン〉

2 低活動膀胱
　1）α_1 受容体遮断薬〈プラゾシン，タムスロシン，ナフトピジルなど〉
　2）コリン作動薬〈ジスチグミン，ベタネコールなど〉

排尿のメカニズム

排尿は，膀胱，内尿道括約筋，外尿道括約筋が関与している．膀胱は尿が溜まると膀胱壁の伸展受容器が刺激され，大脳で尿意を感じる．膀胱内に尿が溜まる（蓄尿）と膀胱は弛緩し，副交感神経である骨盤神経によって，排尿中枢に伝達される．交感神経である下腹神経が興奮し，内尿道括約筋が収縮することで，尿は排出されない．

排尿時は，膀胱内圧が上昇すると排尿中枢からの指令で副交感神経（骨盤神経）が興奮し，膀胱は収縮する．さらに，交感神経（下腹神経）が抑制され，体性神経（陰部神経）を介して，外尿道括約筋が弛緩することで排尿される（図 1）．

Word OABSS
overactive bladder symptom score

概要

過活動膀胱（overactive bladder：OAB）は，膀胱が過剰に収縮して蓄尿ができない状態をいう．一方，低活動膀胱（low active bladder）は，膀胱収縮能が低下して，排尿障害を生じる状態をいう．

● 疫学 ●

40 歳以上男女の過活動膀胱の罹患率は，12.4%といわれており，近年患者数は増加している．低活動膀胱は，診断基準が確立していないため，有病率は不明である．

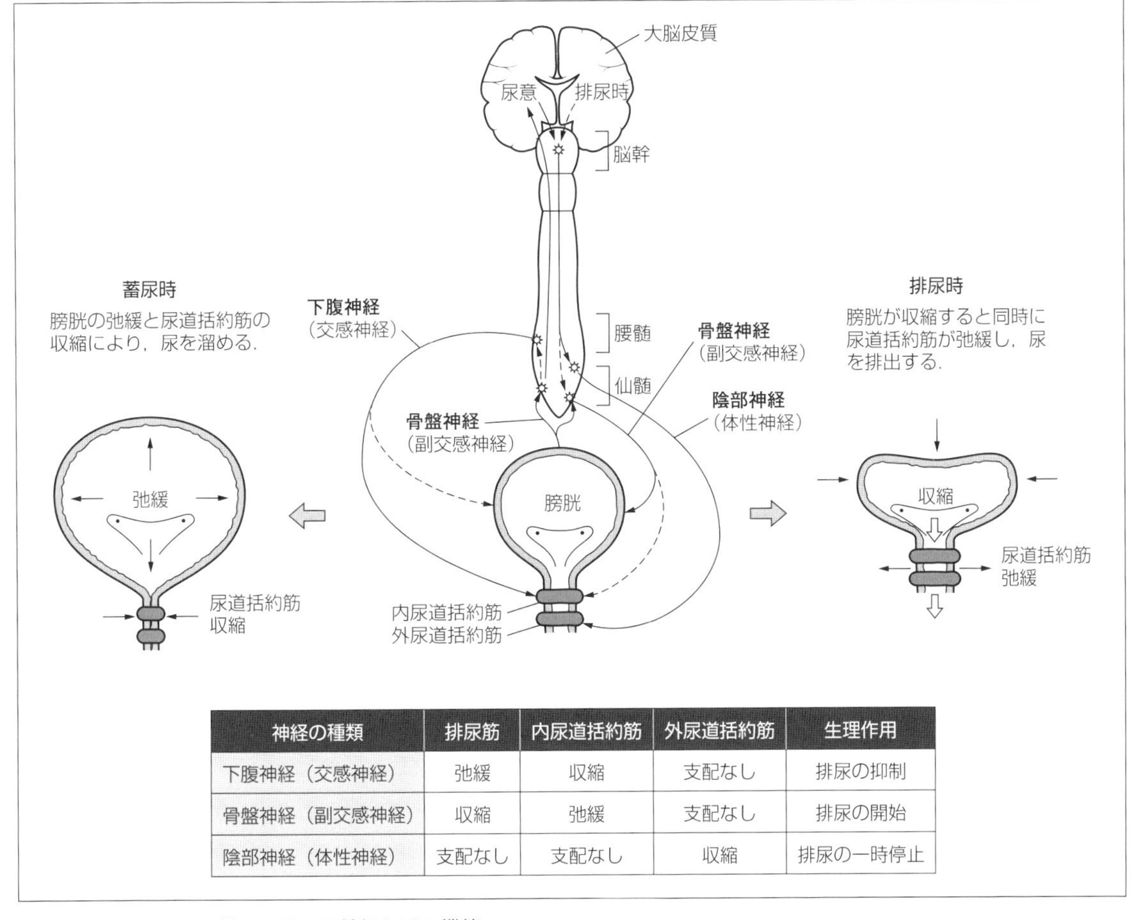

神経の種類	排尿筋	内尿道括約筋	外尿道括約筋	生理作用
下腹神経（交感神経）	弛緩	収縮	支配なし	排尿の抑制
骨盤神経（副交感神経）	収縮	弛緩	支配なし	排尿の開始
陰部神経（体性神経）	支配なし	支配なし	収縮	排尿の一時停止

図１　排尿のしくみと排尿に関わる神経とその機能

臨床症状

❶ 過活動膀胱

神経因性の障害もしくは非神経因性（尿路の閉塞，加齢，骨盤底の脆弱）で起こり，膀胱が過剰に収縮して蓄尿できない病態で，膀胱の大きさに関係なく尿意を発生しやすい．症状は，尿意切迫感[注1]，切迫性尿失禁[注2]であり，頻尿をともなうことが多い．

注１：急に排尿したくなり，我慢できない．

注２：尿意切迫感後，失禁してしまうこと．

❷ 低活動膀胱

糖尿病性末梢神経障害，骨盤内手術による末梢神経損傷などが原因で，排尿時の膀胱収縮が低下し，排尿障害を起こす．

診断

❶ 過活動膀胱

自覚症状の問診，過活動膀胱症状スコア（OABSS），腹部超音波，膀胱内圧検査で診断する．OABSS は，過活動膀胱の診断，重症度評価，治療効果判定に用い，尿意切迫感スコア（質問 3）が 2 点以上，かつ，合計スコアが 3 点以上で診断される（表 1）．

表 1 過活動膀胱症状スコア（OABSS）

質問	症状	頻度	点数
1	朝起きたときから夜寝るときまで，何回排尿したか	7 回以下 8 ～ 14 回 15 回以上	0 1 2
2	夜寝てから朝起きるまでに，何回排尿したか	0 回 1 回 2 回 3 回以上	0 1 2 3
3	急に排尿がしたくなり，我慢できないことがあったか	なし 週に 1 回未満 週に 1 回以上 1 日 1 回位 1 日 2 ～ 4 回 1 日 5 回以上	0 1 2 3 4 5
4	急に排尿したくなり，我慢できずに尿を漏らすことがあったか	なし 週に 1 回未満 週に 1 回以上 1 日 1 回位 1 日 2 ～ 4 回 1 日 5 回以上	0 1 2 3 4 5

〈出典：日本排尿機能学会 過活動膀胱診療ガイドライン作成委員会 編，過活動膀胱診療ガイドライン（第 2 版），p.105，リッチヒルメディカル，2015〉

❷ 低活動膀胱

明確な診断基準がないため，自覚症状と残尿測定，尿流測定などにより診断する．

治療

❶ 過活動膀胱

過活動膀胱の治療は，行動療法と薬物療法がある．行動療法には，生活指導，排泄介助，膀胱訓練（膀胱や骨盤底筋を鍛える）がある．

❷ 低活動膀胱

低活動膀胱の治療は，行動療法，薬物療法，間欠自己導尿[注3]などがあるが，治療法は確立していない．

注 3：低活動膀胱は，多量の残尿や尿閉により膀胱が過伸展の状態になり，排尿筋の収縮力がさらに障害されることが多い．そのため，間欠自己導尿により，排尿筋の収縮を回復させる．

治療薬

❶ 過活動膀胱

(1) 抗コリン薬

オキシブチニン，プロピベリン，ソリフェナシンなどの抗コリン薬は，膀胱平滑筋に存在するムスカリン受容体を遮断し，膀胱収縮を抑制する．副作用として口渇，便秘，認知機能低下などがあり，閉塞隅角緑内障には禁忌である．

(2) 選択的アドレナリン β_3 受容体作動薬

ミラベグロンは，膀胱平滑筋の β_3 受容体を刺激することで膀胱の弛緩を促進し，膀胱の蓄尿能を増大させる．

❷ 低活動膀胱

(1) α_1 受容体遮断薬

膀胱頚部や尿道の平滑筋は，交感神経の興奮により α_1 受容体を介して収縮する．プラゾシン，タムスロシン，ナフトピジルなどのα_1受容体遮断薬は，膀胱頚部，尿道の平滑筋の抵抗を軽減し，排尿障害を軽減する．

(2) コリン作動薬

ジスチグミン，ベタネコールなどは，コリンエステラーゼ阻害によりアセチルコリン作用を増強させ，膀胱平滑筋を収縮させることで排尿障害を改善する．

薬物療法

❶ 過活動膀胱

抗コリン薬，選択的β_3受容体作動薬などが用いられる．高齢者では，抗コリン薬による口腔内乾燥，便秘，霧視，残尿などの副作用が発現しやすい．オキシブチニン貼付剤は急激な血中濃度の上昇がないため，副作用が少ない．β_3受容体遮断薬のミラベグロンは，抗コリン薬と同等な効果が期待できるが，高血圧，QT延長や心室性不整脈の副作用があるため，心血管疾患の既往がある場合には，注意が必要である．患者の背景に合わせて，薬剤を選択する．

処方例

67歳女性，過活動膀胱
ソリフェナシン錠5 mg　1錠（1日1錠）　1日1回　朝食後

商品名
ソリフェナシン：ベシケア

処方解説◆評価のポイント

■処方目的
過活動膀胱による尿意切迫感，頻尿，切迫性尿失禁の改善

■主な禁忌症
尿閉，閉塞隅角緑内障，幽門･十二指腸･腸管閉塞，麻痺性イレウス，胃･腸アトニー，重症筋無力症，重篤な心疾患，重度肝障害

■効果のモニタリングポイント
尿意切迫感，頻尿，切迫性尿失禁の改善

■副作用のモニタリングポイント
口腔内乾燥，便秘，霧視，残尿など

❷ 低活動膀胱

α_1受容体遮断薬やコリン作動薬が用いられる．

服薬指導

- 目標は症状改善である．
- 抗コリン薬には，口腔内乾燥，便秘，霧視，残尿などの副作用がある．
- 抗コリン薬やα_1受容体遮断薬を服用中は，眼の調節障害やめまい，ふらつきが起こることがあるため，自動車の運転など危険を伴う機械の操作はしない．

生殖器疾患編

Chapter 1

前立腺肥大症

学習のポイント

主な臨床症状

前立腺肥大による排尿障害

1 尿道の閉塞による症状：排尿開始の遅れ，排尿時間の延長，尿線の勢い低下，尿線の途絶，残尿感や尿閉

2 刺激症状：頻尿，尿意切迫感，失禁

主な診断指標

1 尿流量測定，血清クレアチニン値

2 腫瘍マーカーである血清 PSA（前立腺特異抗原）値

主な治療薬

1 α_1 受容体遮断薬〈プラゾシン，タムスロシン，ナフトピジルなど〉

2 抗アンドロゲン薬〈クロルマジノン，アリルエストレノール〉

3 5α-還元酵素阻害薬〈デュタステリド〉

4 植物エキス製剤〈エビプロスタット®など〉

5 漢方薬〈八味地黄丸など〉

概要

前立腺肥大症（benign prostatic hyperplasia）は，前立腺の過形成による良性の下部尿路機能障害を呈する疾患である．前立腺肥大症の発症には，①前立腺の腫大，②下部尿路の閉塞，③下部尿路症状の 3 つが関与している．

前立腺は男性のみに存在し，膀胱の出口近くの尿道を取り囲むような組織で，尿道周囲の内腺（中心領域，移行領域）と，その外側にある外腺（辺縁領域）からなる．前立腺肥大症では，前立腺の内腺が肥大して尿道を圧迫し，閉塞する．

危険因子には，加齢と男性ホルモン（アンドロゲン）[注1]が挙げられる．活性の高い男性ホルモンのジヒドロテストステロンが，アンドロゲン受容体に結合し，線維芽細胞増殖因子（FGF）などの成長因子を活性化し，前立腺内腺細胞の増殖により，前立腺が肥大すると考えられている．

Word PSA
prostate specific antigen

注 1：男性ホルモン（アンドロゲン）のうち，95%が精巣由来のテストステロンであり，約 5%の副腎で産生されたアンドロゲンのデヒドロエピアンドロステロンが前立腺内でテストステロンに変換される．これらのテストステロンが前立腺内で 5α-還元酵素によって活性化され，DHT（ジヒドロテストステロン）に変換され，アンドロゲン受容体と結合することで前立腺に作用する．

Word FGF
fibroblast growth factors

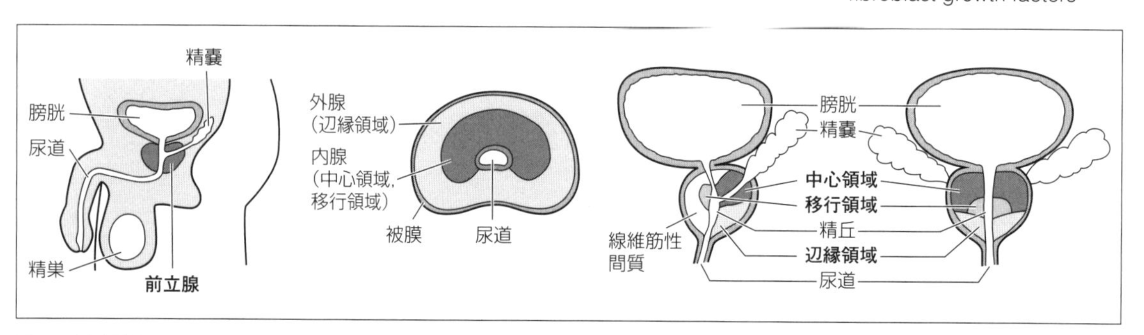

図 1　前立腺とその周辺臓器

● 疫学 ●

2014年に患者数が51万人に達している．前立腺肥大症は年齢と密接な関係があり，60歳を過ぎると半数以上，85歳以上では90％以上といわれており，高齢の男性はほぼ全員が発症する．

臨床症状

前立腺肥大症による排尿障害は，①尿道の閉塞による症状と，②刺激症状からなる．

1 尿道の閉塞

肥大した前立腺が尿道を圧迫し，それにともなう前立腺の炎症や浮腫が起こるためである．排尿開始の遅れ，排尿時間の延長，尿線の勢い低下，尿線の途絶，残尿[注2]感や尿閉の症状が発現する．

注2：尿道の圧迫が強まるため尿が出にくくなり，排尿しても膀胱内に尿が残る状態を残尿という．

2 刺激症状

尿道閉塞で排尿しきれなかった尿による刺激で，膀胱の排尿筋の肥大，易収縮性となる．頻尿，尿意切迫感，失禁などの症状が発現する．

3 病期における症状

排尿障害の程度により，第Ⅰ期から第Ⅳ期に分類する（表1）．第Ⅰ期は，前立腺の肥大が軽度の状態だが，肥大した前立腺が膀胱や尿道を圧迫するため，尿意圧迫感や頻尿が見られる．第Ⅱ～Ⅲ期は，前立腺肥大が進行し，尿道への圧迫が強まるため，残尿感や下腹部不快感を訴える．残尿により膀胱炎などの尿路感染症も起こしやすい．第Ⅳ期は，前立腺肥大がさらに進み，より尿が出にくい状態で尿閉を起こすことがある．排尿コントロールができずに尿失禁が見られたり，水腎症や腎不全を起こすこともある．

表1　病期分類と症状

	第Ⅰ期（膀胱刺激期）	第Ⅱ～Ⅲ期（残尿期）	第Ⅳ期（尿閉期）
排尿障害	軽度	高度	高度～完全尿閉
残尿・頻尿など	・残尿なし ・夜間頻尿[注3]あり	・残尿あり ・頻尿あり	・残尿あり ・尿閉や尿失禁あり
その他	・排尿後における不快感はなし	・尿路感染などを起こす場合がある	・腎機能の低下がみられる ・完全尿閉になった場合，腎機能障害やそれによる尿毒症になる

注3：夜間就寝中の尿回数が増大した状態を夜間頻尿という．

診断

既往歴，直腸診（前立腺の触診），尿流量測定，血清クレアチニン値，血清PSA[注4]（前立腺特異抗原）値，PAP（前立腺酸性ホスファターゼ）値によって診断する．また，前立腺に関係する尿の勢い，排尿回数，残尿感などの症状

注4：PSAは前立腺癌の腫瘍マーカーであり，前立腺癌だけでなく，前立腺炎，前立腺肥大症などでも上昇する．

Word ▶ PAP
prostatic acid phosphatase

を点数化し，重症度を確認するIPSS（国際前立腺症状スコア）も診断時に活用される（表2）.

表2　国際前立腺症状スコア（IPSS）

	まったくなし	5回に1回の割合未満	2回に1回の割合未満	2回に1回の割合	2回に1回の割合以上	ほとんど常に
1. 最近1か月間，排尿後に尿がまだ残っている感じがありましたか.	0	1	2	3	4	5
2. 最近1か月間，排尿後2時間以内にもう1度行かねばならないことがありましたか.	0	1	2	3	4	5
3. 最近1か月間，排尿途中に尿が途切れることがありましたか.	0	1	2	3	4	5
4. 最近1か月間，排尿を我慢するのがつらいことがありましたか.	0	1	2	3	4	5
5. 最近1か月間，尿の勢いが弱いことがありましたか.	0	1	2	3	4	5
6. 最近1か月間，排尿開始時にいきむ必要がありましたか.	0	1	2	3	4	5
7. 最近1か月間，床に就いてから朝起きるまでに普通何回排尿に起きましたか.	0回	1回	2回	3回	4回	5回以上
	0	1	2	3	4	5
※0～7点：軽度，8～19点：中等度，20～35点：重度			1から7の合計点			点

〈出典：Schick E, Jolivet-Tremblay M, Dupont C, Bertrand PE, Tessier J. Frequency-volume chart：the minimum number of days required to obtain reliable results. Neurourol Urodyn 2003；22：92-96.〉

治療

前立腺肥大症の治療の目標は，尿道閉塞により生じる排尿障害の改善である．治療法は，無治療経過観察，薬物療法，外科的治療や，保存的治療，尿道留置カテーテルなどがある．

Word ▶ IPSS
international prostate symptom score

❶ 無治療経過観察

まず，水分を摂り過ぎない，コーヒーやアルコールを過剰に摂取しない，刺激性食物の摂取を制限する，適度な運動を行うなどの生活指導のみを行う．実際に生活指導のみで排尿状態が改善する症例が約1/4に見られる．

❷ 外科的治療（手術）

薬物療法の効果がない患者や重症患者には外科的治療が適応される．

(1) 前立腺被膜下摘除術

前立腺が極度に肥大した患者に施行される．下腹部を切開し，肥大した前立腺を切除する．

(2) 経尿道的前立腺切除術

経尿道的前立腺切除術（TUR-P）は，内視鏡を用いて肥大した前立腺を尿道から切除する．

Word ▶ TUR-P
transurethral resection of the prostate

❸ 低侵襲療法

(1) 尿道ステント

狭くなった尿道にステント[注5]を挿入し，尿の通りをよくする．

注5：ステントとは，金属製の器具のこと．

(2) レーザー治療

内視鏡で肥大した前立腺をレーザーで尿道から切除する．

(3) 温熱療法

尿道や直腸にカテーテルを挿入し，前立腺にマイクロ波をあてて温める．

治療薬

❶ α_1 受容体遮断薬

尿道括約筋，前立腺平滑筋には α_1，α_2 受容体が多く存在し，α_1 受容体を刺激することで前立腺平滑筋や尿道括約筋が収縮し，排尿障害が起きる．**α_1 受容体遮断薬**であるプラゾシン，タムスロシン，ナフトピジルなどは，α_1 受容体を遮断することで膀胱頚部や前立腺平滑筋を弛緩させて尿道抵抗を低下させ，排尿障害を改善する．

交感神経 α_1 受容体には α_{1A}，α_{1B}，α_{1D} のサブタイプがある．α_{1A} 受容体は前立腺，α_{1B} 受容体は血管平滑筋，α_{1D} 受容体は膀胱に多く存在している．α_{1A} 受容体に特異性のあるものに，タムスロシン，シロドシンがある．また，α_{1D} 受容体に特異性のあるものにナフトピジルが挙げられる．プラゾシンは，α_{1A}，α_{1B}，α_{1D} 受容体をともに遮断する．α_1 受容体遮断薬は，起立性低血圧，めまいなどの副作用を起こすことがある．

Word ▶ DHT
ジヒドロテストステロン
dihydrotestosterone

❷ 抗アンドロゲン薬

クロルマジノン，アリルエストレノールは，男性ホルモンの作用を阻害し，前立腺内腺の増殖を抑制し，閉塞を軽減する．前立腺細胞に作用し，血中テストステロンの取り込みを選択的に阻害し，また，テストステロン活性体（DHT）と受容体の結合を阻害する．勃起障害や肝機能障害の副作用がある．

❸ 5α-還元酵素阻害薬

デュタステリドは，テストステロンから5α-還元酵素により産生されるジヒドロテストステロンの産生を抑制し，前立腺を縮小させる．5α-還元酵素には1型と2型があるが，デュタステリドは両者を阻害する（図2）．投与6か月後に血清PSA値を50％低下させる効果がある．主な副作用と

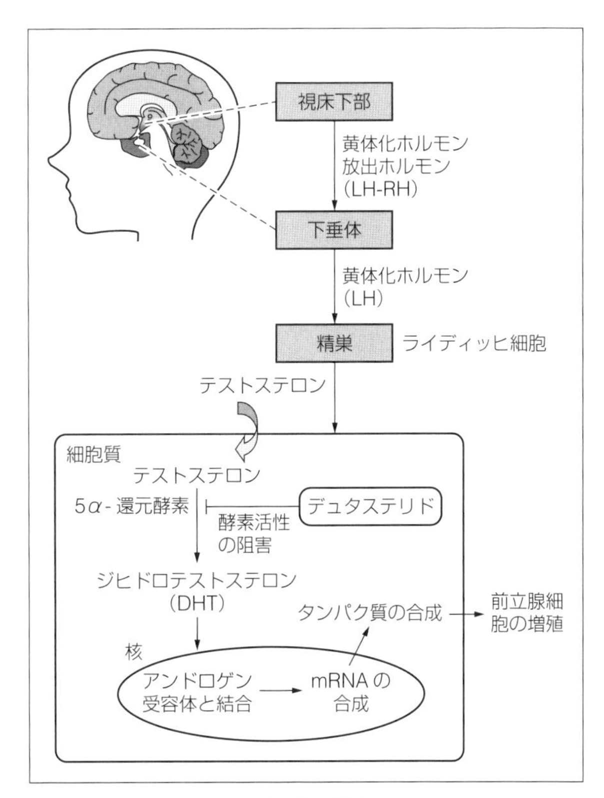

図2　5α-還元酵素阻害薬の作用機序

して，勃起不全，性欲減退，乳房障害（女性化乳房，乳頭痛，乳房痛，乳房不快感）などがある．

4 植物エキス製剤

エビプロスタット®（オオウメガサソウエキス／ハコヤナギエキス／セイヨウオキナグサエキス／スギナエキス／精製小麦胚芽油），セルニチンポーレンエキスなどの植物エキス製剤は，抗炎症，抗浮腫作用，膀胱排尿筋収縮作用で排尿を促進する．

5 漢方薬

八味地黄丸，牛車腎気丸，猪苓湯などの漢方薬は抗炎症作用があり，残尿感や夜間頻尿を改善する．

薬物療法

軽症（第Ⅰ期，第Ⅱ期）の患者には薬物療法が適応され，α_1受容体遮断薬と抗アンドロゲン薬，植物エキス製剤などが使用される（**表3**）．α_1受容体遮断薬は，尿道抵抗を低下させる作用を有するが，肥大した前立腺を縮小させる作用はない．また，効果は比較的速効性があり，安全性と有効性の面から第一選択薬である．抗アンドロゲン薬は，肥大した前立腺を縮小させる作用がある．一般に前立腺の肥大が大きい場合には，抗アンドロゲン薬や5α-還元酵素阻害薬との併用を検討する．

表3　保険適用のある前立腺肥大症の治療薬

分類	治療薬	推奨グレード
α_1受容体遮断薬	タムスロシン	A
	ナフトピジル	A
	シロドシン	A
	テラゾシン	A
	ウラピジル	A
	プラゾシン	C1
5α-還元酵素阻害薬	デュタステリド	A
抗アンドロゲン薬	クロルマジノン	C1
	アリルエストレノール	C1
その他	エビプロスタット®	C1
	セルニチンポーレンエキス	C1
	パラプロスト®	C1
	漢方薬（八味地黄丸，牛車腎気丸）	C1

〈推奨グレード〉
A：行うよう強く勧められる　C1：行ってもよい
〈出典：日本泌尿器科学会 編，前立腺肥大症診療ガイドライン，p.48，リッチヒルメディカル，2017より改変〉

処方例

77 歳男性，前立腺肥大症
タムスロシン塩酸塩 D 錠　0.2 mg　1 錠（1 日 1 錠）　1 日 1 回　朝食後

商品名
タムスロシン：ハルナール

処方解説◆評価のポイント

■処方目的
前立腺肥大症にともなう排尿障害改善
■主な禁忌症
本剤に過敏症の既往のある患者
■効果のモニタリングポイント
排尿障害（排尿開始の遅れ，排尿時間の延長，尿線の勢い低下，尿線の途絶，残尿感や尿閉，頻尿，尿意切迫感）の改善
■副作用のモニタリングポイント
起立性低血圧にともなうめまい，意識消失，胃部不快感など

服薬指導

❶ α_1 受容体遮断薬

- 降圧作用に基づくめまいが発現することがあるので，特に投与初期は，自動車の運転や高所作業などに従事するときには注意する．
- タムスロシン D 錠は口腔内で崩壊するため，水なしで服用することができる．舌の上にのせて湿らせ，舌でつぶして唾液や水で飲み込む．

❷ 抗アンドロゲン薬

- 効果発現まで時間を要するので，自分の判断で服用を中止しない．
- 性機能低下の副作用がある．

❸ 5α-還元酵素阻害薬

- 肝機能障害や黄たんが現れることがあるので，何か異常が見られたら医師に連絡する．
- ソフトカプセルで高温多湿で軟らかくなるため，服用する直前まで包装から取り出さない．

Chapter 2

子宮内膜症

学習のポイント

主な臨床症状

月経困難症を中心とした下腹部痛，過多月経，腰痛，排便痛が生じ，月経時の消化器症状（嘔気，嘔吐，下痢）や性交痛が出現することがある．

主な臨床検査値

CA125 や CA19-9 などの腫瘍マーカーの軽度上昇

主な治療薬

1 GnRH 誘導体（GnRH アゴニスト）〈ブセレリン，ナファレリンなど〉
2 黄体ホルモン製剤〈ジエノゲスト〉
3 テストステロン誘導体〈ダナゾール〉
4 LEP 配合薬〈低用量エストロゲン・プロゲスチン配合薬（低用量ピル）〉

概要

子宮内膜症（endometriosis）とは，子宮内膜を覆っている組織が，卵管を逆向性に経由して子宮以外の骨盤内に移植し，エストロゲンにより増殖する疾患である．病理学的には良性疾患である．子宮内膜組織が子宮筋層で増殖するものを，子宮腺筋症（adenomyosis uteri）という．

性ホルモンの消長で増殖，退縮を繰り返す内膜組織が，月経周期に合わせて異所性に増殖されるとマクロファージが活性化され，種々のサイトカインを産生し，子宮内膜症を発症するとされている．月経周期に合わせて出血を繰り返し，その過程で炎症性癒着を引き起こすことが原因である．

Word GnRH
ゴナドトロピン放出ホルモン
gonadotropin releasing hormone

Word LEP
低用量ピル
low dose estrogen progestin

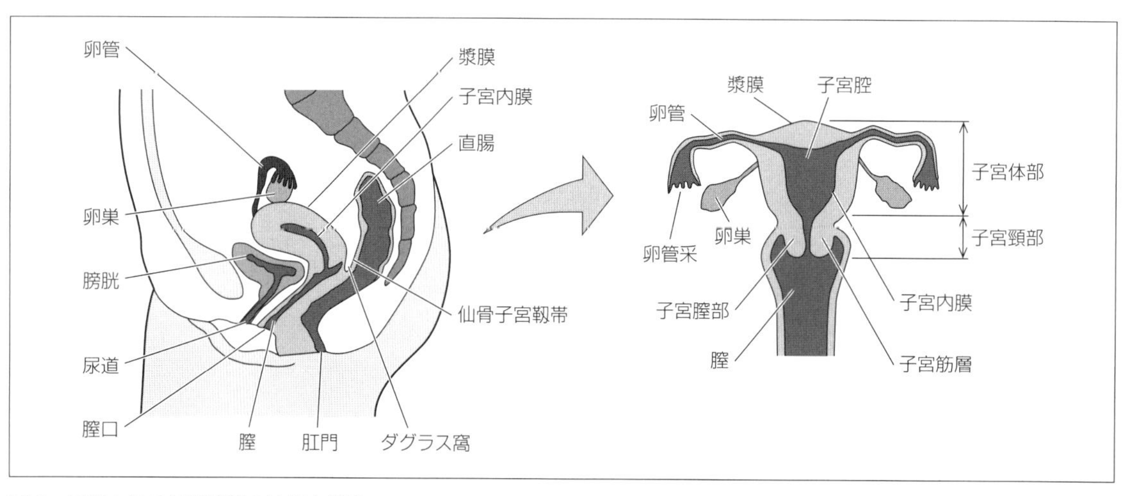

図 1　子宮とその周辺臓器の位置と構造

好発部位は，卵巣，子宮漿膜，骨盤リンパ節，ダグラス窩，卵管である．腹膜で生じれば褐色の点状病変（ブルーベリースポット），卵巣に生じた場合は**チョコレート嚢胞**となり，月経時に出血を繰返し，血液が貯留し，進行すると周囲に癒着する．

● 疫学 ●

30代前半が最も患者数が多い．近年，女性の晩婚化と出産年齢の高齢化，妊娠・分娩回数の減少にともなう月経回数の増加などにより，頻度は増大している．

臨床症状

主な症状は，月経困難症を中心とした下腹部痛である．また，過多月経，腰痛，排便痛が生じ，月経時の消化器症状（嘔気，嘔吐，下痢）や性交痛が出現することがある．不妊の原因の１つである．

診断

問診による症状の確認，内診所見，経腟超音波検査による子宮筋層の肥厚や卵巣嚢胞の確認，CA125[注1]やCA19-9などの腫瘍マーカーの軽度上昇で診断する．確定診断のためには骨盤内の腹腔鏡検査が必要である．

注1：CA125は，糖鎖抗原125ヒト培養卵巣癌細胞に対して作成された単クローン抗体OC-125によって検出される抗原．卵巣癌や肺癌で高値を示すが，子宮内膜症でも高値となる．

治療

子宮内膜症の治療は，疼痛対策と不妊に対する治療が主である．疼痛に対しては薬物治療を行い，治療効果が不十分であれば，手術も考慮するのが標準である．内膜性不妊症の治療は，腹腔鏡下手術が積極的に行われる．

❶ 薬物治療

対症療法としては，疼痛を改善するためにNSAIDsが投与される．治療の主体はホルモン療法で，発症や病状の進行がエストロゲンに関与しているため，エストロゲンを抑制するさまざまなホルモン剤が投与される．

Word NSAIDs
非ステロイド性抗炎症薬
non-steroidal anti-inflammatory drugs

❷ 外科的治療（手術）

重症で疼痛が強く，妊娠を希望しない場合には，子宮全摘術ならびに両側附属器摘出術を行う．不妊で妊娠を希望する場合には，腹腔鏡による病巣切除や腹腔内洗浄，癒着防止を行う．

治療薬

❶ GnRH 誘導体[注2]

GnRH 誘導体として，リュープロレリン（4 週間持続の徐放性製剤，皮下注），ブセレリン（点鼻薬），ナファレリン（点鼻薬）がある．

GnRH 誘導体は，脳下垂体にある GnRH 受容体を持続的に刺激することで，ゴナドトロピン（LH，FSH）の分泌が抑制され，子宮内膜の増殖が抑制される（図 2）．

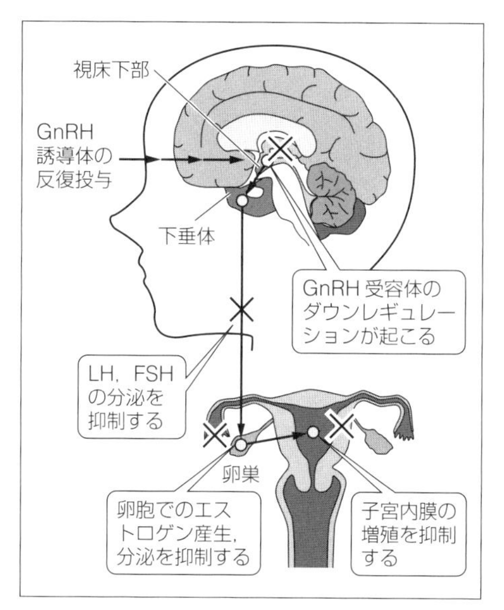

図 2　GnRH 誘導体の作用機序

投与初期には，一過性の GnRH 受容体刺激によるゴナドトロピン分泌増加とそれにともなうエストロゲンの分泌亢進があり，フレア・アップ現象[注3]，月経様出血，点状出血が見られる．また，エストロゲンレベルが閉経状態のように低下するため，更年期障害と同様の自律神経失調症やうつ状態，脱毛，アナフィラキシー症状，骨塩量の低下が出現する．

注 2：GnRH 誘導体は，GnRH アゴニストとも呼ばれる．また，ゴナドトロピンは，性腺刺激ホルモンとも呼ばれる．

Word LH
黄体形成ホルモン
luteinizing hormone

Word FSH
卵胞刺激ホルモン
follicle stimulating hormone

注 3：症状が一時的に，あるいは急激に悪化する現象である．

❷ ジエノゲスト

プロゲステロン受容体に対する選択的なアゴニスト作用を示し，内膜症組織への直接的な阻害作用を有する．他の治療薬に比べ，骨量減少などの副作用が比較的少ない．

❸ テストステロン誘導体

ダナゾールは，脳下垂体からのゴナドトロピン分泌抑制，卵巣でのエストロゲン分泌抑制，子宮内膜組織でアンドロゲン受容体に結合し，増殖を直接抑制する．4 か月内服を 1 クール行い，追加治療を 2 ～ 10 か月行うことができる．副作用として，血栓症，脳血栓，肝障害などがある．

❹ LEP 配合薬

低用量エストロゲン・プロゲスチン配合薬（低用量ピル）は，エストロゲンとプロゲステロンの血中濃度を高め，ネガティブフィードバックを起こし，ゴナドトロピンの分泌を抑制することで，子宮内膜組織の増殖を抑制する．

表1　子宮内膜症の治療薬

分類	医薬品	副作用
GnRH 誘導体	ブセレリン，ナファレリン，リュープロレリン，ゴセレリン	アナフィラキシー様症状，ショック，不正出血，心筋梗塞，肝障害，糖尿病，ほてり，肩こり，脱毛，うつ状態
黄体ホルモン製剤	ジェノゲスト	不正出血，貧血
テストステロン誘導体	ダナゾール	血栓症，心筋梗塞，間質性肺炎，肝障害，劇症肝炎など
LEP 配合薬	ノエルエチステロン，メストラノールなど	アナフィラキシー様症状，不正出血，血栓症など

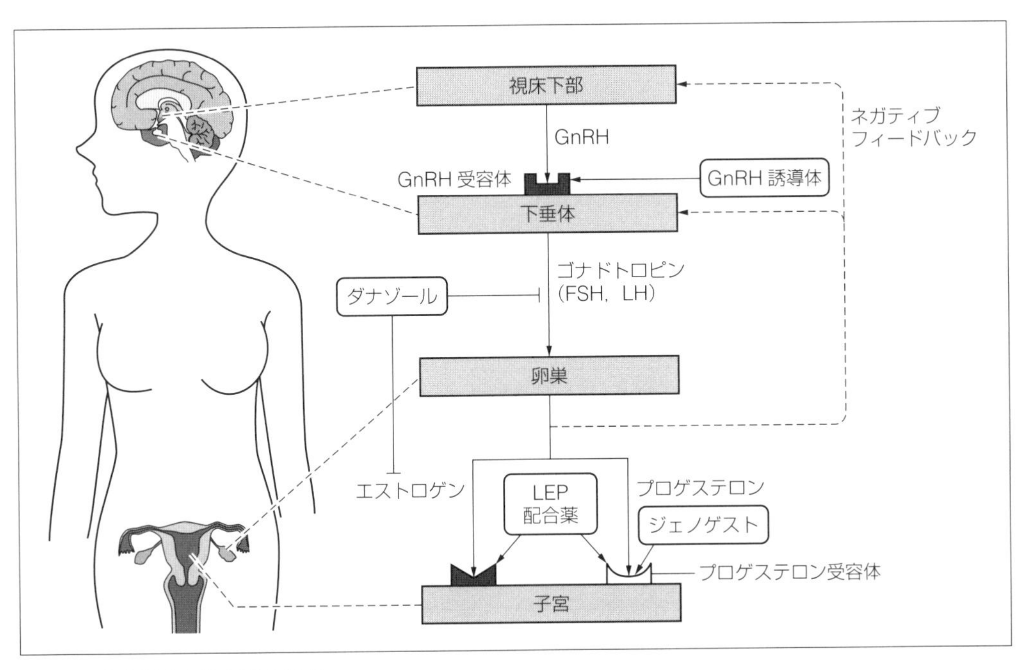

図3　子宮内膜症と治療薬の機序

薬物療法

エストロゲンに依存する子宮内膜様組織の増殖を抑制し，疼痛ならびに不妊を改善するために薬物治療を行う．対症的な疼痛治療としてはNSAIDsが使われるが，ホルモン治療で6か月間排卵を抑制することで，疼痛を軽減させる．

処方例

28歳女性，子宮内膜症
疼痛が強いときには②③も併用処方する．
①ダナゾール錠 100 mg　1回1錠（1日2錠）1日2回　朝夕食後
②ロキソプロフェンナトリウム錠 60 mg　1回1錠（1日3錠）1日3回　朝昼夕食後
③レバミピド錠 100 mg　1回1錠（1日3錠）1日3回　朝昼夕食後

商品名
ダナゾール：ボンゾール
ロキソプロフェン：ロキソニン
レバミピド：ムコスタ

処方解説◆評価のポイント

■処方目的

処方薬①：子宮内膜症の治療（偽閉経療法）

処方薬②：疼痛軽減

処方薬③：NSAIDsの副作用である胃腸障害の予防

■主な禁忌症

処方薬①：血栓症の既往歴，アンチトロンビンⅢ，プロテインC，プロテインSなどの凝固制御因子の欠損または減少，重篤な肝障害や肝疾患，重篤な心疾患や腎疾患，ポルフィリン症，アンドロゲン依存性腫瘍，診断のつかない異常性器出血，妊婦または妊娠している可能性のある婦人，授乳婦

処方薬②：消化性潰瘍，重篤な血液の異常，重篤な肝障害，重篤な腎障害，重篤な心機能不全，本剤の成分への過敏症の既往歴，アスピリン喘息（NSAIDsなどによる喘息発作の誘発）またはその既往歴，妊娠末期の婦人

■効果のモニタリングポイント

処方薬①：月経困難症を中心とした下腹部痛や過多月経，腰痛，排便痛の改善

処方薬②：疼痛の軽減あるいは消失

処方薬③：胃痛，消化管出血の予防

■副作用のモニタリングポイント

処方薬①：血栓症，肝機能障害，体重増加，男性化現象など

処方薬②：消化器症状，腎機能，浮腫など

服薬指導

❶ ホルモン療法

- 脳下垂体からの卵胞刺激ホルモンや黄体ホルモンの分泌を抑え，卵巣からの女性ホルモンの分泌を抑えるため，偽閉経状態となり，頭痛，肩こり，ホットフラッシュ，寝汗，イライラ感，うつ気分など，更年期障害と同様の症状が現れる．少量の女性ホルモン剤を服用することで改善することも多いため，気になる場合は，医師・薬剤師に相談すること．
- 肝機能の低下や体重の増加，茶色の色素沈着が起こることもある．
- 骨粗しょう症になる可能性が高くなることがある．
- 投与開始は月経周期１～２日目から行う．
- 投与開始１か月間は，フレア・アップが起こり，症状が一時悪化することがある．
- 点鼻薬の場合は，投与前に鼻をかんでから使用する．

子宮筋腫

学習のポイント

主な臨床症状

過多月経，月経困難症，不妊が3主徴．

主な診断指標

内診，超音波検査（経腹・経腟），MRI，子宮鏡など

主な治療薬

GnRH 誘導体〈ブセレリン，ナファレリンなど〉

概要

子宮筋層を構成する平滑筋に発生する良性腫瘍で，発生や増大にエストロゲンが関与し，30～40歳代の女性に好発する疾患である．エストロゲン依存性のため，閉経後には筋腫は縮小していく．

子宮筋腫（uterine fibroids）は，発生する部位によって粘膜下筋腫，筋層内筋腫，漿膜下筋腫の3つに分類される．粘膜下筋腫は，子宮内膜直下に発生し，最も症状が重篤になる．筋層内筋腫は最も発症頻度が高く，子宮筋層内で発生する．漿膜下筋腫は子宮漿膜直下に発生し，茎捻転を起こすと急性腹症を発症することもある（表1）．約20％で子宮内膜症を合併している．

Word MRI
核磁気共鳴画像法
magnetic resonance imaging

Word GnRH
ゴナドトロピン放出ホルモン
gonadotropin releasing hormone

表1　子宮筋腫の分類と特徴

分類	頻度	定義	特徴
粘膜下筋腫	5～10%	筋腫が子宮内膜直下に発生し，子宮腔内にむけて発育する	最も症状が重篤になる
筋層内筋腫	約70%	筋腫が子宮筋層内に発生，発育する	最も頻度が高く，多発しやすい
漿膜下筋腫	10～20%	筋腫が子宮漿膜の直下に発生，発育する	無症状のことが多いが，茎捻転を起こすと急性腹症を起こす

● 疫学 ●

婦人科疾患のなかで最も多く，生殖年齢の女性のうち，20～30％に見られる．約95％は子宮体部に発生し，60～70％で多発する．約70％は，筋層内筋腫である．

臨床症状

過多月経，月経困難症，不妊が3主徴であるが，無症状で経過することもある．筋層内筋腫や漿膜下筋腫が巨大化すると周辺臓器を圧迫して，頻尿や排尿障害，腰仙骨神経叢の圧迫による腰痛，直腸の圧迫にともなう便秘などが起こる．また，過多月経にともなう鉄欠乏性貧血が見られることもある．

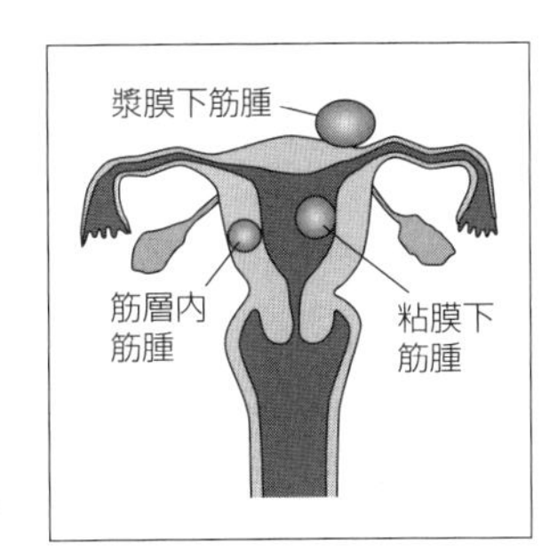

図1　発症部位

診断

内診で，子宮の形状が不整で，硬く腫大していることが認められ，経腹・経腟の超音波検査，MRI，子宮鏡などで，骨盤内に充実性の腫瘤が認められる

とき，子宮筋腫と診断する．

治療

腫瘤の大きさ，過多月経による高度な貧血の有無や圧迫症状，挙児希望の有無で経過観察，手術療法，薬物治療を選択する．

❶ 経過観察

明らかに良性で症状がない場合は，3～6か月ごとに検診を行う．

❷ 手術療法

症状が重く，挙児希望の患者に対しては，子宮を温存し，開腹，経腟的に筋腫のみを摘出する筋腫核出術を行う．腹腔鏡や子宮鏡下で行う内視鏡下手術も行われる．悪性の疑いがあったり，腫瘤が大きい場合，子宮全摘術の根治療法を行う．

治療薬

GnRH 誘導体[注1]は，Chapter 2 子宮内膜症の治療薬の項（p.66）参照．

注 1：GnRH 誘導体は，GnRH アゴニストとも呼ばれる．また，ゴナドトロピンは，性腺刺激ホルモンとも呼ばれる．

薬物療法

子宮筋腫はエストロゲン依存性の疾患であるため，薬物療法は GnRH 誘導体による偽閉経療法を行い，筋腫を縮小させる．腫瘤径が 8 cm 以下で月経過多や圧迫症状が強い場合には，薬物治療を開始する．

処方例

32 歳女性，子宮筋腫
リュープロレリン注　1 回 1.88 mg　4 週間に 1 回　皮下注

商品名
リュープロレリン：リュープリン

処方解説◆評価のポイント

■処方目的
子宮筋腫の縮小
■主な禁忌症
LH-RH 誘導体過敏症，妊婦・授乳婦，診断のつかない異常性器出血
■効果のモニタリングポイント
筋腫の縮小
■副作用のモニタリングポイント
肝機能，うつ状態，悪心嘔吐，骨量低下など

服薬指導

GnRH 誘導体は，Chapter 2 子宮内膜症の服薬指導の項（p.63）を参照．

4.1 流　産

学習のポイント

主な臨床症状

子宮口の拡大，子宮出血の増大

主な治療薬

子宮収縮抑制薬〈リトドリン，イソクスプリン〉

概要

流産（miscarriage）とは，**妊娠22週未満の妊娠中絶**のことである．妊娠12週未満を早期流産，妊娠12週以降22週未満の流産を後期流産と分類する（表1）．

表1　流産の分類とその原因

分類	流産の時期	原因
早期流産	妊娠12週未満	胎児の異常（染色体異常など）
後期流産	妊娠12週以降22週未満	母体の異常（子宮奇形，子宮発育不全，子宮筋腫）

● 疫学 ●

臨床的に診断された妊娠の約15%は，流産となる．

臨床症状

① 切迫流産

初期妊娠時の子宮出血を主徴とした症状である．

② 進行流産

胎芽，胎児，その付属物は排出されていないが，子宮口の拡大，子宮出血が増大する症状がみられる．

③ 完全流産

胎芽，胎児，その付属物が完全に排出された状態が認められる．

④ 不全流産

流産の際に，胎芽あるいは胎児，その付属物が子宮内から完全に排出されずに，一部が子宮に残存している状態．子宮は十分に収縮せず，子宮口も閉鎖しないで出血が持続する．

5 稽留流産

胎芽あるいは胎児が子宮内で死亡後，出血などの症状がなく，子宮に停滞している状態が認められる．

診断

早期流産の最大の原因は胎児の染色体異常であるため，絨毛の染色体検査を行うことがある．

治療

切迫流産に対しては，安静あるいは薬物療法で妊娠の継続を図る．その他の流産に関しては，待機的管理，外科的治療（子宮内容除去術）を行う．

治療薬

1 リトドリン

β_2 受容体を選択的に刺激することで，細胞内 cAMP を増加させ，Ca^{2+}の貯蔵部位への取り込みを促進して子宮運動抑制をきたすとともに，膜の過分極，膜抵抗減少を起こし，子宮収縮抑制作用を示す．内服薬と注射薬があり，妊娠16 週以降の切迫流産・早産に対して用いる．また，交感神経 β_1 受容体や β_2 受容体への刺激作用により，母体と胎児の不整脈，肺水腫，顆粒球減少症の副作用がある．

2 イソクスプリン

β 受容体刺激により子宮平滑筋を弛緩させる．

薬物療法

子宮収縮抑制薬を用いる．

服薬指導

- リトドリンを服用すると，動悸，頻脈，手の震え，吐き気などの副作用が見られることがある．
- 頻度は少ないが，肺水腫や心不全，横紋筋融解症による筋肉痛や脱力感を起こすことがある．気になる症状が現れたら，医師・薬剤師に相談する．

4.2 早 産

学習のポイント

主な臨床症状

粘液性の膣分泌の増加，血性帯下，出血，月経痛様の下腹部痛や背部痛

主な治療薬

〔Chapter 4.1 流産（p.71）参照〕

概要

早産（premature birth）とは，妊娠22週から37週未満の分娩のことをいう．切迫早産は，早産の始まりを示す子宮収縮，性器出血，子宮口の開大を起こし，早産の危険性の高い状態をいう．早産では，胎外生活への適応能力が備わっていない，または，不十分である未熟児が出生することが問題となる．早産の原因は，妊娠末期まで抑制される子宮収縮と子宮頸部の熟化が，絨毛膜羊膜炎や頸管無力症，喫煙などによって妊娠22～37週で引き起こされることが挙げられる．

● 疫学 ●

一般に，妊娠の約5%は早産になるといわれている．近年，早産で生まれた低出生体重児の予後は著しく改善しているが，周産期死亡の75%は早産児である．

臨床症状

切迫早産では，粘液性の膣分泌の増加，血性帯下，出血，月経痛様の下腹部痛や背部痛が起こる．

診断

切迫早産の診断は，子宮収縮の状態[注1]，子宮頸部の熟化の状態[注2]，子宮出血の有無，破水の有無を評価して診断する．

注1：子宮収縮は，分娩監視装置を用いて評価する．

注2：子宮頸部熟化の進行度は，内診や超音波経腟走査法で評価する．

治療

安静を基本とする．感染と炎症への対策に加えて，薬物治療では，子宮収縮抑制薬を使用する．切迫早産は，前期破水の有無，妊娠週数，胎児の状態，子宮収縮の程度，頸管所見，感染徴候を評価したうえで，妊娠継続を図るのか，児の娩出を考慮するのかを決定する．

治療薬

❶ 硫酸マグネシウム

細胞内の Ca 濃度を減少させて，カルモジュリン依存性ミオシン軽鎖リン酸化酵素の活性化を抑制して子宮収縮を抑制する．血中 Mg 濃度が中毒濃度に上昇すると，筋力低下，深部腱反射の低下，肺水腫や呼吸抑制などが出現する．

❷ 副腎皮質ステロイド薬

胎児肺成熟の促進を目的に妊娠 24 ～ 34 週の母体にベタメタゾンやデキサメタゾンを投与し，新生児死亡率，呼吸窮迫症候群と脳出血の発症頻度を減少させる．

リトドリン，イソクスプリンは，Chapter 4.1 流産の治療薬の項（p.72）参照．

薬物療法

リトドリン，イソクスプリン，硫酸マグネシウムなどの子宮収縮抑制薬に加え，細菌性腟症，子宮頸管炎，絨毛羊膜炎が疑われる場合は，抗菌薬も投与する．胎児肺成熟の促進を目的に，副腎皮質ステロイド薬を妊娠 34 週未満の患者に投与することもある．

処方例

30 歳女性，切迫早産
まず①を処方し，無効な場合，②を処方する．
①リトドリン錠 5 mg　1 錠（1 日 3 錠）1 日 3 回　朝昼夕食後
②硫酸マグネシウム・ブドウ糖配合注　40 ml（硫酸マグネシウム 4 g）　20 分以上かけ静注後，10 mL/時間で点滴静注

商品名
リトドリン：ウテメリン
硫酸マグネシウム･ブドウ糖配合：マグネゾール

処方解説◆評価のポイント

■処方目的
処方薬①②：子宮収縮抑制
■主な禁忌症
処方薬①：強度の子宮出血，子癇，子宮内感染合併例，重篤な甲状腺機能亢進症・高血圧症・心疾患・糖尿病・肺高血圧症，妊娠 16 週未満
処方薬②：重症筋無力症，心ブロックの既往歴，低張性脱水症
■効果のモニタリングポイント
処方薬①②：子宮収縮頻度の低下
■副作用のモニタリングポイント
処方薬①：横紋筋融解症，汎血球減少症，高血糖，動悸，肺水腫など
処方薬②：高マグネシウム血症，心停止，呼吸停止など

服薬指導

Chapter 4.1 流産の服薬指導の項（p.72）を参照．

4.3 妊娠高血圧症候群

学習のポイント

主な臨床症状

高血圧とタンパク尿

主な治療薬

降圧薬〈メチルドパ，ヒドララジン〉

概要

妊娠高血圧症候群（pregnancy induced hypertension：PIH）とは，従来，妊娠中毒症といわれていた疾患である．**妊娠20週以降，分娩後12週までに高血圧が見られる場合，または高血圧にタンパク尿をともなう場合のいずれか**で，かつこれらの症候が偶発合併症によらないものをいう．妊娠高血圧症候群は，**表1**のように分類される．

表1　妊娠高血圧症候群の分類と定義

分類	定義
妊娠高血圧腎症	• 妊娠20週以降に初めて高血圧を発症し，かつタンパク尿をともなうもので分娩12週までに正常に復する
妊娠高血圧	• 妊娠20週以降に初めて高血圧を発症し，分娩12週までに正常に復する
加重型妊娠高血圧腎症	• 高血圧が妊娠前あるいは妊娠20週まで存在し，妊娠20週以降にタンパク尿をともなう • 高血圧とタンパク尿が妊娠前あるいは妊娠20週まで存在し，妊娠20週以降にいずれかまたは両症状が増悪する • タンパク尿のみ呈する腎疾患が妊娠前あるいは妊娠20週まで存在し，妊娠20週以降に高血圧が発症する
子癇	• 妊娠20週以降に初めて痙攣発作を起こし，てんかんや二次性痙攣が否定されるもの

● 疫学 ●

妊婦の5～10%に発症する．35歳以上で発症率が高くなり，初産婦にも多い．肥満もリスク因子である．

臨床症状

高血圧とタンパク尿[注1]が主な症状だが，重症と軽症の基準は，**表2**に示した通りである．

注1：タンパク尿の判定では，24時間尿を定量する．

表 2　妊娠高血圧症候群の重症度判定

重症度		指　標
高血圧	軽症	いずれかに該当する場合 収縮期血圧が 140 mmHg 以上で 160 mmHg 未満 拡張期血圧が 90 mmHg 以上で 110 mmHg 未満
	重症	いずれかに該当する場合 収縮期血圧が 160 mmHg 以上 拡張期血圧が 110 mmHg 以上
タンパク尿	軽症	300 mg/日以上 2 g/日未満
	重症	2 g/日以上

診断

妊娠 20 週以降，分娩後 12 週までに高血圧がみられる場合，または高血圧にタンパク尿をともなう場合に妊娠高血圧症候群と診断する．よって，妊婦の血圧測定と尿検査が診断の基本である．

治療

重症度や発症時の妊娠週数，胎児の発育不全の有無で治療法が異なる．

軽症の場合，安静を基本とし，ストレスを避ける．また，食事のカロリーを抑え，食塩の過剰な摂取を避ける（1 日 7 ～ 8 g）．

重症では，降圧薬の投与や，子癇[注2]を予防する治療を行う．

注 2：妊娠 20 週以降に初めて起きた痙攣発作で，てんかんや脳炎，脳腫瘍，脳血管障害，薬物中毒を原因としないもの．

治療薬

❶ メチルドパ

血管運動中枢の α_2 受容体を刺激し，全身の交感神経刺激を抑制して降圧作用を示す．母体や胎児に対する重篤な副作用は報告されていない．

❷ ヒドララジン

末梢血管平滑筋に直接作用し，血管抵抗を減少させることで，降圧作用を示す．内服薬と注射薬があり，非経口投与が可能であることから古くから使用されている．頻脈，頭痛，反射亢進，不安・抑うつなどの副作用がある．

薬物療法

妊娠高血圧症候群では，母体の頭蓋内出血の防止や血管痙攣，脳浮腫の改善のために，拡張期血圧 90 ～ 100 mmHg，収縮期血圧 155 ～ 160 mmHg を越えないことを目標に薬物治療を行う．

第一選択薬は，メチルドパあるいはヒドララジン（経口）で，効果が不十分な場合には，第二選択薬としてヒドララジン（静脈注射），ラベタロールなどが推奨されている．

ACE 阻害薬や ARB は，子宮内胎児死亡や死産，羊水過少，動脈管開存などが報告されており，妊娠中は禁忌である．

Word ACE
アンジオテンシン変換酵素
angiotensin-converting enzyme

Word ARB
アンジオテンシンⅡ受容体拮抗薬
angiotensinⅡ receptor blocker

処方例

34 歳女性，妊娠高血圧症候群
メチルドパ錠 250 mg　1 錠（1 日 3 錠）1 日 3 回　朝昼夕食後
※適当な降圧効果が得られるまで，数日以上の間隔をおいて 1 日 250 mg ずつ増量

商品名
メチルドパ：アルドメット

処方解説◆評価のポイント

■処方目的
降圧
■主な禁忌症
急性・慢性肝炎，肝硬変の活動期
■効果のモニタリングポイント
血圧の低下
■副作用のモニタリングポイント
めまい・ふらつき，無顆粒球症，肝炎など

生殖器疾患編

服薬指導

❶ 生活指導

- 食塩を過剰に摂取しない．
- 安静とストレスを避ける生活を心がける．

❷ 降圧薬について

- 降圧薬服用中は，めまいやふらつき，立ちくらみなどが起こることもあるので，車の運転などには注意を要する．

4.4 陣痛微弱

学習のポイント

主な臨床症状

陣痛が著しく弱く，持続も短く，回数も少ないため頚管も拡大せず分娩が遷延

主な治療薬

1 子宮頸管熟化剤（DHA-S 製剤）〈プラステロン〉
2 オキシトシン製剤〈オキシトシン〉
3 $PGF_{2\alpha}$製剤〈ジノプロスト〉
4 PGE_2 製剤〈ジノプロストン〉

概要

分娩は，陣痛が起きて子宮口が全開大するまでの分娩第 1 期，胎児の娩出が起こる分娩第 2 期，胎児娩出後に胎盤娩出による剥離出血と子宮収縮による止血が起こる分娩第 3 期の 3 つの時期に分けられる．また，分娩に影響する因子には，①娩出力（子宮筋の収縮力），②産道，③胎児および胎児付属物の 3 つがある．

陣痛微弱（weak pain）とは，分娩第 1 期における陣痛発作の回数，強度，持続のいずれか，あるいは，全部が微弱で分娩が進行せず，遷延した状態をいう．全身衰弱，不眠，貧血，栄養不良，内分泌障害（カテコラミン過剰分泌など），心因性などの全身性の原因と，子宮発育不全，子宮奇形，子宮筋腫，子宮筋機能不全（頻回分娩，高齢・若年者の初産）などの局所性の原因がある．

Word DHA-S
dehydroepiandrosterone sulfate

Word $PGF_{2\alpha}$
プロスタグランジン $F_{2\alpha}$
prostaglandin $F_{2\alpha}$

Word PGE_2
プロスタグランジン E_2
prostaglandin E_2

臨床症状

陣痛が著しく弱く，持続時間も短く，陣痛の回数も少ないため，頚管が拡大せず，分娩が遷延する．

治療

機械的方法，または薬物療法により分娩を促進する．

子宮頸管熟化法では，プラステロンなどを，**陣痛誘発法**では，機械的方法や子宮収縮促進薬（オキシトシン，ジノプロスト，ジノプロストン）を用いて，子宮口をやわらかくする．

治療薬

❶ プラステロン

子宮頸部組織にあるプラステロン硫酸結合タンパク質と結合し，コラーゲン

分解酵素活性を増大させ，子宮頸管熟化作用を示す．胎児徐脈や胎児仮死が起こることがあるので，分娩監視装置などで妊婦と胎児の観察を行う．

② オキシトシン

下垂体後葉から放出されるペプチドホルモンで，子宮筋に作用して収縮を起こす．陣痛促進の第一選択薬だが，ジノプロスト，ジノプロストンとの併用は，過強陣痛を誘発するため，禁忌である．

③ ジノプロスト，ジノプロストン

ジノプロストは子宮筋の $PGF_{2\alpha}$ 受容体に作用し，ジノプロストンは子宮筋の PGE_2 受容体に作用する．これにより，細胞内cAMPを上昇させ，筋小胞体内への Ca^{2+} の取り込みを抑制し，細胞内カルシウム濃度を上昇させ，子宮の収縮を促進する．ただし，ジノプロストは気管支平滑筋も収縮させるので，気管支喘息には禁忌である．

薬物療法

分娩第1期で，子宮口が4 cm以上で児頭骨盤不均衡や胎児位置異常がなければ，陣痛促進薬を投与する．また，分娩第2期で胎児仮死がなければ，子宮収縮薬を投与する．

服薬指導

患者に本剤を用いた陣痛誘発，陣痛促進，分娩促進の必要性および危険性を十分説明し，同意を得てから本剤を使用する．

① 薬の使用目的

- 「前期破水を起こした場合」「母親に妊娠の異常あるいは重症の合併症があり，早めに出産したほうがよい場合」「子宮内の胎児の状態が良くない場合に早めに出産させたほうがよい場合」「過期妊娠の場合」「微弱陣痛の場合」に陣痛促進・分娩促進のために，治療薬を使用する．

② 治療薬のリスク

- 1人1人で効き目の現れ方が違うため，少量でも効果のある人もいれば，少し多く使っても効果がなかなか現れない人もいる．
- 一時的に吐気を感じたり，血圧が上昇することがある．
- 慎重な投与，厳重な分娩監視のもとでは，ほとんど問題はないが，ごくまれに，子宮収縮が強く現れ過ぎたり，そのために子宮や産道が裂けたり，強過ぎる子宮の収縮により，胎児が低酸素状態になることがある．

4.5 不妊症

学習のポイント

主な臨床症状

妊娠しない

主な診断指標

1 男性側：精液検査

2 女性側：基礎体温，LH，FSH，エストラジオール，プロゲステロンなどのホルモン検査，子宮卵管造影など

主な治療薬

1 抗エストロゲン製剤〈クロミフェン〉

2 性腺刺激ホルモン製剤（hMG製剤）〈ゴナドトロピン〉

概要

挙児を希望し通常の性生活を送りながら，2年以上を経過しても妊娠が成立しない場合を**不妊症**（sterility）という．

原因は，男性側と女性側で考えられる（表1）．男性側の因子である乏精子症，無精子症，精子無力症は，精巣や輸精管などの異常が考えられる．また，女性側は，黄体機能不全や器質的疾患による排卵障害，卵管閉塞，着床障害などが挙げられる．

Word LH
黄体形成ホルモン
luteinizing hormone

Word FSH
卵胞刺激ホルモン
follicle stimulating hormone

Word hMG
下垂体性腺刺激ホルモン
human menopausal gonado-trophin

表1　不妊症の原因

	原因因子
男性	・乏精子症，無精子症，精子無力症など ・勃起不全症などのメンタル的な問題も関与
女性	排卵障害，卵管閉塞，着床障害の原因となる黄体機能不全，器質的疾患など

● 疫学 ●

不妊症は，10組に1組の夫婦が該当するといわれている．

診断

男性側の検査としては，精液検査が行われる．女性側としては，基礎体温，LH，FSH，エストラジオール，プロゲステロンなどのホルモン検査，子宮卵管造影など行い，原因をつきとめる．

治療

手術，薬物療法，生殖補助医療技術によって妊娠の成立を目指す．

❶ 女性の不妊症

(1) 手術療法

卵管形成術，子宮筋腫核出術，子宮形成術など，原因に合わせて実施する．

(2) 薬物療法

ホルモン療法による排卵誘発が主体である．

(3) 生殖補助医療技術

人工授精，体外受精，顕微鏡授精などがある．

(a) 人工授精

良好な精子を集めて子宮内に注入する方法で，簡便で患者負担も少ない．

(b) 体外受精

予測された排卵のタイミング直前に経腟超音波で卵胞を確認し，穿刺・吸引，卵子を選択し，精子と体外で受精させ，培養して分割胚を子宮に移植する方法である．

(c) 顕微鏡授精

顕微鏡下で卵子の細胞質内に精子を注入する方法である．

❷ 男性の不妊症

(1) 手術療法

精索静脈瘤に対する手術，精路再建術などが行われる．

(2) 薬物療法（内分泌療法）

造精機能に関与する性腺刺激ホルモン（ゴナドトロピン），男性ホルモン，抗エストロゲン製剤を投与する．

治療薬

❶ 抗エストロゲン製剤

内因性エストロゲンのレベルが保たれている無排卵女性に対して，クロミフェンは，間脳に作用して内因性エストロゲンと競合的に受容体に結合し，GnRH を分泌させる．GnRH 受容体が刺激されることで，下垂体から FSH と LH が分泌され，排卵が誘発される．副作用として，多胎妊娠，卵巣過剰刺激症候群，肝障害がある．

Word GnRH
ゴナドトロピン放出ホルモン
gonadotropin releasing hormone

❷ 性腺刺激ホルモン製剤

閉経期女性尿由来の hMG 製剤であるゴナドトロピン製剤は，FSH を活性化させて卵巣を刺激し，発育卵胞を形成し，LH と協働して成熟卵胞への発達とエストロゲンの分泌を促進する．副作用として，多胎妊娠，血栓症をともなう卵巣過剰刺激症候群がある．

❸ フォリトロピンベータ（遺伝子組換え）

遺伝子組換えヒト卵胞刺激ホルモン製剤で，卵巣の顆粒膜細胞の FSH 受容体に結合することで，卵胞形成を開始する．卵巣過剰刺激症候群，血栓塞栓症などの副作用がある．

❹ hCG 製剤

女性に対しては，黄体形成作用，黄体刺激作用があり，妊娠黄体機能不全に作用する．男性に対しては，精巣間質細胞を刺激し，男性ホルモンを分泌させる．

Word ▶ hCG
ヒト絨毛性ゴナドトロピン
human chorionic gonadotropin

注 1：hCG は，ヒト絨毛性ゴナドトロピンなどとも呼ばれる．

薬物療法

排卵誘発法には，内服薬による誘発法（COS）や，hMG 製剤や GnRH 誘導体を併用する強力な治療法（COH）がある．過排卵誘発を行えば体外受精の採卵に有効だが，患者の卵巣機能が低下していると，卵巣過剰刺激症候群を起こすこともある．患者によって適切な薬剤を選択する．

Word ▶ COS
controlled ovarian stimulation

Word ▶ COH
controlled ovarian hyper stimulation

眼疾患編

Chapter 1

緑内障

学習のポイント

主な臨床症状

1 開放隅角緑内障：初期症状はほとんどないことが多いが，眼精疲労や頭痛など起こる
2 閉塞隅角緑内障：強い眼痛や頭痛，悪心・嘔吐とともに，視力低下が起こる

主な診断指標

眼圧が上昇し（21 mmHg 以上　正常眼圧緑内障は除く），視機能が障害される．

主な治療薬

1 交感神経刺激薬
　1）受容体非選択性〈ジピベフリン〉
　2）α_2 受容体選択性〈アプラクロニジン〉
2 交感神経遮断薬
　1）β 受容体遮断薬〈チモロール，カルテオロール〉
　2）$\alpha\beta$ 受容体遮断薬〈ニプラジロール〉
　3）α_1 受容体遮断薬〈ブナゾシン〉
3 副交感神経刺激薬〈ピロカルピン〉
4 プロスタグランジン製剤〈イソプロピルウノプロスト，ラタノプロスト〉
5 炭酸脱水酵素阻害薬〈ドルゾラミド（点眼），アセタゾラミド（全身）〉
6 高張浸透圧薬〈D-マンニトール，グリセリン，イソソルビド〉

眼球の構造と機能

❶ 眼球の構造

眼球は外膜（角膜，強膜），ぶどう膜（虹彩，毛様体，脈絡膜），網膜と，水晶体，硝子体，房水から構成される（図 1）．強膜と角膜は眼球壁の外表面を構成する．

ぶどう膜は外部からの余分な光を遮断し，網膜に栄養を供給する．網膜は光刺激を感じる視細胞や，光情報を中枢に伝達する神経節細胞を含む．水晶体は凸レンズで，毛様体筋の収縮により遠近調節が行われている．

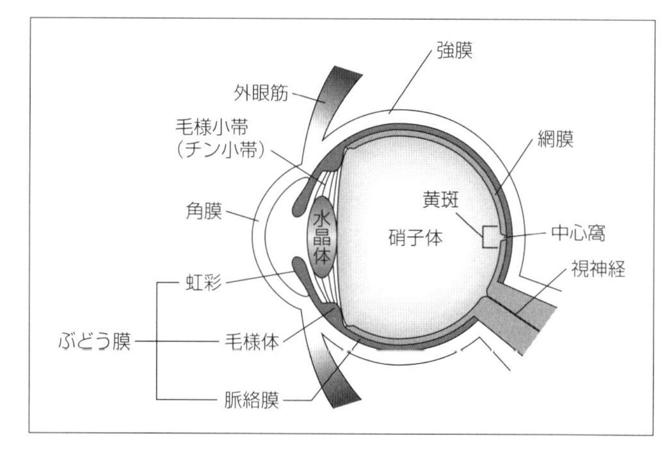

図 1　眼球の構造

❷ 眼圧

眼球内部からの圧力で，眼球の形を維持し，眼の機能維持にも関わっている．房水産生の割合と，房水がシュレム管および房内静脈に流出するのに対する抵抗との間の平衡関係を示し，正常範囲は 10 ～ 21 mmHg である．

❸ 房水

房水は，眼球を満たす体液で，眼圧の保持に大きな影響を与える．房水は毛様体上皮細胞で産生され，後房から虹彩水晶体間隙を通って前房や隅角に流れ

ている．毛様体無色素上皮細胞において，炭酸脱水酵素によりNa^+が毛様体無色素上皮細胞に移動し，Na^+-K^+ ATPaseにより，Na^+は後房へ移動する．Na^+により後房の浸透圧が上昇し，細胞内水分も後房側へ移動する（図2）．

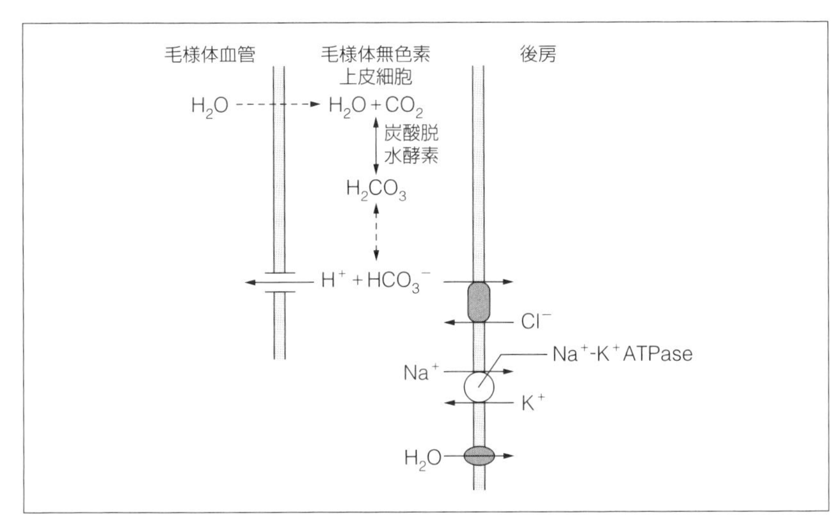

図2　房水産生のメカニズム

その後，90％の房水は，線維柱帯からシュレム管，上強膜静脈を介して流出するが，一部はぶどう膜・強膜路を介して流出する．

概要

日本緑内障学会による緑内障診療ガイドライン（第3版，2011年）では，**緑内障**（glaucoma）は，視神経と視野に特徴的変化を有し，通常，眼圧を十分に下降させることにより視神経障害を改善もしくは抑制しうる眼の機能的構造的異常を特徴とする疾患と定義している．

多くの緑内障の場合は房水の流出の障害によって，眼圧が上昇し，視神経乳頭が圧迫され，視野欠損などが発症する．その原因によって，**原発緑内障**，**続発緑内障**，**発達緑内障**に分類される．

❶ 原発緑内障

眼圧上昇の原因が他にない場合，原発開放隅角緑内障と原発閉塞隅角緑内障に分類される．原発開放隅角緑内障は，**正常眼圧緑内障**を含むのが一般的である．

❷ 続発緑内障

他の眼疾患，全身疾患あるいは薬物使用が原因となって眼圧上昇が生じる緑内障である．続発開放隅角緑内障と続発閉塞隅角緑内障に分類される．

③ 発達緑内障

隅角形成異常に起因する緑内障で，形成異常が隅角に限局する早発型発達緑内障，遅延型発達緑内障，他の先天異常をともなう発達緑内障に分類される．

● 疫学 ●

わが国における緑内障有病率は，40歳以上で5～7%である．

最も発症頻度が高いのは，開放隅角緑内障である．緑内障は失明原因の上位を占めているが，多くは自覚されずに視野狭窄が徐々に進行するため，早期に診断し，適切な治療により進行を予防することが必要である．

臨床症状

① 原発開放隅角緑内障

ムコタンパク質様物質による閉塞など，シュレム管周辺組織の異常や変性によって隅角以降の房水の通り道に障害が起こり，視神経を圧迫する．徐々に眼圧が上昇することで視神経萎縮が起こる．通常，両眼性に起こる．初期症状はほとんどないことが多いが，眼精疲労や頭痛などが起こり，視神経乳頭陥凹などの所見が見られる（図3(b)）．

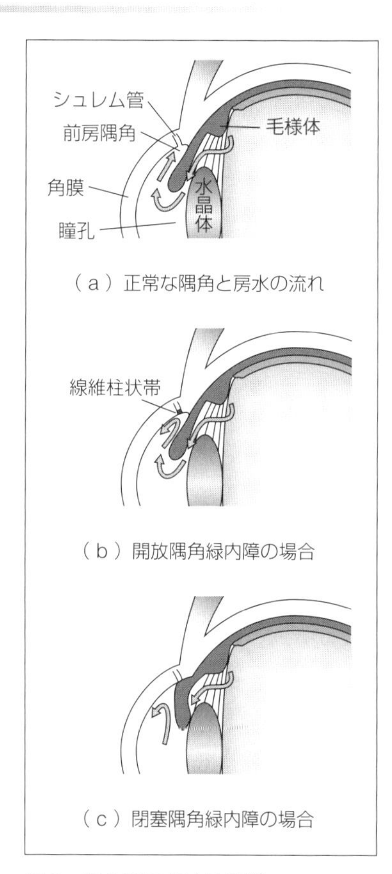

（a）正常な隅角と房水の流れ

（b）開放隅角緑内障の場合

（c）閉塞隅角緑内障の場合

図3　緑内障における病態

② 正常眼圧緑内障

眼圧は正常であるにもかかわらず，視神経乳頭異常，視野障害などが起こる．

③ 原発閉塞隅角緑内障

虹彩根部の位置異常などにより隅角の狭窄が起こり，シュレム管への流出が障害され，急速な眼圧上昇が起こる（図3(c)）．通常，片眼性であることが多い．強い眼痛や頭痛，悪心・嘔吐とともに，視力低下が起こる．放置すれば失明に至る．

④ 続発緑内障

ぶどう膜炎や副腎皮質ステロイド薬の長期点眼による副作用によって起こる．

診断

問診や視力検査，眼圧検査など表1に示すさまざまな検査を行い，総合所見から病型や病期の診断を行う．

治療

緑内障の治療の目的は，患者の視機能を維持することである．現在，エビデ

表１　緑内障の検査項目

検査項目	概要
問診	視野障害，視力障害の自覚，その他の症状など
視力検査	視力障害の有無と程度
細隙灯顕微鏡検査	角膜，前房，虹彩，水晶体の状態の観察
眼圧検査	眼圧の確認
隅角検査	眼房水の排出部位と隅角の広さの確認
眼底検査	視神経乳頭の陥凹や網膜神経線維束欠損などの状態を検査
視野検査	・緑内障では視神経乳頭に至る網膜神経線維が進行性に欠損していく ・特徴的な視野変化は，ビエルム暗点，鼻側階段の検出 ・進行した緑内障では，高度狭窄が見られる

ンスに基づいた唯一確実な治療方法は，眼圧を下降させることである．緑内障には，薬物治療，レーザー治療，手術治療の選択肢があり，症例や病期・病型によって適切な治療を選択する．一般的に，眼圧コントロールに３剤以上を併用するときは，レーザー治療や手術などの他の治療法も選択肢として考慮する．

❶ 薬物治療

点眼投与されるものと全身投与されるものがある．

❷ レーザー治療

緑内障のレーザー治療として，レーザー虹彩切開術，レーザー線維柱帯形成術，レーザー隅角形成術がある（表２）．

表２　レーザー治療の種類

治　療	概　要
レーザー虹彩切開術	・瞳孔ブロックを解除し，前後房の圧差を解消して隅角を開く ・瞳孔ブロックによる原発ならびに続発閉塞隅角緑内障では，第一選択の治療法
レーザー線維柱帯形成術	・レーザーを線維柱帯に照射し房水流出率を改善する ・原発開放隅角緑内障，レーザー虹彩切開術後の原発閉塞隅角緑内障などに用いる
レーザー隅角形成術	・レーザーの熱凝固によって虹彩周辺部を収縮させ，隅角を拡大する

❸ 観血的手術

一般的に観血的手術は，薬物治療やレーザー治療など他の治療法によって十分な眼圧下降が得られない症例や，副作用やアドヒアランス不良などによって他の治療法が適切に行えない症例，他の治療法では十分な眼圧下降が得られない症例が適応となる．強角膜輪部に穴を開け，新たな房水流出路を作成する手術である濾過手術，房水流出路再建術，周辺部虹彩を切除することにより瞳孔ブロックを解消する手術などがある．

原発開放隅角緑内障の治療は，薬物治療が第一選択となる．眼圧のコントロールが不十分な場合は，レーザー治療や手術の適応となる．正常眼圧緑内障の治療は，原発開放隅角緑内障に準ずる．原発閉塞隅角緑内障は，レーザー虹彩切開術や，虹彩切除術による瞳孔ブロック解除が治療の第一選択である．原発閉塞隅角緑内障の薬物治療による眼圧下降は，瞳孔ブロック後に遷延する高眼圧に対して，また，急性緑内障発作の所見を緩和するため，さらに，レーザー虹彩切開術や虹彩切除術の施行を容易にし，安全性を高める目的で行われる．続発緑内障の治療は，可能な限り原因疾患の治療を第一選択とする．

治療薬（図 4，表 4）

❶ 交感神経刺激薬

(1) 受容体非選択性

ジピベフリン（点眼）は，眼内でアドレナリンに変換されて薬理作用を示す．房水の産生を抑制し，流出促進によって眼圧を低下させる．急性閉塞隅角緑内障を起こすことがあるので，狭隅角や前房の浅い眼圧上昇の素因のある患者には禁忌である．

(2) α_2 受容体選択性

アプラクロニジン，ブリモニジン（ともに点眼薬）は，α 受容体刺激作用により房水産生抑制作用と，ぶどう膜強膜流出促進により眼圧を低下させる．レーザー手術後における眼圧上昇の予防が適応となる．また，眼圧下降作用と併せて，神経保護作用があることも報告されている．

❷ 交感神経遮断薬

(1) β 受容体遮断薬

チモロール，カルテオロール（ともに点眼薬）などは，毛様体上皮での房水産生を抑制することで，眼圧を低下させる．気管支喘息またはその既往歴のある患者，気管支痙攣，重篤な慢性閉塞性肺疾患のある患者には禁忌である．

(2) $\alpha\beta$ 受容体遮断薬

ニプラジロール（点眼）は，房水産生の抑制，房水流出の促進作用がある．

(3) α_1 受容体遮断薬

ブナゾシン（点眼）は，α_1 受容体を遮断してぶどう膜強膜流出経路の房水流出を促進させ，眼圧を低下させる．

❸ 副交感神経刺激薬

ピロカルピン（点眼）は，副交感神経を刺激し，瞳孔括約筋に直接作用し，収縮することで縮瞳する．また，毛様体筋を収縮させることで線維柱帯，シュレム管流出経路の房水が流出し，眼圧が低下する．炎症を悪化させることがあるので，虹彩炎の患者には禁忌である．

❹ プロスタグランジン製剤（点眼）

イソプロピルウノプロスト，ラタノプロストなどには，ぶどう膜強膜流出経路からの房水流出を促進する作用がある．瞳孔に影響を与えることはないが，虹彩色素沈着を起こすことがある．

❺ 炭酸脱水酵素阻害薬

点眼薬として，ドルゾラミド，ブリンゾラミドが，全身薬として，アセタゾラミドがある．毛様体の炭酸脱水酵素を阻害し，ナトリウムの輸送を抑制することで，房水産生を抑制し，眼圧を低下させる．

❻ 高張浸透圧薬

D-マンニトール（注射），グリセリン（注射），イソソルビド（内用液剤）は，眼内で目の組織から血液中に水分が移行し，硝子体容積の減少によって眼圧を低下させる．

❼ ROCK 阻害薬

リパスジル（点眼）は，Rho キナーゼ（ROCK）阻害薬であり，線維柱帯-シュレム管に直接作用し，房水排出を促進することで眼圧を低下させる．

Word ROCK
Rho-associated protein kinase

❽ 配合点眼薬

プロスタグランジン製剤とβ受容体遮断薬の配合薬（ラタノプロスト／チモロール，トラボプロスト／チモロール，タフルプロスト／チモロール），炭酸脱水酵素阻害薬とβ受容体遮断薬の配合薬（ドルゾラミド／チモロール，ブリンゾラミド／チモロール）などがある（表3）．配合点眼薬は多剤併用時のアドヒアランス向上が主な目的で，第一選択薬ではない．

表3　配合薬の種類

配合薬	商品名
ラタノプロスト／チモロール	ザラカム®
トラボプロスト／チモロール	デュオトラバ®
タフルプロスト／チモロール	タプコム®
ドルゾラミド／チモロール	コソプト®
ブリンゾラミド／チモロール	アゾルガ®

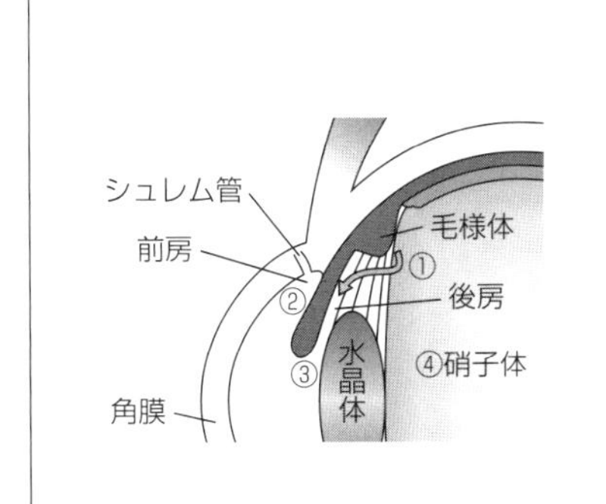

薬の作用		医薬品
① 房水産生抑制		β受容体遮断薬，炭酸脱水酵素阻害薬，交感神経刺激薬，$\alpha\beta$受容体遮断薬，α_2受容体刺激薬
房水流出促進	② 線維柱帯シュレム管経由	ROCK 阻害薬，副交感神経刺激薬，交感神経刺激薬
	③ ぶどう膜，強膜流出路	プロスタグランジン製剤，α_1受容体遮断薬，交感神経刺激薬，$\alpha\beta$受容体遮断薬，α_2受容体刺激薬
④ 硝子体容積減少		高張浸透圧薬

図4　主な緑内障治療薬の作用機序

表4 緑内障の治療薬

分類	医薬品	機序	禁忌	特徴・副作用
副交感神経刺激薬	ピロカルピン（点眼）	房水流出増加	虹彩炎	白内障，悪心・嘔吐，流涎，発汗など
コリンエステラーゼ阻害薬	ジスチグミン（点眼）	房水流出増加	前駆期緑内障，脱分極性筋弛緩薬投与中	下痢，腹痛など
β受容体遮断薬	チモロール（点眼） カルテオロール（点眼） ベタキソロール（点眼）	房水産生抑制	気管支喘息，重篤なCOPD，コントロール不良の心不全，房室ブロックなど	気管支喘息誘発，眼類天疱瘡，うっ血性心不全，脳血管障害，SLEなど
$\alpha_1\beta_1\beta_2$受容体遮断薬	ニプラジロール（点眼） レボブノロール（点眼）	房水産生抑制	気管支喘息，重篤なCOPD，コントロール不良の心不全，房室ブロックなど	喘息発作，結膜充血など
α_1受容体遮断薬	ブナゾシン（点眼）	房水流出増加		眼瞼炎，角膜上皮障害など
交感神経刺激薬	ジピベフリン（点眼）	房水産生抑制，房水流出増加	閉塞隅角緑内障	眼類天疱瘡，心悸亢進，頭痛など
α_2受容体選択性刺激薬	アプラクロニジン（点眼） ブリモニジン（点眼）	房水産生抑制 房水流出増加		レーザー治療時に使用 経ぶどう膜強膜房水流出増加
$PGF_{2\alpha}$	イソプロピルウノプロストン（点眼） ラタノプロスト（点眼） トラボプロスト（点眼） タフルプロスト（点眼） ビマトプロスト（点眼）	房水流出増加		全身性の副作用少ない 虹彩色素沈着，角膜炎など
炭酸脱水酵素阻害薬	ドルゾラミド（点眼） ブリンゾラミド（点眼） アセタゾラミド（内服・注射）	房水産生抑制	点眼の場合：重篤な腎障害 アセタゾラミドの場合：急性腎不全，無尿，高CL血症性アシドーシス，低Na血症，低K血症，副腎機能不全，慢性閉塞隅角緑内障（長期投与）	再生不良性貧血，皮膚粘膜眼症候群，急性腎不全，尿路結石，代謝性アシドーシスなど
ROCK阻害薬	リパスジル（点眼）	房水流出増加		結膜充血
高張浸透圧薬	イソソルビド(シロップ，ゼリー) 濃グリセリン（注射） D-マンニトール（注射）	硝子体容積減少	・急性頭蓋内血腫 ・先天性グリセリン，果糖代謝異常症	消化器症状，電解質異常など

薬物療法

原発開放隅角緑内障では，プロスタグランジン製剤やβ受容体遮断薬が第一選択薬となる．しかし，副作用などのためにこれらの薬剤が使用できない症例については，炭酸脱水酵素阻害薬，α_1受容体遮断薬，非選択性交感神経刺激薬，副交感神経刺激薬などの点眼薬も，第一選択となる．

原則，配合薬の点眼薬は，多剤併用時のアドヒアランス向上には適しているが，第一選択薬ではない．

薬剤の効果がない場合や，効果が不十分な場合，あるいは薬剤耐性が生じた場合は，薬剤の変更を行って単剤治療を目指す．単剤での効果が不十分なときは，多剤併用療法を実施する[注1]．

急性原発閉塞隅角緑内障では，高張浸透圧薬のマンニトールやグリセリンの点滴静注は速効性があり，強い眼圧低下作用が期待できる．イソソルビドの内

注1：ただし，2種類のβ受容体遮断薬併用，炭酸脱水酵素阻害薬の点眼薬と内服の併用など，同じ薬理作用の薬剤は併用すべきでない．

服投与が行われる場合もある．

処方例

65 歳女性，原発開放隅角緑内障
①②どちらか一方を処方し，症状に合わせてもう一方の薬を追加処方する．
①ラタノプロスト点眼液 0.005%　1 回 1 滴　1 日 1 回　両眼に点眼
②チモロールマレイン酸塩点眼液 0.25%　1 回 1 滴　1 日 2 回　両眼に点眼

商品名
ラタノプロスト：キサラタン
チモロール：チモプトール

処方解説◆評価のポイント

■処方目的
処方薬①②：眼圧の低下による緑内障の治療

■主な禁忌症
処方薬①：過敏症
処方薬②：気管支喘息，気管支痙攣，重篤な COPD，コントロール不十分な心不全，洞性頻脈，房室ブロック（Ⅱ，Ⅲ度），心原性ショック

■効果のモニタリングポイント
処方薬①②：眼圧の低下，眼精疲労などの症状の改善，視野や視神経乳頭の状態の維持・改善

■副作用のモニタリングポイント
処方薬①：虹彩色素沈着および色調変化，結膜充血，結膜炎，瘙痒感など
処方薬②：気管支痙攣，うっ血性心不全，脳血管障害，SLE，角膜障害など

Word SLE
全身性エリテマトーデス
systemic lupus erythematosus

処方例

55 歳男性，急性原発閉塞隅角緑内障
①②を併用処方する．
①濃グリセリン注 10%　300 mL　45 分で点滴静注
②ピロカルピン塩酸塩点眼液 1%　1 回 1～2 滴　1 日 2 回　左眼点眼

商品名
濃グリセリン：グリセオール
ピロカルピン：サンピロ

処方解説◆評価のポイント

■処方目的
処方薬①②：眼圧の低下※1

■主な禁忌症
処方薬①：先天性グリセリン・果糖代謝異常，成人発症Ⅱ型シトルリン血症
処方薬②：虹彩炎

■効果のモニタリングポイント
処方薬①②：眼圧の低下※2，視力低下・霧視・虹視症・眼痛・頭痛・嘔吐などの症状改善，視野や視神経乳頭の状態の維持・改善

■副作用のモニタリングポイント
処方薬①：乳酸アシドーシス，尿潜血反応，血尿，頭痛，口渇，悪心など
処方薬②：眼類天疱瘡，眼瞼炎，白内障，結膜充血など

▶▶▶留意事項
※1　本症例は，レーザー虹彩切開術や虹彩切除術が第一選択であり，薬物療法は症状を緩和するためのものなので，治療後は速やかに虹彩切除術を施行する．
※2　眼圧低下の目標値は，次のとおり．
初期例：19 mmmHg 以下
中期例：16 mmHg 以下
後期例：14 mmHg 以下

服薬指導

❶ 点眼薬の正しい使い方

- 点眼薬の眼内移行を増して効果を増大し，全身移行を減じて副作用を軽減するために，またアドヒアランスを向上するため，以下に留意する．

① 点眼前に手を洗う
② 点眼液の先がまつ毛に触れないように注意する
③ 点眼は１回１滴とする
④ 点眼後は静かに閉瞼し，涙嚢部を圧迫する
⑤ 目のまわりにあふれた薬液は拭き取り，手についた薬液は洗い流す
⑥ 複数の点眼液を併用するときは，５分以上の間隔を空けて点眼する

❷ 使用上の注意の説明

- 副交感神経刺激薬は，縮瞳や調節麻痺を起すことがあるため，また，プロスタグランジン製剤は一時的に目がかすんだり，霧視を起こすことがあるため，薬の影響が回復するまでは車の運転など危険をともなう操作を行わない．
- プロスタグランジン製剤は虹彩色素沈着の副作用があるため，瞳の色に変化が見られたり，角膜上皮障害によってしみたり，瘙痒感や眼痛が持続することがある．症状が持続するようであれば，医師・薬剤師に相談する．
- 点眼を忘れたら，思い出したときにすぐに点眼する．ただし次の点眼時間が近い場合は使用しない．

❸ 副作用について

- 投与を中止すべき副作用（表５）が現れた場合は，医師・薬剤師に相談する．

表５　緑内障治療薬と服用を中止すべき重大な副作用

医薬品	投与を中止すべき重大な副作用
ピロカルピン，ジピベフリン	眼類天疱瘡
チモロール	眼類天疱瘡，気管支痙攣，呼吸困難，呼吸不全，うっ血性心不全，脳血管障害，SLE
プロスタグランジン製剤	虹彩色素沈着

❹ 生活上の注意

- 疲労やストレスも眼圧を上昇させる一因となるため，規則正しい生活をする．
- 眼圧上昇を防ぐためにも，大量の水分を一度に摂取しない．カフェインを含むコーヒーや紅茶を大量に摂取しない．

白内障

学習のポイント

主な臨床症状

水晶体の混濁が軽度のときは，無症状のことも多いが，混濁が進むと視力低下，霧視，単眼複視，屈折変化，まぶしく見える症状が現れる．

主な治療薬

1 水晶体タンパク質変性防止薬〈ピレノキシン（点眼）〉
2 眼組織改善薬〈グルタチオン（点眼）〉
3 水晶体混濁防止薬〈チオプロニン（経口）〉

概要

白内障（cataract）は，水晶体[注1]が混濁して光の通過が低下したり，光が乱反射して鮮明な像が結べなくなり，視力障害を起こす疾患である．原因は不明な点が多いが，加齢とともに増加する後天性の老人性白内障が最も多い．

次の①～③などにより，水晶体タンパク質の変性や線維の膨化，破壊が起こることによって，水晶体が混濁すると考えられている．

① 水晶体を構成する水溶性タンパク質α-クリスタリンがキノイド物質により変性不溶化する．
② α-クリスタリンのSH基が酸化されS-S結合を生じることで，不溶性タンパク質を生成する．
③ 酸化により水晶体の膜機能が障害され，水晶体でのカルシウム濃度が上昇し，α-クリスタリンのアポトーシスが起こる．

白内障は，その進行度により，初発白内障，未熟白内障，成熟白内障，過熱白内障に分類される．白内障の原因は先天性と後天性があり，先天性は母体の風疹などが原因となる．後天性は加齢，薬物，放射線・紫外線，全身および眼の疾患，外傷，代謝異常などがある（表1）．

注1：水晶体はレンズの役割を果たしている．水晶体の中身は透明な組織でタンパク質と水分から構成され，「嚢」「皮質」「核」に分かれる．

表1　白内障の原因

分　類	原　因
先天性白内障	母体の風疹などが原因
老人性白内障	最も多い
併発白内障	眼内疾患に併発．ぶどう膜炎が多い
後発白内障	白内障嚢外摘出後に残存した水晶体細胞が増殖し混濁
代謝異常にともなう白内障	糖尿病など
全身疾患にともなう白内障	アトピー性皮膚炎
薬物による白内障	ステロイド白内障
外傷性白内障	水晶体損傷後の混濁
物理的障害による白内障	放射線，紫外線，赤外線など

● 疫学 ●

わが国における白内障の有所見率は，50 歳代で 37 ～ 54％，60 歳代で 66 ～ 83％，70 歳代で 84 ～ 97％，80 歳以上で 100％である．

臨床症状

初発白内障は初期の段階であり，自覚症状もないが，水晶体の皮質部分に濁りがある状態である．成熟白内障は，水晶体が完全に混濁した状態である．水晶体の混濁が軽度のときは，無症状のことも多いが，混濁が進むと視力低下，霧視，単眼複視，屈折変化，まぶしく見える症状が現れる．

診断

瞳孔を散瞳し，細隙灯顕微鏡検査により，水晶体の混濁状態を観察して診断する．

治療

治療法としては，白内障の進行を抑制するための薬物治療と，混濁を除去するための手術療法がある．白内障が進行して水晶体が混濁すると，薬物治療で回復することはできないため，視力低下により日常生活に影響をきたす場合は，外科手術が行われる．

❶ 薬物治療

白内障の進行を抑える目的で行われ，内服薬と点眼薬が使用される．

❷ 外科手術

混濁した水晶体を摘出する．眼や全身に障害がなければ，ほとんどの場合視力が回復する．現在は，超音波水晶体乳化吸引術が汎用されている（表 2）．

表 2　白内障の手術の種類

手術	概要
超音波水晶体乳化吸引術	水晶体核を眼内で破砕し，吸引除去する方法で，現在，最も行われている術式
囊外摘出術	水晶体の核のみを水晶体囊から取り出し，水晶体囊を残存させる方法
囊内摘出術	水晶体囊を破らずに水晶体をそのまま摘出する方法

治療薬

❶ ピレノキシン点眼液

キノン体が水晶体に結合することを阻害し，水晶体のタンパク質の変性を抑制する．眼瞼炎，びまん性表皮角膜炎に注意する．

❷ グルタチオン点眼液

白内障では水晶体のグルタチオン量が低下すると考えられているため，グルタチオンを補充し，眼組織を改善する[注2]．

注2：グルタチオンを補充することにより，SH酵素（スルフヒドリル酵素，チオール酵素）や細胞成分を保護し，活性化させる．

❸ チオプロニン（内服）

膜機能障害あるいはタンパク質凝集など白内障進行の原因となる変化を抑制し，白内障の進行を防止する．重大な副作用に，黄疸，間質性肺炎，無顆粒球症がある．

薬物療法

水晶体線維の細胞膜の酸化的破壊，構造タンパク質の酸化を防止するため，還元機構，特にSH基の酸化を保護する薬剤を使用し，水晶体混濁の進行を抑える目的で薬物治療を行う．

処方例

75歳女性，初期老人性白内障
ピレノキシン点眼液 0.005%　1回1滴　1日3回　両眼に点眼

処方解説◆評価のポイント

■処方目的
白内障の進行の抑制
■効果のモニタリングポイント
視力低下やまぶしさ，霧視などの症状の改善
■副作用のモニタリングポイント
眼瞼炎，びまん性表層角膜炎，結膜充血，結膜炎，刺激感など

商品名
ピレノキシン：カタリン，カリーユン

服薬指導

- ピレノキシン点眼液は，顆粒剤や錠剤を用時溶解してから使用する製剤もある．溶解後は遮光して冷所に保存し，3週間以内に使用する．

Chapter 3

加齢黄斑変性

学習のポイント

主な臨床症状

変視（中央部のゆがみ），中心暗点，視力低下，色覚異常

主な臨床検査と診断指標

眼底検査，眼底血管造影検査，光干渉断層計検査により，脈絡膜新生血管，漿液性網膜色素上皮剝離，出血性網膜色素上皮剝離，線維性瘢痕，網膜色素上皮の萎縮などが認められる．

主な治療薬

1 抗 VEGF 薬〈ラニビズマブ硝子体内注射液，アフリベルセプト硝子体内注射液，ペガプタニブナトリウム硝子体内注射用キット〉

2 PDT 用製剤〈静注用ベルテポルフィン〉

概要

加齢黄斑変性（age-related macular degeneration：AMD）は，加齢により網膜上皮の下に老廃物が蓄積し網膜の中心部である黄斑に障害が生じ，視力障害を生じる眼疾患である．近年増加傾向にあり，わが国の失明原因の第 4 位であり，高齢になるほど多くみられる．**前駆病変**と AMD に分類され，さらに AMD は，**萎縮型**と**滲出型**に分けられる．萎縮型は網膜色素上皮，脈絡膜毛細血管板の萎縮により視力低下を生じ，滲出型は異常な血管である脈絡膜新生血管による血液成分の漏出，血管の破綻により網膜が障害され，視力が低下する．

最近では，治療法の開発が進み，多くの患者で視力の維持や改善が得られるようになってきた．

Word VEGF
血管内皮増殖因子
vascular endothelial growth factor

Word PDT
光線力学的療法
photodynamic therapy

● 疫学 ●

現在，わが国における正確な統計データはないが，50 歳以上の 80 人に 1 人が罹患しているといわれている．1998 年の調査では 0.9%（滲出型は 0.6%），2007 年では 1.3%（滲出型は 1.2%）と患者数は増加している．また，2009 年の報告では 9 年間に ADM1.4%，前駆病変 10%の発症が認められている．加齢による発症であることから，今後，高齢化が進むことで，有病率は増加し続けると推測される．

臨床症状・検査値

AMD の自覚症状としては，変視，中心暗点，視力低下，色覚異常が認められる．変視とは視野の周辺部は正常であるが，中心部がゆがんで見える症状である．網膜の腫れや網膜下への液体貯溜による網膜のゆがみが原因で，黄斑部が障害されるため中心部のみゆがんでみえる．さらに黄斑部の網膜の障害が進むと真ん中が見えなくなる中心暗点が起こり，視力が低下する．出血が起こる

と突然，著しい視力低下が起こる．さらに症状が進むと，色覚異常を生じるようになる．滲出型で進行が早く視力障害も重篤化する．

検査としては，眼底検査，眼底血管造影検査注1，光干渉断層計（optical coherence tomography：OCT）検査注2 を行い，病変を確認する．

注1：蛍光色素であるフルオレセインやインドシアニングリーンを肘静脈に注射し，眼底の血管を流れる蛍光色素を眼底カメラで撮影することで眼底検査では分からない眼底の血管機能（異常な血管：新生血管）や循環動態を検査できる．

診断

自覚症状および眼底検査，眼底血管造影検査，OCT 検査により，診断基準（表1）に基づいて，年齢 50 歳以上，中心窩を中心とする直径 6,000 μm 以内の領域の病変をもとに診断する．まずは，強度近視，炎症性疾患，変性疾患，外傷を除外する必要がある．

注2：眼底に弱い赤外線を当て，反射して戻ってきた波を解析して，網膜の断層を描き出す非侵襲的な検査で眼底の断面の様子を見ることができる．

表1　AMD の診断基準

年齢 50 歳以上の症例において，中心窩を中心とする直径 6,000 μm 以内の領域に以下の病変がみられる．
1．前駆病変 軟性ドルーゼン※1，網膜色素上皮異常※2 が前駆病変として重要である．
2．滲出型加齢黄斑変性 主要所見：以下の主要所見の少なくとも 1 つを満たすものを確診例とする． ①脈絡膜新生血管※3　②漿液性網膜色素上皮剥離※4 ③出血性網膜色素上皮剥離※5　④線維性瘢痕 随伴所見：以下の所見をともなうことが多い． ①滲出性変化：網膜下灰白色斑（網膜下フィブリン），硬性白斑，網膜浮腫，漿液性網膜剥離 ②網膜または網膜下出血
3．萎縮型加齢黄斑変性 脈絡膜血管が透見できる網膜色素上皮の境界鮮明な地図頭上萎縮※6 をともなう．
4．除外規定 近視，炎症性疾患，変性疾患，外傷などによる病変を除外する．

※1：軟性ドルーゼンは直径 63 μm 以上のものが 1 個以上みられれば有意とする．
※2：網膜色素上皮異常とは網膜色素上皮の色素脱失，色素沈着，色素むら，小型の漿液性網膜色素上皮剥離（直径 1 孔頭径未満）を指す．
※3：脈絡膜新生血管は，検眼協所見または蛍光眼底造影によって診断する．
• 検眼鏡所見として，網膜下に灰白色または橙赤色隆起病巣を認める．
• 蛍光眼底造影はフルオレセイン蛍光眼底造影またはインドシアニングリーン蛍光眼底造影所見に基づく．
※4：漿液性網膜色素上皮剥離は，直径 1 乳頭径以上のもので，脈絡膜新生血管をともなわないものも含める．
※5：出血性網膜色素上皮剥離は大きさを問わない．
※6：網膜色素上皮の地図状萎縮は大きさを問わない．
〈出典：高橋寛二ほか 著，加齢黄斑変性の分類と診断基準，日眼会誌，112（2），日本眼科学会，2008〉

治療

治療は治療指針にしたがって行う（図1）．AMD の前駆病変および萎縮型 AMD では確立された治療法がなく，経過観察と予防治療が推奨される．

❶ 予防治療

予防治療としては，ライフスタイル（生活習慣）と食生活の改善とサプリメント摂取が推奨される．前者では，**禁煙**，**抗酸化物質**注3 を多く含む食物摂取により発症リスクの軽減が報告されている．また，サプリメントとして抗酸化

注3：抗酸化物質は，ビタミン C，ビタミン E，β-カロテン，ポリフェノール，スルフォラファン，リコピンなどである．抗酸化物質を多く食物として，レモン，アーモンド，リンゴ，カボチャ，トマトなどが挙げられる．

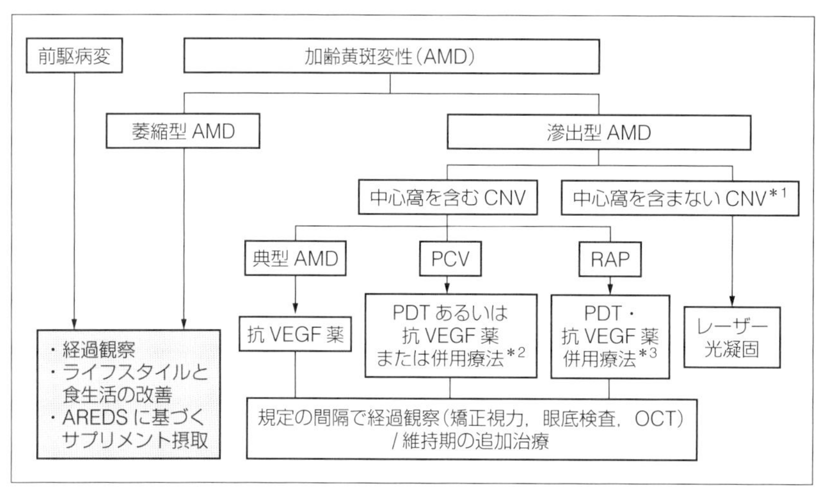

図 1　AMD の治療指針

＊1：特に中心窩外 CNV のことを指す．傍中心窩 CNV に対しては，治療者自身の判断で中心窩を含む CNV に準じて治療を適宜選択する．
＊2：視力 0.5 以下の症例では，PDT を含む治療法（PDT 単独または PDT-抗 VEGF 薬併用療法）が推奨される．視力 0.6 以上の症例では抗 VEGF 薬単独療法を考慮する．
＊3：治療回数の少ない PDT-抗 VEGF 薬併用療法が主として推奨される．視力良好眼では抗 VEGF 薬単独療法も考慮してよい．
〈出典：加齢黄斑変性の治療指針，日眼会誌，116 号，12 号，p.1152，日本眼科学会，2012〉

物質の摂取が推奨され，さらに抗酸化物質と亜鉛の併用により前駆病変からの進行が有意に抑制されることが報告されている．

② 治療法

滲出型 ADM の治療法にはレーザー光凝固療法，光線力学的療法（PDT），そして抗 VEGF 薬による薬物治療があり，CNV の位置により選択される．CNV が中心窩を含まない場合はレーザー光凝固が推奨される．中心窩を含む場合，典型的 ADM では抗 VEGF 薬による薬物治療，ポリープ状脈絡膜血管症（PCV）では PDT あるいは抗 VEGF 薬による単独療法または併用療法，そして網膜血管腫状増殖（RAP）では PDT と抗 VEGF 薬の併用療法が推奨される（図 1）．

(1) レーザー光凝固療法

特定の波長のレーザー光で病的な網膜を凝固させることにより病態の進行を抑える．

(2) 光線力学的療法（PDT）

静脈から光感受性物質（ベルテポルフィン）を投与し，脈絡膜新生血管に集積させて特定の波長のレーザー光を照射して光化学反応による組織障害を起こさせ視細胞に障害を起こさずに病巣を選択的に退縮させる．

(3) 抗 VEGF 薬による薬物治療

抗 VEGF 薬の投与により CNV からの滲出や出血を抑制して病態の進行を抑える．

Word CNV
脈絡膜新生血管
choroidal neovascularization

Word PCV
ポリープ状脈絡膜血管症
polypoidal choroidal vasculopathy

Word RAP
網膜血管腫状増殖
retinal angiomatous proliferation

Word VEGF
血管内皮増殖因子
vascular endothelial growth factor

Word PDT
光線力学的療法
photodynamic therapy

Word OCT
光干渉断層計
optical coherence tomography

Word AREDS
加齢性眼疾患研究
age-related eye disease study

治療薬

治療薬としては抗 VEGF 薬，PDT 用製剤が用いられる（表 2）.

表 2　治療薬

分類	医薬品	禁忌	主な副作用	備考
抗 VEGF 薬	ラニビズマブ硝子体内注射液	眼または眼周囲の感染あるいは感染の疑い，眼内の重度炎症	眼障害，脳卒中，眼圧上昇，視力低下，眼痛，網膜出血，一過性視力低下など	• 導入期は，1 か月ごとに連続 3 か月間硝子体内に投与 • 広域抗菌点眼薬を投与 3 日前から投与後 3 日まで投与
	アフリベルセプト硝子体内注射液	眼または眼周囲の感染あるいは感染の疑い，眼内の重度炎症，妊婦または妊娠している可能性のある女性	眼障害，脳卒中，結膜出血，眼痛，眼圧上昇など	• 導入期は，1 か月ごとに連続 3 回硝子体内に投与 • 維持期は，通常，2 か月ごとに 1 回投与 • 広域抗菌点眼薬を投与 3 日前から投与後 3 日まで投与
	ペガプタニブナトリウム硝子体内注射用キット	眼または眼周囲の感染あるいは感染の疑い	眼障害，ショック，アナフィラキシー様症状，角膜浮腫，前房の炎症，飛蚊症，硝子体混濁など	• 6 週ごとに 1 回，硝子体内投与 • 12 週間後（2 回投与後）およびその後の適切な時期に，定期的に視力などに基づき有効性を評価し，本剤の投与継続の可否について考慮 • 広域抗菌点眼薬を投与 3 日前から投与後 2 日まで投与
PDT 用製剤	静注用ベルテポルフィン	ポルフィリン症，眼底の観察困難	眼障害，アナフィラキシー，血管迷走神経反応，視覚障害（視覚異常，視力低下），眼の異常感，頭痛など	• 10 分間かけて静脈内投与し，本剤投与開始から 15 分後に，レーザー光を治療スポットに照射 • 3 か月ごとに検査 • 投与後 48 時間は，皮膚または眼を直射日光や強い室内光に暴露させないよう注意

❶ 抗 VEGF 薬

抗 VEGF 薬は，CNV の形成および血管透過性亢進に関与する VEGF と VEGF 受容体との結合を阻害して VEGF による血管新生作用および血管透過性の亢進作用を抑制する．現在，製剤としては，**ラニビズマブ硝子体内注射液，アフリベルセプト硝子体内注射液，ペガプタニブナトリウム硝子体内注射用キット**がある．

ラニビズマブ硝子体内注射液，アフリベルセプト硝子体内注射液については，中心窩下脈絡膜新生血管をともなう加齢黄斑変性症，網膜静脈閉塞症にともなう黄斑浮腫，病的近視における脈絡膜新生血管，糖尿病黄斑浮腫に適応がある．一方で，ペガプタニブナトリウム硝子体内注射用キットは，中心窩下脈絡膜新生血管をともなう加齢黄斑変性症のみの適応である．

❷ PDT 用製剤（静注用ベルテポルフィン）

主に中心窩脈絡膜新生血管に作用する．ベルテポルフィンの静注によりベルテポルフィンが黄斑部病変の CNV に集積し，黄斑部病変への PDT 用レーザーによる光照射によりベルテポルフィンが光活性化され細胞障害性の強い一重項酸素，反応性酸素を生成し CNV を閉塞する．その適応は，中心窩下脈絡膜新生血管をともなう加齢黄斑変性症である．

薬物療法

❶ 滲出型で CNV が中心窩を含む典型的 ADM の初期治療

滲出型 ADM で CNV が中心窩を含む場合，典型的 ADM では，抗 VEGF 薬の単独療法が推奨される．

処方例

①または②を単剤で処方する．
①ラニビズマブ硝子体内注射液　1 回 0.5 mg を 1 か月ごとに連続 3 回，硝子体内投与
②アフリベルセプト硝子体内注射液　1 回 2 mg を 1 か月ごとに連続 3 回，硝子体内投与

商品名
ラニビズマブ：ルセンティス
アフリベルセプト：アイリーア

処方解説◆評価のポイント

■処方目的
処方薬①②：脈絡膜新生血管の成長の抑制と症状の進行の抑制
■主な禁忌症
処方薬①：眼または眼周囲の感染あるいは感染の疑い，眼内の重度炎症
処方薬②：眼または眼周囲の感染あるいは感染の疑い，眼内の重度炎症，妊婦または妊娠している可能性のある女性
■効果のモニタリングポイント
処方薬①②：症状の進行抑制，脈絡膜新生血管の成長抑制
■副作用のモニタリングポイント
処方薬①：眼障害，脳卒中，眼圧上昇，視力低下，眼痛，羞明，霧視など
処方薬②：眼障害，脳卒中，結膜出血，眼痛，眼圧上昇など

❷ 滲出型で CNV が中心窩を含む PCV の初期治療

PCV では，PDT あるいは抗 VEGF 薬，あるいは両者の併用療法が推奨される．この際，視力が 0.5 以下では PDT を含む治療を，視力が 0.6 以上であれば抗 VEGF 薬単独療法を考慮する．

処方例

視力が 0.5 以下の場合，PDT のために①を単独処方，あるいは②を単独処方，または①と②を併用処方する．また，視力が 0.6 以上の場合は②を単独処方する．
①静注用ベルテポルフィン　6 mg/m^2（体表面積）を 10 分間かけて静脈内投与
PDT においては，①の投与開始から 15 分後にレーザー光〔波長 689±3 nm，光照射エネルギー量 50 J/cm^2（照射出力 600 mW/cm^2 で 83 秒間）〕を治療スポットに照射する．
②ラニビズマブ硝子体内注射液　1 回 0.5 mg を 1 か月ごとに連続 3 回硝子体内投与

商品名
ベルテポルフィン：ビスダイン
ラニビズマブ：ルセンティス

処方解説◆評価のポイント

■処方目的

処方薬①②：脈絡膜新生血管の成長の抑制，症状の進行の抑制

■主な禁忌症

処方薬①：ポルフィリン症，眼底の観察困難

処方薬②：眼または眼周囲の感染あるいは感染の疑い，眼内の重度炎症

■効果のモニタリングポイント

処方薬①②：症状の進行抑制，脈絡膜新生血管の成長抑制

■副作用のモニタリングポイント

処方薬①：眼障害，アナフィラキシー，視覚異常，頭痛など

処方薬②：眼障害，脳卒中，眼圧上昇，視力低下，眼痛，羞明，霧視など

③ 維持期の治療

初回治療後は，治療方法により規定された期間（抗 VEGF 薬：ラニビズマブ：1 か月，ペガプタニブ：1.5 か月，PDT：3 か月）ごとに矯正視力，眼底検査，光干渉断層計検査をもとに経過観察を行う．急激な変化や再治療が必要な場合，追加治療として，抗 VEGF 薬の再投与，PDT の再施行，併用療法の実施あるいは再施行を行う．

処方例

眼の状態に応じて，①～④のいずれかを単独で処方する．

①ラニビズマブ硝子体内注射液（硝子体内注射液）1 回 0.5 mg を 1 か月ごとに連続 3 回，硝子体内投与

②アフリベルセプト硝子体内注射液　1 回 2 mg を 1 か月ごとに連続 3 回，硝子体内投与

③静注用ベルテポルフィン　6 mg/m^2（体表面積）を 10 分間かけて静脈内投与　投与開始から 15 分後にレーザー光〔波長 689 ± 3 nm，光照射エネルギー量 50 J/cm^2（照射出力 600 mW/cm^2 で 83 秒間）〕を治療スポットに照射する．

④ペガプタニブナトリウム　1 回 0.3 mg を 6 週ごとに硝子体内投与

商品名

ラニビズマブ：ルセンティス

アフリベルセプト：アイリーア

ベルテポルフィン：ビスダイン

ペガプタニブ：マクジェン

処方解説◆評価のポイント

■処方目的

処方薬①②③④：脈絡膜新生血管の成長の抑制と症状の進行の抑制

■主な禁忌症

処方薬①：眼または眼周囲の感染あるいは感染の疑い，眼内の重度炎症

処方薬②：眼または眼周囲の感染あるいは感染の疑い，眼内の重度炎症，妊婦または妊娠している可能性のある女性

処方薬③：ポルフィリン症，眼底の観察困難

処方薬④：眼または眼周囲の感染あるいは感染の疑い

■効果のモニタリングポイント

処方薬①②③④：症状の進行抑制，脈絡膜新生血管の成長抑制

■副作用のモニタリングポイント

処方薬①：眼障害，脳卒中，眼圧上昇，視力低下，眼痛，羞明，霧視など

処方薬②：眼障害，脳卒中，結膜出血，眼痛，眼圧上昇など

処方薬③：眼障害，アナフィラキシー，視覚異常，頭痛など

処方薬④：眼障害，ショック，アナフィラキシー，飛蚊症，硝子体混濁など

服薬指導

- AMDは，現在のところ眼の状態を完全にもとに戻すことは難しい．治療の目的は，進行を遅らせ，視力を維持もしくは回復させることである．
- 放っておくと進行してしまうため，治療においては，定期的な眼の検査が必要で，早期発見，早期治療に努める．
- 良い眼の状態を維持するためには，生活習慣と食生活の改善（禁煙，抗酸化物質を多く含む食物の摂取），また，サプリメントとして抗酸化物質（ビタミンC，ビタミンE，β-カロテンなど）と亜鉛を摂取する．

4.1 アレルギー性結膜炎

学習のポイント

主な臨床症状

1 自覚症状：眼瘙痒感，眼脂（漿液性や粘液性），異物感
※季節性アレルギー性結膜炎では，くしゃみや鼻汁，鼻閉などアレルギー性鼻炎の症状をともなうことが多い．
2 他覚症状：結膜充血，結膜腫脹，結膜濾胞など

主な臨床検査値

1 季節性アレルギー性結膜炎（SAC）：血清抗原特異的 IgE 抗体陽性
2 通年性アレルギー性結膜炎（PAC）：結膜での好酸球陽性

主な治療薬

1 抗アレルギー点眼薬
1) ケミカルメディエーター遊離抑制薬〈ペミロラスト，トラニラスト，クロモグリク酸，イブジラスト，アンレキサノクス，アシタザノラスト〉
2) ヒスタミン H_1 受容体拮抗薬〈ケトチフェン，エピナスチン，オロパタジン，レボカバスチン〉
2 ステロイド点眼薬〈ベタメタゾンリン酸エステルナトリウム，デキサメタゾンメタスルホ安息香酸エステルナトリウム，デキサメタゾンリン酸エステルナトリウム，フルオロメトロン，ヒドロコルチゾン酢酸エステル〉

結膜炎（conjunctivitis）は，結膜に炎症を生じる眼疾患で，その原因から，アレルギー性結膜炎，感染性結膜炎（細菌性，ウイルス性，クラミジア），外傷性結膜炎に分類される．感染性は他人に感染するが，その他の結膜炎は，他人に感染することはない．本書では，Chapter 4.1 にてアレルギー性結膜炎を，Chapter 4.2 にて感染性結膜炎について解説する．

Word SAC
seasonal allergic conjunctivitis

Word PAC
perennial allergic conjunctivitis

概要

アレルギー性結膜炎（allergic conjunctivitis）は，結膜に増殖性変化のみられないアレルギー性結膜疾患[注1]の1つであり，季節性に症状が発現する**季節性アレルギー性結膜炎（SAC）**[注2]と症状の発現が通年性である**通年性アレルギー性結膜炎（PAC）**とに分類される．通年性は，季節あるいは気候の変化により増悪，寛解がみられる．

注1：アレルギー性結膜疾患とは，Ⅰ型アレルギーが関与する結膜の炎症性疾患で，結膜の炎症性変化と瘙痒感，眼脂，流涙などの何らかの自他覚症状をともなうものである．アレルギー性結膜炎のほか，アトピー性角結膜炎，春季カタル，巨大乳頭結膜炎が含まれる．
注2：SAC のなかでも，花粉によって惹き起こされるものは花粉性結膜炎とも呼ばれる．

● 疫学 ●

これまでの調査では，アレルギー性結膜炎の患者は全人口の 15 ～ 20％（約 2,000 万人以上）と推定されている．10 代が発症のピークであり，加齢とともに減少する．また，その有病率は，女性：男性＝2：1 と，女性に多い．

臨床症状

自覚症状としては，**眼瘙痒感**，**眼脂**，**異物感**が多く，アレルギー性結膜炎の眼脂は，細菌性結膜炎やウイルス性結膜炎と異なり，漿液性や粘液性を呈することが多い．SACでは，くしゃみや鼻汁，鼻閉などアレルギー性鼻炎の症状をともなうことが多い．他覚症状としては，結膜充血，結膜腫脹，結膜濾胞[注3]などがみられる．

注3：下眼瞼結膜上皮下にみられるリンパ球の集まった小さな塊．

検査所見としては，季節性で**血清抗原特異的IgE抗体陽性**，通年性で結膜での**好酸球陽性**がみられる．

診断

臨床症状，I型アレルギー素因の有無，眼局所（結膜）でのI型アレルギー反応の存在を確認し，診断基準（**表1**）にしたがって診断を行う．

表1　アレルギー性結膜炎の診断基準

確定診断	臨床診断または準確定診断に加えて，結膜擦過物中の好酸球が陽性
準確定診断	臨床診断に加えて，血清抗原特異的IgE抗体陽性，または推定される抗原と一致する皮膚反応陽性
臨床診断	アレルギー性結膜疾患に特有な臨床症状がある

❶ 季節性アレルギー性結膜炎（SAC）

季節性，眼瘙痒感，鼻炎症状，血清抗原特異的IgE抗体陽性，皮膚反応，結膜浮腫，結膜濾胞が診断根拠となる．毎年決まった季節に自覚症状として，眼瘙痒感，流涙，充血，異物感などがあり，抗原が**花粉**であることが多く，鼻炎症状が高率でみられる．重要な症状は眼瘙痒感で，その他，結膜充血，結膜浮腫，結膜濾胞，血清抗原特異的IgE抗体陽性または皮膚反応陽性があれば，ほぼ確実な診断が可能である．

❷ 通年性アレルギー性結膜炎（PAC）

通年性，眼瘙痒感，眼脂，好酸球が診断根拠となる．ほぼ1年を通じて眼瘙痒感，流涙，充血，眼脂などの自覚症状があり，結膜充血，結膜濾胞などが認められ，結膜に増殖性変化がないことで診断可能である．また，結膜での好酸球陽性率も参考になる．抗原は**ハウスダスト**，**ダニ**であることが多く，大部分が慢性に経過し，他覚所見にも乏しいことが多いため，診断が困難な場合がある．

診断では，ウイルス性，細菌性，クラミジアなどの感染性結膜炎と，非炎症性の結膜濾胞症やドライアイなどの疾患を鑑別診断すべきである．

治療

アレルギー性結膜炎では，抗原の回避および除去といった対策が予防につながる．その治療は，自覚症状とアレルギー症状の改善を目的とした薬物治療が中心となる．

❶ 予防

季節性では花粉抗原を回避するために花粉飛散時期を知り，花粉曝露を避ける対策を行う．一方，通年性では日々の生活環境，主に室内の環境を常に整えていることが必要である（表2）．

表2 アレルギー性結膜炎の原因と対策

原因	対策法
花粉	• 外出時のメガネやマスクの使用 • コンタクトレンズの装着 • 人工涙液による洗眼 • 花粉が残存しにくい衣類の着用 • 花粉を室内に持ち込まないために，コート，スカーフ，帽子などの衣類は玄関に入る前に脱ぐ • 花粉飛散量の多い日には，窓を閉め布団を屋外に干さない • 帰宅後の洗顔，うがい，鼻をかむ • 電気掃除機による室内の定期的な掃除 • 空気清浄機の利用
ダニ	• 寝具の天日干し（ダニの増殖を抑制） • 電気掃除機での寝具のダニの吸引 • 布団乾燥機による布団内部までの高熱乾燥 • 定期的な寝具のクリーニング • 空気清浄機の使用 • 吸込仕事率が 200 W 程度以上の電気掃除機による掃除
真菌	• 除湿を心掛ける（相対湿度を 70%以下で増殖は抑制される） • 埃がたまりやすいカーペット，畳，クロス張りの壁，ソファーなどはなるべく避ける

治療薬

抗アレルギー点眼薬，ステロイド点眼薬，抗アレルギー内服薬が用いられ，抗アレルギー点眼薬にはケミカルメディエーター遊離抑制薬とヒスタミン H_1 受容体拮抗薬がある（表3）．

表3 抗アレルギー点眼薬

分類	医薬品	主な副作用	備考
ケミカルメディエーター遊離抑制薬	ペミロラスト	眼瞼炎，眼刺激感，結膜充血など	ベンザルコニウム含有
	トラニラスト	刺激感・しみる，眼瞼炎，眼瘙痒感，眼瞼皮膚炎など	ベンザルコニウム含有
	クロモグリク酸	アナフィラキシー様症状，眼刺激症状など	ベンザルコニウム含有
	イブジラスト	しみる，瘙痒感，結膜充血，異物感，眼瞼炎，結膜浮腫など	
	アンレキサノクス	接触皮膚炎，刺激感，眼瞼炎，結膜充血など	
	アシタザノラスト	眼刺激，眼瞼炎，眼痛，眼瞼浮腫，結膜充血など	
ヒスタミン H_1 受容体拮抗薬	ケトチフェン	眼刺激，眼瞼炎，眠気など	ザジテン：ベンザルコニウム含有 UD：使い捨て
	エピナスチン	眼刺激感，眼の異物感，羞明など	
	オロパタジン	眼痛，眼の異常感，頭痛など	
	レボカバスチン	ショック，アナフィラキシー，眼刺激，眼瞼炎，結膜炎など	ベンザルコニウム含有

❶ 抗アレルギー点眼薬

(1) ケミカルメディエーター遊離抑制薬

ケミカルメディエーター遊離抑制薬は，主に肥満細胞の脱顆粒を阻害し，ケミカルメディエーター（ヒスタミン，ロイコトリエン，トロンボキサンA_2など）の遊離を抑制してI型アレルギーの即時相反応を軽減し，また，炎症細胞の結膜局所浸潤を抑制することで遅発相の反応も軽減する．

(2) ヒスタミンH_1受容体拮抗薬

ヒスタミンH_1受容体拮抗薬は，肥満細胞の脱顆粒により放出されるヒスタミンのH_1受容体への結合を遮断して症状を軽減する．

② ステロイド点眼薬[注4]

副腎皮質ステロイド薬は，肥満細胞や好酸球，リンパ球などの炎症細胞の浸潤抑制，サイトカインやケモカインなどの起炎物質の産生抑制，血管透過性抑制などにより抗炎症作用，抗アレルギー作用を示す．

角膜上皮剥離または角膜潰瘍，結核性・ウイルス性・真菌性・化膿性眼疾患に対しては原則禁忌となっており，主な副作用としては緑内障，角膜ヘルペス，角膜真菌症，緑膿菌感染症の誘発，後嚢白内障，刺激感，角膜沈着物などがある．

注4：主な薬剤としては以下のものがある．
- ベタメタゾンリン酸エステルナトリウム
- デキサメタゾンメタスルホ安息香酸エステルナトリウム
- デキサメタゾンリン酸エステルナトリウム
- フルオロメトロン
- ヒドロコルチゾン酢酸エステル

薬物療法

アレルギー性結膜炎の治療には，抗アレルギー点眼薬が第一選択となり，重症となれば，ステロイド点眼薬を使用し，重症度によりステロイド点眼薬を使い分ける．また，点眼薬だけでは効果不十分な場合や，アレルギー性鼻炎を併発している場合は，抗アレルギー内服薬を併用してもよい．

① 季節性アレルギー性結膜炎（SAC）

抗アレルギー点眼薬（ケミカルメディエーター遊離抑制薬，ヒスタミンH_1受容体拮抗薬）を第一選択とし，ケミカルメディエーター遊離抑制薬とヒスタミンH_1受容体拮抗薬を併用することも可能である．症状が強い時期はステロイド点眼薬の併用を行う．鼻炎症状が強い場合には抗アレルギー内服薬を併用する．季節性アレルギー性結膜炎は，抗原が花粉であることが多いため，花粉飛散予測日の約2週前から，あるいは症状が感じられた時点で投与を開始することで症状が軽減される．

② 通年性アレルギー性結膜炎（PAC）

抗アレルギー点眼薬を第一選択とし，効果不十分な場合は経過をみながら他の点眼薬への変更やステロイド点眼薬の併用を行う．

処方例

①または②を単剤で処方する．効果が不十分な場合は，③または④のいずれかを併用処方する．それでも効果が認められない場合は，⑤を追加処方する．※1
①クロモグリク酸ナトリウム点眼液　1回1～2滴　1日4回
②アシタザノラスト点眼液　1回1～2滴　1日4回
③レボカバスチン点眼液　1回1～2滴　1日4回
④ケトチフェン点眼液　1回1～2滴　1日4回
⑤フルオロメトロン点眼液　1回1～2滴　1日2～4回

商品名
クロモグリク酸：インタール
アシタザノラスト：ゼペリン
レボカバスチン：リボスチン
ケトチフェン：ザジテン
フルオロメトロン：フルメトロン

▶▶▶留意事項
※1 薬物治療とともに予防対策（前述）の指導を行う．

処方解説◆評価のポイント

■処方目的
処方薬①②③④⑤：自覚症状とアレルギー所見の改善

■効果のモニタリングポイント
処方薬①②③④⑤：自覚症状の緩和と他覚所見の改善

■副作用のモニタリングポイント
処方薬①：アナフィラキシー様症状，眼刺激症状など
処方薬②：眼刺激，眼痛，眼瞼浮腫，結膜充血など
処方薬③：ショック，眼刺激，眼瞼炎，結膜炎など
処方薬④：眼刺激，眼瞼炎，眠気など
処方薬⑤：緑内障，角膜ヘルペス，眼刺激感，結膜充血など

服薬指導

1 治療目的や予防

- アレルギー性結膜炎における薬物治療は症状の改善が目的であり，抗原の回避，除去の予防対策が重要である．
- アレルギー性結膜炎における予防対策（花粉対策，ダニ対策，真菌対策）について具体的に指導する．

2 点眼薬の使用方法

- 指が目薬の容器の先に触れて汚染されることがないよう，まず手を石鹸でよく洗う．
- 下まぶたを軽く引いて，容器の先端が眼瞼，睫毛に触れないように1滴（1滴で十分）点眼する．
- 全身性副作用の軽減のため，点眼後はまぶたを閉じ，軽く目頭を押さえる．
- 接触皮膚炎などを予防するため，眼から溢れた薬液は，清潔なガーゼ，ティッシュなどでふき取る．
- 複数の点眼薬を使用する場合は，次の点眼まで5分程度間隔を空けることが望ましい．

4.2 感染性結膜炎

学習のポイント

主な臨床症状

瘙痒感がなく，膿性あるいは線維素性の眼脂，充血がみられる．

1 細菌性結膜炎：黄色膿性の眼脂，充血

2 ウイルス性結膜炎：線維素性の眼脂，充血，下眼瞼結膜全体に濾胞

1）アデノウイルス結膜炎：急性で両眼性，流行性

2）ヘルペス性結膜炎：片眼性で眼瞼に紅色丘疹や角膜周辺部や球結膜に上皮病変

3 クラミジア結膜炎：片眼性で膿性に近い眼脂，大型の濾胞形成

※ウイルス性結膜炎およびクラミジア結膜炎では耳前リンパ節腫脹が特徴的

主な診断指標

眼脂の塗抹標本，ウイルス特異的検査（抗原検出，遺伝子検出など）

主な治療薬

1 抗菌点眼薬

1）セフェム系抗菌薬〈眼科用セフメノキシム〉

2）マクロライド系抗菌薬〈エリスロマイシン・コリスチン（眼軟膏）〉

3）ニューキノロン系抗菌薬〈モキシフロキサシン（点眼），レボフロキサシン（点眼），オフロキサシン（眼軟膏），ガチフロキサシン（点眼）など〉

2 ステロイド点眼薬〈フルオロメトロン（点眼）〉

3 抗ヘルペスウイルス点眼薬〈アシクロビル（眼軟膏）〉

概要

感染性結膜炎（infectious conjunctivitis）には，細菌性結膜炎，ウイルス性結膜炎，クラミジア結膜炎がある．**細菌性結膜炎**の原因菌は，インフルエンザ菌や肺炎球菌，黄色ブドウ球菌などである．一方，**ウイルス性結膜炎**の主たる原因ウイルスは，アデノウイルス，エンテロウイルス 70，コクサッキーウイルス A24 変異株である．よって，ウイルス性結膜炎には，**アデノウイルス結膜炎**（流行性角結膜炎，咽頭結膜熱），**エンテロウイルス結膜炎**（急性出血性結膜炎），**単純ヘルペス結膜炎**がある．

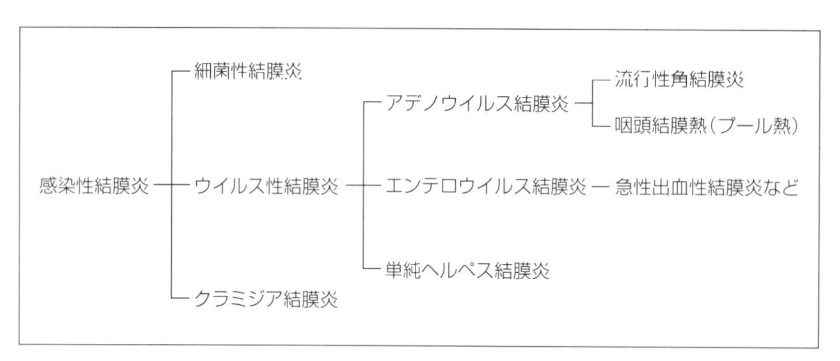

図 1　感染性結膜炎の分類

また，潜伏期間は，アデノウイルスで7日程度，エンテロウイルス70型では24時間程度である．

臨床症状

アレルギー性結膜炎では，瘙痒感と乳頭増殖がみられるのに対して，感染性結膜炎では，瘙痒感がなく，膿性あるいは線維素性の眼脂がみられる．さらに，細菌性結膜炎，ウイルス性結膜炎，クラミジア結膜炎それぞれに**表1**のような特徴的な症状がある．

表1　感染性結膜炎の特徴的な症状

分　類	特徴的な症状
細菌性結膜炎	黄色膿性の眼脂，充血
ウイルス性結膜炎	線維素性の眼脂，耳前リンパ節腫脹，充血，下眼瞼結膜全体に濾胞
クラミジア結膜炎	膿性に近い眼脂，耳前リンパ節腫脹，大型の濾胞形成を必ずともなう

診断

❶ アレルギー性結膜炎との鑑別

診断ではアレルギー性結膜炎との鑑別を行う．症状として，瘙痒感と乳頭増殖があれば，アレルギー性結膜炎を疑う．瘙痒感がなく，眼脂が膿性または線維素性の場合には，感染性結膜炎の可能性が高い．

❷ 感染性結膜炎の分類と鑑別

濾胞形成がなく，黄色膿性の眼脂で，リンパ節腫脹がみられない場合は，細菌性結膜炎を最も強く疑う．大型の結膜濾胞が認められ，片眼性であれば，クラミジア結膜炎の可能性がある．一方，下眼瞼結膜全体に小さく，びまん性の濾胞形成が認められる場合は，ウイルス性結膜炎の可能性が高い．

(1) ウイルス性結膜炎の鑑別

ウイルス性結膜炎が疑われる場合は，ヘルペス性結膜炎との鑑別を行う必要がある．単純ヘルペス性結膜炎は，通常，片眼性で眼瞼に紅色丘疹や角膜周辺部や球結膜に上皮病変が認められる．

一方，ウイルス性結膜炎であるアデノウイルス結膜炎やエンテロウイルス結膜炎は，急性で，両眼性，流行性である．エンテロウイルス結膜炎では，ほぼ両眼同時に急激に発症し，結膜下点状出血がみられる．流行性角結膜炎などでは，一般的に片眼に発症後，やや遅れて他眼に伝播する．

(2) アデノウイルス感染の可能性が高い場合

検査としては，眼脂の塗抹標本とウイルス特異的検査（抗原検出，遺伝子検出など）を行う．臨床所見からウイルス性結膜炎が疑われ，かつ，アデノウイルス感染の可能性が高い場合は，診断キットのアデノチェック®を行う．

アデノチェック®が陽性であれば，アデノウイルス結膜炎と診断する．一方，陰性の場合は，他の結膜炎の可能性があるため，塗抹標本検査を行い，その結果によりそれぞれの病因診断検査を行い，鑑別診断する．

治療

細菌性結膜炎では，抗菌点眼薬や経口抗菌薬による薬物治療が基本となる．

治療薬

治療薬として点眼薬が中心となり，**抗菌薬，副腎皮質ステロイド薬，非ステロイド性抗炎症薬（NSAIDs），抗ヘルペスウイルス点眼薬**が用いられる．剤形としては点眼液や眼軟膏が用いられる．

Word NSAIDs
non-steroidal inflammatory drugs

❶ 抗菌点眼薬

抗菌点眼薬は，ウイルス性結膜炎には無効である．しかし，アデノウイルス結膜炎では細菌感染を合併している場合が多くあること，アデノウイルス結膜炎の重症例では，糸状角膜炎や角膜上皮欠損を合併し，結膜で増加した細菌により角膜感染を生じる可能性があること，また，副腎皮質ステロイド薬の使用においては感染予防を考慮しなければならないことなどから，アデノウイルス結膜炎が疑われた場合には抗菌薬の投与が必要である．

薬剤としては，初期にクラミジアとウイルス性結膜炎の鑑別が難しいことからクラミジアに対する効果も期待できる**マクロライド系抗菌薬，ニューキノロン系抗菌薬の点眼薬**を選択する．クラミジア結膜炎と確診した場合は，マクロライド系抗菌薬，ニューキノロン系抗菌薬を選択する．アミノ配糖体系抗菌薬の点眼薬は，角膜上皮障害を生じる頻度が高いことから選択しない．

❷ NSAIDs 点眼薬

NSAIDs の点眼薬は，ウイルス性結膜炎に対する有効性は明確ではないが，ウイルスの増殖を助長させる可能性や混合感染を惹起することがないため，使用を考慮してもよい．

❸ ステロイド点眼薬

ステロイド点眼薬は，アデノウイルス結膜炎の治療に用いるが，結膜炎症や上皮下浸潤を抑制する一方で，初期から過剰に使用するとウイルスの増殖を助長させる可能性があるため，症状を早期に改善させたい場合に用い，軽症例では使用を避ける．使用にあたっては弱い副腎皮質ステロイド薬（フルオロメトロン点眼液）から開始し，重症化する場合は強い副腎皮質ステロイド薬を考慮する．エンテロウイルス結膜炎の場合は上皮下浸潤もなく，病期も短いため，副腎皮質ステロイド薬を必要としない．

④ 抗ヘルペスウイルス点眼薬

抗ヘルペスウイルス点眼薬は，ヘルペス性結膜炎に対して抗菌点眼薬との併用にて使用する．

表2　主な治療薬

分類		医薬品	主な副作用	用法用量
抗菌薬	セフェム系抗菌薬	眼科用セフメノキシム	ショック，刺激感，瘙痒感，結膜充血など	1回1～2滴を1日4回点眼
	マクロライド系抗菌薬	エリスロマイシン・コリスチン眼軟膏	眼瞼炎，眼瞼皮膚炎，瘙痒感，結膜充血など	1日数回点眼
	ニューキノロン系抗菌薬	ロメフロキサシン点眼液	眼刺激症状（しみる，疼痛，刺激感），眼瞼炎，結膜炎，結膜充血，角膜炎など	1回1滴，1日3回点眼
		ガチフロキサシン点眼液	刺激感，瘙痒感，霧視，点状角膜炎，蕁麻疹，鼻漏，虹彩炎，眼瞼炎，結膜炎，結膜出血，流涙など	1回1滴，1日3回点眼
		トスフロキサシン点眼液	眼刺激，角膜障害など	1回1滴，1日3回点眼
		モキシフロキサシン点眼液	眼痛，味覚異常（苦味），眼充血，眼刺激など	1回1滴，1日3回点眼
		レボフロキサシン点眼液	アナフィラキシー，眼刺激感，味覚異常，眼瘙痒感，蕁麻疹など	1回1滴，1日3回点眼
		オフロキサシン眼軟膏	アナフィラキシー，眼瞼瘙痒感，眼瞼腫脹，眼瞼炎，結膜充血，眼痛，眼瞼発赤など	適量を1日3回塗布
抗ヘルペスウイルス薬		アシクロビル眼軟膏	びまん性表在性角膜炎，結膜びらんなど	適量を1日5回塗布
副腎皮質ステロイド薬		フルオロメトロン点眼液	緑内障，角膜ヘルペス，角膜真菌症，緑膿菌感染症，穿孔，後嚢下白内障，眼圧上昇，アレルギー性結膜炎の悪化など	1回1～2滴，1日2～4回点眼
		ベタメタゾン液	緑内障，角膜ヘルペス，角膜真菌症，緑膿菌感染症，穿孔，後嚢下白内障，刺激感など	1回1～2滴，1日3～4回点眼

薬物療法

ウイルス性結膜炎に対しては，ウイルスに直接有効な点眼薬は存在しないため，対症療法が中心となる．対症療法の中心となる薬剤は，副腎皮質ステロイド薬，NSAIDs，抗菌薬の点眼薬である．

ヘルペス性結膜炎に対しては，抗菌点眼薬，抗ヘルペスウイルス点眼薬による治療を行う．

クラミジア結膜炎に対しては，マクロライド系抗菌薬，ニューキノロン系抗菌薬が有効であるが，1か月以上の長期投与が必要である．

① 細菌性結膜炎

細菌性結膜炎の原因菌は，インフルエンザ菌や肺炎球菌，黄色ブドウ球菌などであることから，抗菌点眼薬での治療が基本となる．

処方例

初回治療では，①～③のいずれか単剤にて治療する．
①眼科用セフメノキシム　1回1～2滴　1日4回　点眼
②レボフロキサシン点眼液　1回1滴　1日3回　点眼
③モキシフロキサシン点眼液　1回1滴　1日3回　点眼

商品名
セフメノキシム：ベストロン
レボフロキサシン：クラビット
モキシフロキサシン：ベガモックス

処方解説◆評価のポイント

■処方目的
処方薬①②③：抗菌作用による症状の改善
■効果のモニタリングポイント
処方薬①②③：症状（黄色膿性の眼脂，充血など）の改善
■副作用のモニタリングポイント
処方薬①：ショック，刺激感，瘙痒感，結膜充血など
処方薬②：アナフィラキシー，眼刺激感，味覚異常，眼瘙痒感，蕁麻疹など
処方薬③：眼痛，味覚異常，眼充血，眼刺激など

❷ ウイルス性結膜炎

(1) アデノウイルス結膜炎

副腎皮質ステロイド薬，NSAIDs，抗菌薬の点眼薬による対症療法を行う．

処方例

アデノウイルス結膜炎では，細菌感染を合併している場合が多いため，①あるいは②に③を併用処方する．重症例では，①または②に④を併用処方する．
①レボフロキサシン点眼液（1.5%）　1回1滴　1日3回　点眼
②ガチフロキサシン点眼液（0.3%）　1回1滴　1日3回　点眼
③フルオロメトロン点眼液（0.1%）　1回1～2滴　1日2～4回　点眼
④ベタメタゾン点眼液（0.1%）　1回1～2滴　1日3～4回　点眼

商品名
レボフロキサシン：クラビット
ガチフロキサシン：ガチフロ
フルオロメトロン：フルメトロン
ベタメタゾン：リンデロン

処方解説◆評価のポイント

■処方目的
処方薬①②：抗菌作用による症状の改善※1
処方薬③④：抗炎症作用による症状の改善
■主な禁忌症
処方薬④：<原則禁忌>角膜上皮剥離または角膜潰瘍，ウイルス性結膜・角膜疾患，結核性眼疾患，真菌性眼疾患または化膿性眼疾患
■効果のモニタリングポイント
処方薬①②③④：症状の改善
■副作用のモニタリングポイント
処方薬①：アナフィラキシー，眼刺激感，味覚異常，眼瘙痒感，蕁麻疹など
処方薬②：刺激感，瘙痒感，霧視，点状角膜炎，流涙など
処方薬③：緑内障，角膜ヘルペス，角膜真菌症，眼刺激感，結膜充血など
処方薬④：緑内障，角膜ヘルペス，角膜真菌症，緑膿菌感染症，後囊下白内障，刺激感など

▶▶▶留意事項
※1 レボフロキサシンあるいはガチフロキサシンは，副腎皮質ステロイド薬の使用による感染予防にもなる．

(2) ヘルペス性結膜炎

抗菌点眼薬，抗ヘルペスウイルス点眼薬での治療が基本となる．

処方例

①と②を併用処方する．
①アシクロビル眼軟膏　適量　1日5回　塗布
②モキシフロキサシン点眼液　1回1滴　1日3回　点眼

商品名
アシクロビル：ゾビラックス
モキシフロキサシン：ベガモックス

処方解説◆評価のポイント

■処方目的
処方薬①：抗ウイルス作用による症状の改善
処方薬②：抗菌作用による症状の改善
■効果のモニタリングポイント
処方薬①②：症状の改善
■副作用のモニタリングポイント
処方薬①：びまん性表在性角膜炎，結膜びらんなど
処方薬②：眼痛，味覚異常，眼充血，眼刺激など

(3) クラミジア結膜炎

マクロライド系抗菌薬（眼軟膏），ニューキノロン系抗菌薬（点眼）での治療が基本となる．

処方例

①または②のいずれかを単剤で1か月以上継続投与する．
①オフロキサシン眼軟膏　1日3回　塗布
②エリスロマイシン・コリスチン眼軟膏　1日5回　塗布

商品名
オフロキサシン：タリビット
エリスロマイシン・コリスチン：エコリシン

処方解説◆評価のポイント

■処方目的
処方薬①②：抗菌作用による症状の改善
■効果のモニタリングポイント
処方薬①②：症状の改善
■副作用のモニタリングポイント
処方薬①：アナフィラキシー，眼瞼瘙痒感，眼瞼腫脹，眼瞼炎，結膜充血など
処方薬②：眼瞼炎，眼瞼皮膚炎，瘙痒感，結膜充血など

服薬指導

❶ ウイルス性結膜炎の患者に対して

(1) ウイルス性結膜炎の場合

- ウイルスの抵抗性は強く感染力が非常に強いため，患者に以下のことを十分に説明する必要がある．
  ① 眼脂や涙液には多量のウイルスが存在し，感染源となる．
  ② 多くの場合が，手指などを介する接触感染である．

③ 学校保健法では，医師により伝染のおそれがないと認められるまで，出席停止が義務付けられている．

(2) 眼外症状をともなうウイルス性結膜炎の場合

- 風邪の症状として咳やくしゃみなどからも感染する．
- 便や尿中にもウイルスが存在するため，プールなどでも感染する．
- 学校保健法では，主要症状が消失後2日間までは，出席停止が義務付けられている．

(3) 点眼液と眼軟膏が両方処方された場合

- 点眼液と眼軟膏の両方が処方されている場合は点眼液を先に点眼し，5分後に眼軟膏を塗布する．

2 点眼液

- 指が目薬の容器の先に触れて汚染されることがないよう，まず手を石鹸でよく洗う．
- 下まぶたを軽く引いて，容器の先端が眼瞼，睫毛に触れないように1滴（1滴で十分）点眼する．
- 点眼後，瞼を閉じて，軽く目頭を押さえる（全身性副作用を軽減するため）．
- 眼から溢れた薬液は清潔なガーゼ，ティッシュなどでふき取る（接触皮膚炎などを予防するため）．
- 複数点眼する場合は，次の点眼まで5分程度間隔を空けることが望ましい．

3 眼軟膏

- 手を石鹸できれいに洗う．
- 使用前にチューブの先から軟膏を少し出し，清潔なティッシュなどで拭き取り，その部分を捨てる．
- 鏡などを見ながら下まぶたを下に引き，チューブの先端がまぶたやまつげ，眼球に直接触れないように注意しながら（汚染に注意），チューブを少し押して薬を出し，下まぶたに付ける．
- つけた後は目を閉じ，軽く上からティッシュなどを当て，強く押さえないようにマッサージする．
- チューブの先を清潔なティッシュなどで拭きキャップをする．

5.1 網膜症

学習のポイント

主な臨床症状

1 非増殖網膜症：自覚症状はないが，次の眼底所見が認められる．
 1）単純網膜症：小さな点状出血，硬性白斑，毛細血管瘤など
 2）増殖前網膜症：多数の軟性白斑，進行にともなう血管閉塞や静脈異常など

2 増殖網膜症
 1）自覚症状：視力低下や飛蚊症
 2）眼底所見：硝子体出血，増殖膜，網膜剥離

3 黄斑症：視力低下と黄斑浮腫など

主な治療薬

1 抗 VEGF 薬〈ラニビズマブ硝子体内注射液，アフリベルセプト硝子体内注射液〉

2 副腎皮質ステロイド薬〈トリアムシノロンアセトニド硝子体内注用〉

概要

網膜症（retinopathy）は，眼球内の奥にある網膜の毛細血管が障害を受け，網膜に異常が生じる疾患で，見え方が変質し視力が低下して失明することもある．糖尿病により発症することが最も多いが，高血圧，脂質異常症も原因となる．

Word ▶ VEGF
血管内被細胞増殖因子
vascular endothelial growth factor

網膜症は新生血管の発生している**増殖網膜症**と発生していない**非増殖網膜症**に分けられる．さらに，非増殖網膜症は，**単純網膜症**（軽症および中等症非増殖網膜症），**増殖前網膜症**（重症非増殖網膜症）に分けられる．

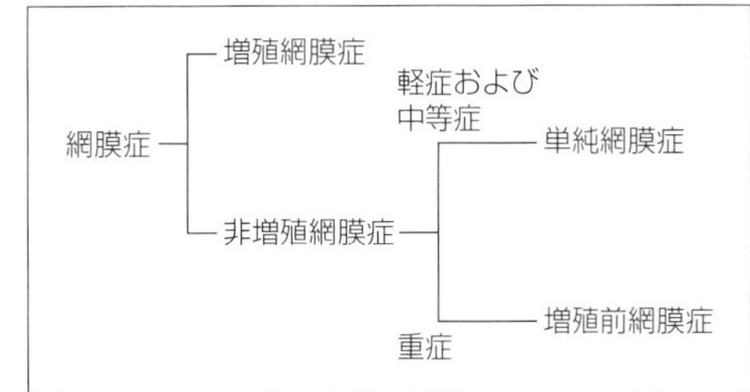

図 1　網膜症の分類

網膜症を発症すると単純網膜症，増殖前網膜症から新生血管のみられる増殖網膜症へと進行していく．単純網膜症の進展速度は遅く，増殖前網膜症へ進展するには 3 ～ 10 年（平均 5 年）かかる．

新生血管は急激な眼内出血，網膜剥離などを引き起こし，重篤な視力障害を引き起こす．網膜症の進行にともなって網膜の中心部（黄斑）に影響を及ぼし，黄斑症が起こると視力を著しく低下させる．

● 疫学 ●

網膜症は，糖尿病により発症する糖尿病網膜症（diabetic retinopathy）が最も多く，わが国において糖尿病患者の約 15％（約 140 万人）が糖尿病網膜症であると推定されている．また，糖尿病網膜症は，年間約 3,000 人の失明を引き起こし 50 ～ 60 代で最も多い．

臨床症状

❶ 非増殖網膜症

(1) 単純網膜症

単純網膜症は，網膜症発症の初期段階で，自覚症状がなく，視力に影響がない場合も多い．しかし，血管の所々に障害が起こり，眼底所見にて，小さな点状出血，硬性白斑（血液中のタンパク質や脂肪が沈着），毛細血管瘤などが認められる．

(2) 増殖前網膜症

増殖前網膜症は，血管の閉塞により網膜に血液が流れず虚血状態となる段階で自覚症状がなく，視力に影響がない場合も多い．眼底所見にて，多数の軟性白斑がみられ，進行にともなって血管閉塞や静脈異常などがみられる．

❷ 増殖網膜症

増殖網膜症は，新生血管が網膜血管から硝子体に伸びてくる段階で，自覚症状として，目の中の煙のススや赤いカーテンがかかるなど視力低下や飛蚊症を生じる．新生血管が破れると，眼底所見にて，硝子体出血，増殖膜，網膜剥離が起こり，非常に重症な状態であるが，硝子体出血や網膜剥離が起きていなければ，重度の視力低下を自覚しないこともある．

診断

眼底検査により，網膜および硝子体全体の病変を観察して診断し，重症度を判定する．重症度分類に使用されている改変Davis分類では，網膜症の主要病態を血管透過性亢進，血管閉塞，血管新生に分け，病態と眼底所見にて分類している（**表1**）．分類にはその他，新福田分類などが用いられている．

表1 改変Davis分類

網膜症病期	病 態	眼底所見
網膜症なし		なし
単純網膜症	血管透過性亢進	毛細血管瘤，網膜点状・斑状・線状出血，硬性白斑，網膜浮腫
増殖前網膜症	血管閉塞	軟性白斑，静脈異常，網膜内細小血管異常
増殖網膜症	血管新生	網膜・乳頭上新生血管，網膜前・硝子体出血，線維血管性増殖膜，牽引性網膜剥離

治療

網膜症では増殖網膜症に至ると，硝子体出血や牽引性網膜剥離を生じて外科治療が必須となるため，増殖網膜症へ進展しないように予防的治療が重要である．したがって，早期から薬物治療により網膜症の発症を抑える必要がある．そのために，まず原因となる疾患のコントロール[注1]が重要である．

注1：糖尿病では，血糖コントロールを行う．

❶ 外科治療

単純網膜症に対しては，薬物治療が優先されるが，中等症非増殖網膜症，増殖前網膜症では網膜レーザー光凝固術，重症増殖網膜症や黄斑浮腫では硝子体手術が行われる．

(1) 網膜レーザー光凝固術

網膜レーザー光凝固術は，網膜毛細血管閉塞領域や網膜血管透過性亢進が見られる領域に施行することで血管新生の発生抑制，網膜浮腫の軽減により視力の維持が期待できる．

(2) 硝子体手術

硝子体手術は，硝子体出血，牽引性網膜剥離などに対し，硝子体出血，網膜硝子体増殖膜を除去するために行う．

治療薬

単純網膜症に対して血管強化薬，循環改善薬などの治療薬が用いられるが，進展予防が確立されているわけではない（表2）．網膜症や黄斑症の進行には，血管新生の発生が関係していることから血管新生の発症に関わる血管内皮細胞増殖因子（VEGF）の働きを抑制する**抗VEGF薬**が用いられる．また，**副腎皮質ステロイド薬**も同等の効果があるとの報告がある．

Word VEGF
vascular endothelial growth factor

Word PG
プロスタグランジン
prostaglandin

Word TNF
腫瘍壊死因子
tumor necrosis factor

Word LT
ロイコトリエン
leukotriene

Word TX
トロンボキサン
thromboxane

Word IL
インターロイキン
interleukin

❶ 抗VEGF薬

抗VEGF薬は，VEGFとVEGF受容体との結合を阻害してVEGFによる血管新生作用および血管透過性の亢進作用を抑制する．中心窩下脈絡膜新生血管をともなう加齢黄斑変性症，網膜静脈閉塞症にともなう黄斑浮腫，病的近視における脈絡膜新生血管，糖尿病黄斑浮腫に適応される．

❷ 副腎皮質ステロイド薬

副腎皮質ステロイド薬は，炎症性メディエーター（PGE_2，TNF-α，LTB_4，TXB_2，IL-1β）の産生を抑制し抗炎症作用を示す．また，VEGF濃度の上昇および発現抑制作用，血液網膜関門の破綻抑制作用を示す．硝子体手術時の硝子体可視化，糖尿病黄斑浮腫に適応される．

表2 治療薬

分類	医薬品	禁忌	主な副作用	備考
抗VEGF薬	ラニビズマブ（硝子体内注射液）	眼または眼周囲の感染あるいは感染の疑い，眼内の重度炎症	眼障害，脳卒中，眼圧上昇，視力低下，眼痛，網膜出血，一過性視力低下など	導入期：1か月ごとに連続3か月間硝子体内投与 広域抗菌点眼薬を投与3日前から投与後3日まで投与
	アフリベルセプト（硝子体内注射液）	眼または眼周囲の感染あるいは感染の疑い，眼内の重度炎症，妊婦または妊娠している可能性のある女性	眼障害，脳卒中，結膜出血，眼痛，眼圧上昇など	導入期：1か月ごとに連続3回硝子体内投与 維持期：通常，2か月ごとに1回 広域抗菌点眼薬を投与3日前から投与後3日まで投与
副腎皮質ステロイド薬	トリアムシノロンアセトニド（硝子体内注用）	眼または眼周囲に感染あるいは感染の疑い，コントロール不良の緑内障	眼障害，眼圧上昇，白内障，飛蚊症，視力低下，血中ブドウ糖増加，血中カリウム増加など	トリアムシノロンアセトニド濃度が40 mg/mLになるように用時懸濁し，1回4 mgを硝子体内投与

薬物療法

単純網膜症に対して，薬物療法が優先される．一方，黄斑浮腫があり，視力低下の危険性がある場合，病期に関係なく硝子体手術や光凝固治療と薬物治療を行う．

処方例

糖尿病黄斑浮腫
網膜症や黄斑症の進行抑制に硝子体手術に①または②を処方する．
①ラニビズマブ硝子体内注射液　1回0.5 mg　硝子体注射
②トリアムシノロンアセトニド硝子体内注用　1回4 mg　硝子体注射

商品名
ラニビズマブ：ルセンティス
トリアムシノロンアセトニド：マキュエイド

処方解説◆評価のポイント

■処方目的
処方薬①：血管新生抑制作用による症状の改善と進行抑制
処方薬②：抗炎症作用，血液網膜関門の破綻抑制作用による症状の改善と進行抑制

■主な禁忌症
処方薬①：眼または眼周囲の感染あるいは感染の疑い，眼内の重度炎症
処方薬②：眼または眼周囲に感染あるいは感染の疑い，コントロール不良の緑内障

■効果のモニタリングポイント
処方薬①②：黄斑浮腫の改善と矯正視力の維持・改善

■副作用のモニタリングポイント
処方薬①：眼障害，脳卒中，眼圧上昇，視力低下，眼痛，網膜出血など
処方薬②：眼障害，眼圧上昇，白内障，飛蚊症，視力低下，血中ブドウ糖増加など

服薬指導

- 網膜症は発症および進展の予防が重要であり，そのためには，原因となる疾患（糖尿病など）のコントロールが重要である．

5.2 ぶどう膜炎

学習のポイント

主な臨床症状

片眼だけあるいは両眼に充血，飛蚊症，眼痛，霧視，羞明感，視力低下など

主な検査所見

1 細菌性ぶどう膜炎
炎症の進行にともない，前房蓄膿，線維素（フィブリン）析出，角膜浮腫，硝子体混濁

2 サルコイドーシスによるぶどう膜炎
豚脂様角膜後面沈着物，虹彩結節，隅角結節，テント状の周辺虹彩前癒着，雪玉状または塊状硝子体混濁，散在性の網膜静脈周囲炎，血管周囲結節，網脈絡膜滲出斑

3 ベーチェット病によるぶどう膜炎
毛様充血，角膜後面沈着物，前房フレアおよび細胞，前房蓄膿，虹彩後癒着

主な治療薬

1 副腎皮質ステロイド薬
　1）経口薬〈プレドニゾロン〉
　2）点眼薬〈ベタメタゾン〉
　3）注射薬〈デキサメタゾン，トリアムシノロンアセトニド〉

2 散瞳点眼薬〈トロピカミド／フェニレフリン〉

3 好中球走化性因子阻止薬〈コルヒチン〉

4 免疫抑制薬〈シクロスポリン〉

5 抗 TNF-α抗体〈インフリキシマブ〉

概要

ぶどう膜は，瞳孔をつくる虹彩，水晶体を調節しピントを合わせる毛様体，栄養を運ぶ役目をする脈絡膜の3つの膜からなっている．これらの組織に炎症がおきるのが，**ぶどう膜炎**（uveitis）で，失明する可能性が高い．

発症の原因は，**感染性**と**自己免疫疾患**などによる非感染性に分けられ，感染性は30%，非感染性は70%の頻度であるといわれている．

感染性は，細菌，ウイルス，真菌，ヘルペスなどの感染が原因となる．細菌性は眼内手術後の術後に多く，真菌性は，全身の感染巣からの血行性転移によるものが多い．非感染性のものとしては，全身の免疫異常による**サルコイドーシス**，**原田病**，**ベーチェット病**などによるものがある．

サルコイドーシス患者の多くはぶどう膜炎を発症し，ベーチェット病ではぶどう膜炎に加えて口内炎（口腔粘膜のアフタ性潰瘍），皮膚症状，外陰部潰瘍の症状がみられ，さらに血管，中枢神経，関節，消化器など全身性の病変症状がみられる．その他，炎症性腸疾患，若年性関節リウマチに関連したぶどう膜炎がある．

● 疫学 ●

ぶどう膜炎の原因は種々に及ぶが，原因疾患不明が33.5%にみられる．原因疾患では，サルコイドーシスが10.6%と最も多く，次いで原田病が7.0%を占め，近年，ベーチェット病は減少傾向にある．女性に好発し，若年者と中高年が発症のピークであるが，高齢の女性が多い．

臨床症状

❶ 細菌性ぶどう膜炎

細菌性ぶどう膜炎では，充血，飛蚊症，眼痛，霧視，羞明感，視力低下などの症状が認められる．片眼だけ，あるいは両眼のこともあり，さまざまである．検査所見としては，細菌性では炎症の進行にともなって前房蓄膿，線維素（フィブリン）析出，角膜浮腫，硝子体混濁がみられる．

❷ サルコイドーシスのぶどう膜炎

サルコイドーシスのぶどう膜炎は肉芽腫性を示し，豚脂様角膜後面沈着物，虹彩結節，隅角結節，テント状の周辺虹彩前癒着，雪玉状または塊状硝子体混濁が認められ，眼底所見では，散在性の網膜静脈周囲炎，血管周囲結節，網脈絡膜滲出斑がみられる．

❸ ベーチェット病によるぶどう膜炎

ベーチェット病では，毛様充血，角膜後面沈着物，前房フレアおよび細胞，前房蓄膿，虹彩後癒着がみられ，その他，隅角蓄膿，硝子体混濁，活動期には網脈絡膜炎，網膜血管炎，網膜出血，視神経乳頭の発赤・腫脹などが認められる．

診断

診断においては，臨床症状および眼底検査のほか，蛍光眼底造影検査，細隙灯顕微鏡検査，フルオレセイン蛍光眼底造影検査，光干渉断層撮影（OCT）検査などの眼科特殊検査を行う．

その検査所見より，炎症の部位（前部ぶどう膜炎[注1]，後部ぶどう膜炎[注2]，汎ぶどう膜炎[注3]），肉芽腫性か非肉芽腫性か，片眼性か両眼か，などを確認し，加えて，血液検査，胸部X線検査などの全身検査，ツベルクリン反応検査などにより，原因疾患を鑑別診断する．

Word ▶ OCT
Optical Coherence Tomography

注1：主に前眼部に限局する虹彩炎および虹彩毛様体炎
注2：あらゆる網膜炎，脈絡膜炎，または視神経乳頭の炎症
注3：前房および後房両方における炎症

治療

治療の目的は炎症を抑えて視力障害につながる合併症に進展させないことにある．全身療法と局所療法が行われる．

サルコイドーシスによるぶどう膜炎は，肉芽腫性の炎症で**副腎皮質ステロイド薬**による治療が有効である．ベーチェット病の治療では副腎皮質ステロイド薬による眼炎症発作期に炎症を沈静化させる発作期治療と**免疫抑制薬**などによる眼炎症発作を予防し寛解期を持続させる寛解期治療（発作抑制治療）が行われる．

また，合併症である併発白内障や続発緑内障などで内服薬や外用薬が無効な場合には外科治療を行う．

治療薬

治療薬としては，全身療法としては副腎皮質ステロイド薬や免疫抑制薬が用いられ，局所療法としては副腎皮質ステロイド薬の点眼薬や注射薬などが用いられる（表1）.

❶ 好中球走化性因子阻止薬

白血球，好中球の作用を阻止する.

❷ 免疫抑制薬

T細胞を選択的に阻害し，T細胞内のカルシニューリンを阻害する.

❸ 抗TNF-α抗体

TNF-αに対する中和作用，TNF-α発現細胞障害作用，受容体に結合したTNF-α解離作用によりTNF-αの作用を阻害する.

❹ 副腎皮質ステロイド薬（経口薬，点眼薬，注射薬）

肥満細胞や好酸球，リンパ球などの炎症細胞の浸潤抑制，サイトカインやケモカインなどの起炎物質の産生抑制，血管透過性抑制，マクロファージ・未熟T細胞の増殖やT細胞機能などを抑制することにより，抗炎症作用，免疫抑制作用を示す．その他，抗アレルギー作用，広範囲にわたる代謝作用などを有する.

❺ 散瞳点眼薬

散瞳作用，調節麻痺作用を有する.

表1　主な治療薬

分　類	医薬品	投与禁忌	主な副作用
好中球走化性因子阻止薬	コルヒチン	肝臓・腎臓障害を有し，肝代謝酵素CYP3A4の強力阻害薬またはP糖タンパク質阻害薬服用中，妊婦または妊娠している可能性	再生不良性貧血，顆粒球減少，白血球減少，血小板減少，横紋筋融解症，末梢神経障害，肝・腎障害，軟便，下痢など
免疫抑制薬	シクロスポリン	妊婦または妊娠している可能性，タクロリムス，ピタバスタチン，ロスバスタチン，ボセンタン，アリスキレン，アスナプレビル，バニプレビル服用中，肝臓・腎臓障害を有し，コルヒチンを服用中	腎障害，肝障害，中枢神経系障害，神経ベーチェット病症状，感染症，急性膵炎，血栓性微小血管障害，溶血性貧血，血小板減少，横紋筋融解症，悪性リンパ腫，多毛，熱感など
抗TNF-α抗体	インフリキシマブ	重篤な感染症，活動性結核，脱髄疾患およびその既往歴，うっ血性心不全	感染症，結核，重篤なinfusion reaction，脱髄疾患，間質性肺炎，肝機能障害，遅発性過敏症，ループス様症候群，重篤な血液障害，横紋筋融解症，咽喉頭炎，発熱，発疹，ウイルス感染，頭痛など
副腎皮質ステロイド薬	プレドニゾロン	－	誘発感染症，消化管潰瘍，膵炎，精神変調，骨粗鬆症，眼圧上昇，血栓症，心筋梗塞，脳梗塞，腱断裂，下痢，悪心・嘔吐など

表１　主な治療薬（つづき）

分　類	医薬品	投与禁忌	主な副作用
副腎皮質ステロイド点眼薬	ベタメタゾンリン酸エステルナトリウム	－	緑内障，角膜ヘルペス，角膜真菌症，緑膿菌感染症，穿孔，後嚢下白内障，刺激感など
散瞳点眼薬	トロピカミド／フェニレフリン	緑内障および狭隅角や前房が浅いなどの眼圧上昇の素因	ショック，眼瞼炎，顔面潮紅，頻脈など
副腎皮質ステロイド注射薬	デキサメタゾン	－	ショック，誘発感染症，続発性副腎皮質機能不全，精神変調，骨粗鬆症，緑内障，血栓症，喘息発作など
	トリアムシノロンアセトニド	感染症	失明，視力障害，白内障の進行，眼圧上昇，眼瞼下垂，外眼筋線維形成，眼球穿孔など

薬物療法

原因疾病と重症度に応じて，治療薬を選択する．

❶ 前部ぶどう膜炎の軽症例

軽症例では眼の炎症に対して，副腎皮質ステロイド点眼薬と虹彩後癒着予防に散瞳薬を用いる．

処方例

①②を併用処方する．
①ベタメタゾン点眼液 0.1%　1回1～2滴　1日3～4回　点眼
②トロピカミド・フェニレフリン点眼液　1回1～2滴　1日1回　就寝前　点眼

商品名
ベタメタゾン：リンデロン
トロピカミド・フェニレフリン：ミドリンP

処方解説◆評価のポイント

■処方目的
処方薬①：炎症の抑制と進行の抑制
処方薬②：虹彩後癒着の予防

■主な禁忌症
処方薬②：眼圧上昇の素因（緑内障，狭隅角，前房が浅いなど）

■効果のモニタリングポイント
処方薬①：炎症症状の改善
処方薬②：虹彩後癒着の抑制

■副作用のモニタリングポイント
処方薬①：緑内障，角膜ヘルペス，角膜真菌症，緑膿菌感染症，刺激感など
処方薬②：ショック，眼瞼炎，顔面潮紅，頻脈など

❷ 前部ぶどう膜炎の重症例

重症の前部ぶどう膜炎で，前房蓄膿が生じるような強い虹彩毛様体炎には副腎皮質ステロイド点眼薬と散瞳点眼薬に加え，副腎皮質ステロイド注射薬の結膜下投与を行う．

処方例

①②③を併用処方する.
①ベタメタゾンリン酸エステルナトリウム点眼液 0.1% 1回1～2滴 1日3～4回 点眼
②トロピカミド/フェニレフリン塩酸塩点眼液 1回1～2滴 1日1回 就寝前 点眼
③デキサメタゾン注射液 1回2 mg/0.5 mL 結膜下注射

商品名
ベタメタゾン：リンデロン
トロピカミド/フェニレフリン：ミドリンP
デキサメタゾン：オルガドロン

処方解説◆評価のポイント

■処方目的
処方薬①③：炎症の抑制
処方薬②：虹彩後癒着に対する瞳孔管理
■主な禁忌症
処方薬②：眼圧上昇の素因（緑内障，狭隅角，前房が浅いなど）
■効果のモニタリングポイント
処方薬①③：炎症症状の改善
処方薬②：虹彩後癒着の抑制
■副作用のモニタリングポイント
処方薬①：緑内障，角膜ヘルペス，角膜真菌症，緑膿菌感染症，刺激感など
処方薬②：ショック，眼瞼炎，顔面潮紅，頻脈など
処方薬③：ショック，誘発感染症，続発性副腎皮質機能不全，精神変調，骨粗鬆症，緑内障，血栓症，喘息発作など

❸ 後部ぶどう膜炎

硝子体混濁や黄斑部浮腫をともなうような後部ぶどう膜炎に対しては，前部ぶどう膜炎の治療に加えて副腎皮質ステロイド注射薬または経口薬を併用する.

処方例

①②に③または④を併用する.
①ベタメタゾン点眼液 0.1% 1回1～2滴 1日3～4回 点眼
②トロピカミド/フェニレフリン点眼液 1回1～2滴 1日1回 就寝前 点眼
③トリアムシノロンアセトニド水性懸濁注射液 1回20 mg/0.5 mL 後部テノン嚢下注射
④プレドニゾロン錠 1日30～40 mg 分2 朝昼食後※1

商品名
ベタメタゾン：リンデロン
トロピカミド/フェニレフリン：ミドリンP
トリアムシノロンアセトニド：マキュエイド
プレドニゾロン：プレドニン

▶▶▶留意事項
※1 1～2週間間隔で漸減する．炎症再燃防止のため2.5～5 mg/日での維持も考慮する.

処方解説◆評価のポイント

■処方目的
処方薬①③④：炎症の抑制
処方薬②：虹彩後癒着に対する瞳孔管理
■主な禁忌症
処方薬②：眼圧上昇の素因（緑内障，狭隅角，前房が浅いなど）
処方薬③：感染症
■効果のモニタリングポイント
処方薬①③④：炎症症状の消失および検査所見の改善
処方薬②：虹彩後癒着の抑制

■副作用のモニタリングポイント
処方薬①：緑内障，角膜ヘルペス，角膜真菌症，緑膿菌感染症，刺激感など
処方薬②：ショック，眼瞼炎，顔面潮紅，頻脈など
処方薬③：失明，視力障害，白内障の進行，眼圧上昇，眼瞼下垂，眼球穿孔など
処方薬④：誘発感染症，消化管潰瘍，膵炎，精神変調，骨粗鬆症，眼圧上昇，血栓症，心筋梗塞，脳梗塞，悪心・嘔吐など

❹ ベーチェット病における発作抑制治療

通常，好中球走化性因子阻止薬から開始し，効果不十分であれば免疫抑制薬への変更，重症例[注4]では，抗 TNF-α 抗体の投与を行う．

注4：この場合の重症例とは，網膜ぶどう膜炎型の眼炎症発作を頻発する症例，後極部に眼炎症発作を生じる症例，これまでの眼炎症発作により視機能障害が進み失明の危機にある症例を指す．

処方例

①から開始し，効果不十分の場合，②へ変更する．重症の場合は③を処方する．
①コルヒチン錠 0.5 mg（保険適用外） 1回1錠 1日2回 朝夕食後
②シクロスポリン Cap 1日5 mg/kg 1日2回 朝夕食後
維持量：1日3～5 mg/kg
③インフリキシマブ注 1日5 mg/kg 2時間以上かけて点滴静注
初回投与後，2週目，6週目に，以後8週間間隔で投与

商品名
コルヒチン：コルヒチン
シクロスポリン：ネオーラル
インフリキシマブ：レミケード

処方解説◆評価のポイント

■処方目的
処方薬①②③：眼炎症の発作発症予防，あるいは，発症間隔の延長による寛解期の持続

■主な禁忌症
処方薬①：肝臓・腎臓障害を有し，CYP3A4 の阻害薬または P 糖タンパク質阻害薬服用中，妊婦または妊娠している可能性
処方薬②：妊婦または妊娠している可能性，タクロリムス，ピタバスタチン，ロスバスタチン，ボセンタン，アリスキレン，アスナプレビル，バニプレビル服用中，肝臓・腎臓障害を有しコルヒチンを服用中
処方薬③：重篤な感染症，活動性結核，脱髄疾患およびその既往歴，うっ血性心不全

■効果のモニタリングポイント
処方薬①②③：臨床症状および検査所見の維持・改善

■副作用のモニタリングポイント
処方薬①：再生不良性貧血，顆粒球減少，白血球減少，血小板減少，横紋筋融解症，末梢神経障害，肝・腎障害，軟便，下痢など
処方薬②：肝・腎障害，中枢神経系障害，神経ベーチェット病症状，感染症，急性膵炎，血栓性微小血管障害，溶血性貧血，横紋筋融解症，悪性リンパ腫，熱感など
処方薬③：感染症，結核，間質性肺炎，肝機能障害，重篤な血液障害，横紋筋融解症，頭痛など

服薬指導

- 不適切な点眼や自己判断による急激な減量や中止は，ぶどう膜炎の活動性を高め，予後を悪化させてしまうため，適切な薬物治療を継続する．

5.3 網膜色素変性症

学習のポイント

主な臨床症状

両眼性に夜盲，視野狭窄，視力低下などがみられる．
後期には色覚異常，光視症，羞明などがみられる．

主な臨床所見

1 定型例
眼底検査：網膜血管狭細，網膜色素上皮の色調変化がみられる．変性の進行とともに，骨小体様色素が沈着する
2 非定型例
眼底検査：無色素性，白点状など
眼底自発蛍光所見：低蛍光または過蛍光

概要

網膜色素変性症（retinitis pigmentosa）は，網膜の視細胞および色素上皮細胞が広範囲に変性する疾患で，遺伝子変異が原因である．

● 疫学 ●
わが国での発症率は，3,000 ～ 8,000 人に 1 人くらいと推定されている．

臨床症状

自覚症状としては夜盲，視野狭窄，視力低下などで両眼性である．進行は緩徐で後期には色覚異常，光視症，羞明などがみられる．初期症状として，夜盲と視野狭窄を自覚し，徐々に進行して老化とともに視力低下（矯正視力約 0.1 以下）を生じる症例も多い．

診断

自覚症状および検査所見より診断するが，炎症性のもの，悪性腫瘍などによる続発性のものを鑑別する必要がある．

検査所見としては，眼底検査において，定型例では網膜血管狭細，網膜色素上皮の色調変化を認め，変性が進むと特徴的な所見として骨小体様色素沈着が認められる．非定型例では，無色素性，白点状などが認められる．また，病変部位に一致した視野狭窄や眼底自発蛍光所見において，網膜色素上皮萎縮による低蛍光または過蛍光が認められる．

治療

現時点では治療法が確立されておらず，視野障害，視力障害に対応した**ロービジョンケア**[注1]を行う．本症に合併する白内障や黄斑浮腫に対しては，通常の治療法を行う．

注1：ロービジョンケア（low vision care）とは視力障害によって起こる弊害に対して残された視力を使って生活できるように援助することである．具体的には視覚補助具（特別な屈折および調節補正レンズなど）の利用，照明の工夫，福祉制度の利用など，情報提供や助言とともに指導や訓練を行う．WHO世界保健機関では矯正視力0.3～0.05をロービジョンと定義している．

服薬指導

ロービジョンケアの例として，以下のような情報提供や使用を指導する．

- 光学的補助具：弱視レンズ，遮光眼鏡，フレネル膜プリズムなど
- 非光学的補助具：拡大読書器，文字拡大パソコン，罫線枠，書見台，照明など

耳鼻咽喉疾患 編

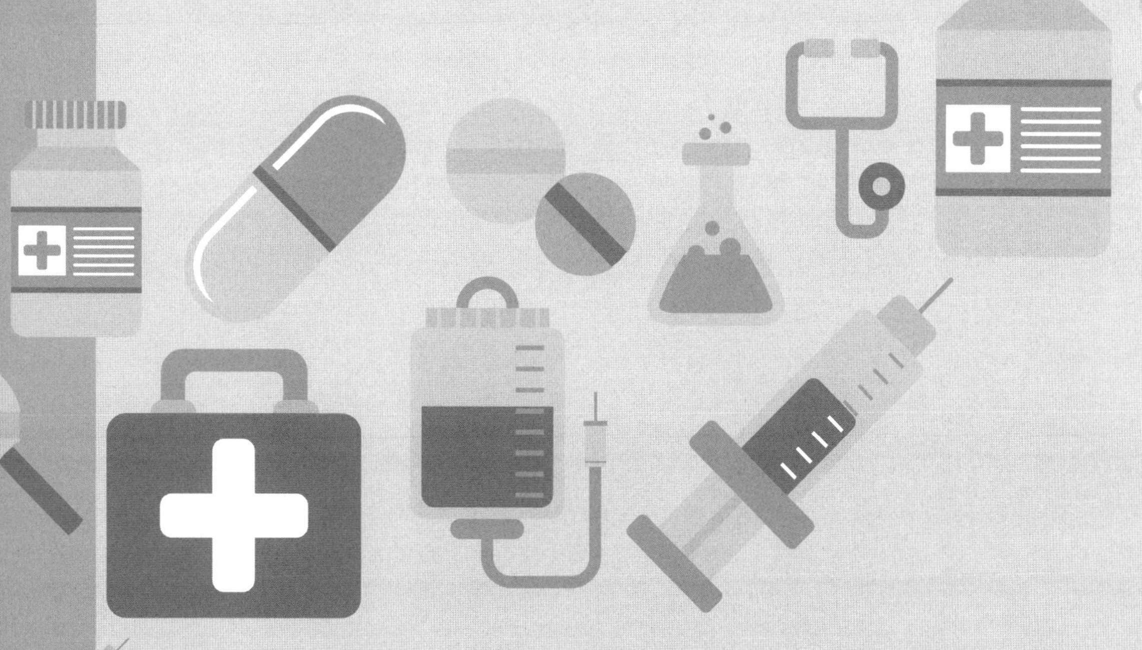

Chapter 1

めまい

概要

❶ めまいの概念

めまいは，空間における身体に関する見当識（空間識）障害であり，体の位置や姿勢についての状況認識が損なわれた状態である．

❷ めまいの発症機序

感覚系（視覚系，前庭神経系，体性知覚系）と運動系（錐体路，錐体外路系）が脳幹網様体や小脳などの中枢神経系で統御，調整されることで，ヒトは身体の平衡を保っている．

耳は外耳，中耳，内耳からなり，内耳は蝸牛と終末器官からなる．終末器官には三半規管と耳石器があり，平衡感覚に関与している．終末器官から前庭神経を通り，脳の橋下部から延髄上部の前庭神経核，さらに小脳，大脳皮質に至るまでの経路を前庭神経系とよぶ．前庭神経系，視覚系，体性知覚系，運動系や中枢神経のいずれかで障害が起きると，めまいを自覚する（図1，図2）．

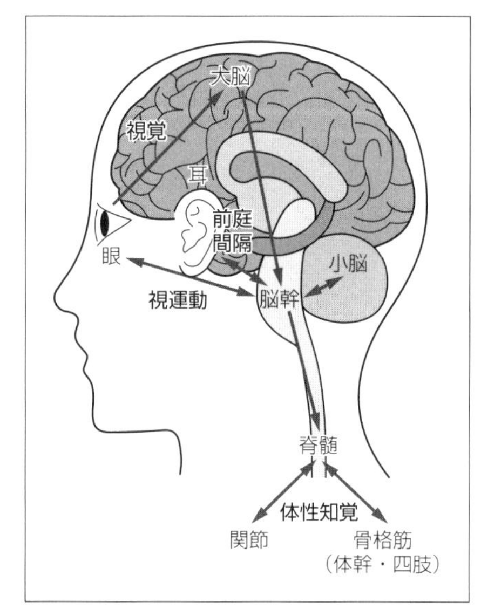

図1　めまいや平衡感覚に関係する主な経路

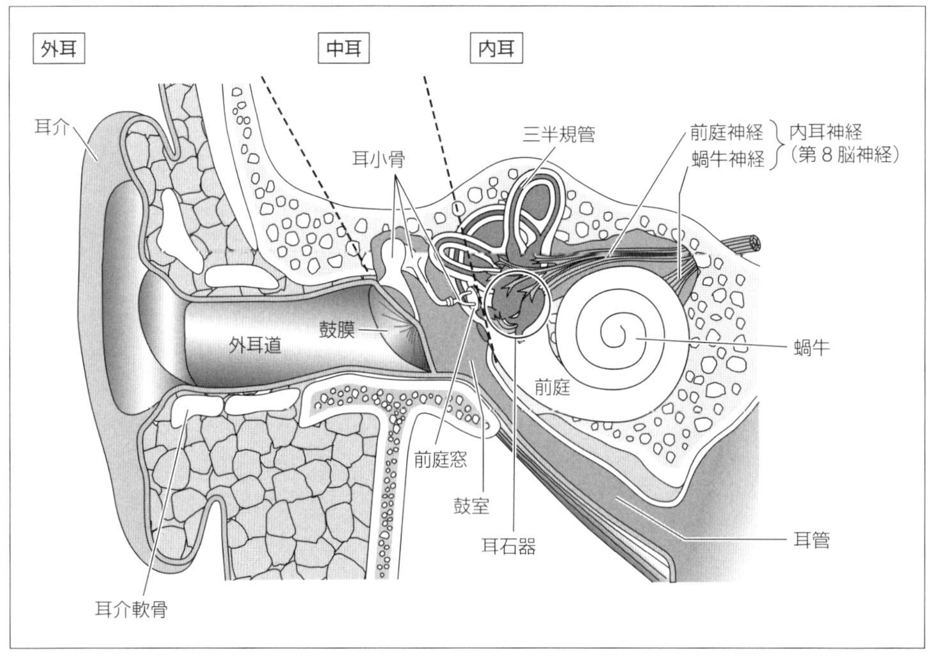

図2　耳の構造

分類

❶ 性状からの分類

めまいは，症状から，**回転性めまいと非回転性めまい**に分類され，さらに，非回転性めまいは，動揺性めまい（浮動性めまい），失神性めまいに分けられる（表 1）．

表 1　非回転性めまいの分類と特徴

分　類		症　状
回転性めまい		身体や天井がグルグル回っている感じがする
非回転性めまい	動揺性めまい（浮動性めまい）	身体がふらふらしたり，酔ったような感じがする
	失神性めまい	眼前暗黒感，失神感のある状態

❷ 病変部位による分類

(1) 前庭性めまい

末梢前庭性めまいと中枢前庭性めまいに分類される．末梢前庭性めまいは内耳終末器官から脳幹にある前庭神経核に至る部分に障害があり，めまいを起こすものである．中枢前庭性めまいは，前庭神経核から小脳に至る前庭神経系に障害があり，めまいを起こす．

末梢前庭性めまい，中枢前庭性めまいの特徴を**表 2** に示す．

表 2　末梢性めまいと中枢性めまいの特徴

	末梢性めまい	中枢性めまい
耳鳴り，聴力の低下	しばしばみられる	一般にみられない
めまい	重症度が著しい	軽症の場合が多い
中枢神経の症状	随伴して起こることはない	随伴して起こることが多い
症状の経過	一定期間（週，日，分）持続し，反復する	持続して慢性的になりえる
主な原因	ウイルス，細菌 薬物中毒（アミノグリコシド系抗菌薬，シスプラチンなど） 前庭神経炎，メニエール病，突発性難聴　など	血管障害（脳梗塞など） 外傷（硬膜下血腫など） 薬物中毒（フェニトイン，カルバマゼピンなど）

(2) 非前庭性めまい

低血圧，貧血，低血糖，心因性などから起こるめまいである．

Chapter 1
めまい

1.1 動揺病

学習のポイント

主な臨床症状

顔面蒼白，冷汗，頭痛，吐き気，嘔吐

主な診断指標

特になし（問診）

主な治療薬

抗ヒスタミン薬（ヒスタミン H_1 受容体拮抗薬）〈プロメタジン，ジフェンヒドラミン／ジプロフィリン配合薬〉

概要

動揺病（motion sickness）は一般的に乗り物酔いといわれており，体に複雑な加速度が生じたときに引き起こされる．乗物の不規則な加速・減速の反復が，内耳にある三半規管や前庭を刺激することによって起こり，内耳への刺激が自律神経系や平衡感覚の乱れを引き起こす．

その結果，顔面蒼白，冷汗，頭痛，吐き気，嘔吐といった乗物酔いの症状が現れる．また，視覚や嗅覚からの不快感，精神的ストレスや酔うかもしれないという不安感も乗物酔いの発現に関与しているといわれている．

● 疫学 ●

発症のしやすさは，個人によって著しく異なる．一般に男性より女性のほうが，乗り物酔いを起こしやすい．

臨床症状

顔面蒼白，冷汗，頭痛，吐き気，嘔吐などが起こる．

診断

診断は問診にて行う．

治療

乗り物に乗る前に，薬を服用するという予防策以外に，乗り物に乗る前に十分な睡眠をとる，空腹を避ける，乗っている間は遠くの景色を見るなどの対策が動揺病の予防に有効である．

治療薬

❶ 抗ヒスタミン薬（ヒスタミン H_1 受容体拮抗薬）

視床下部から嘔吐中枢への多数のヒスタミン H_1 受容体を阻害することで，吐き気，めまいなどの症状を予防したり，和らげたりする．

薬物療法

予防として，乗り物に乗る前に，抗ヒスタミン薬を服用する．

処方例

17 歳女性，乗り物酔い
ジフェンヒドラミン／ジプロフィリン配合薬　1 回 1 錠　頓服

商品名
ジフェンヒドラミン／ジプロフィリン配合薬：トラベルミン

処方解説◆評価のポイント

■処方目的
動揺病にともなう悪心，嘔吐，めまいの予防
■主な禁忌症
緑内障，下部尿路閉塞疾患
■効果のモニタリングポイント
めまい，悪心・嘔吐の予防
■副作用のモニタリングポイント
眠気，倦怠感，頭重感，口渇など

服薬指導

- 乗り物に乗る 30 分前に服用する．
- 眠気やめまい，全身倦怠感などが起こるので，自動車の運転はしない．

1.2 メニエール病

学習のポイント

主な臨床症状

発作性の激しい回転性めまい発作に耳鳴り，難聴などの蝸牛症状をともなうのが特徴で，嘔気や嘔吐を随伴する場合もある．

主な治療薬

1 炭酸水素ナトリウム
2 浸透圧利尿薬〈イソソルビド〉
3 循環改善薬〈イソプレナリン，ベタヒスチン，ジフェニドール〉
4 抗ヒスタミン薬〈ジメンヒドリナート〉

概要

メニエール病（Ménieré disease）は，フランスの医師メニエールによって，提唱された疾患である．耳鳴り，難聴などの蝸牛症状をともなう回転性のめまい発作を反復する．その原因は未だに不明であり，種々の原因が考えられているが，その1つが**内リンパ水腫**である．

内耳は骨と膜の二重構造からなり，膜の内側はリンパ液（内リンパ液）で満たされている．メニエール病では，内リンパ液の調不調によってリンパ液が過剰となり，内リンパ水腫が形成され，これが神経を圧迫し，めまい，耳鳴り，難聴などの症状を引き起こすと考えられている．ストレスが引き金なることが多い．

● 疫学 ●

発症は女性に多く，好発年齢は30歳～40歳代である．わが国での有病率は人口10万人に対して30～50人である．厚生労働省より指定されている特定疾患の1つである．

臨床症状

発作性の激しい回転性めまいを起こす．また，**めまい発作に耳鳴り，難聴などの蝸牛症状**をともなうのが特徴で，嘔気や嘔吐を随伴する場合もある．

初期の段階では，めまい発作時の耳の閉塞感や圧迫感があり，軽度の難聴であることが多いが，めまい発作を反復するうちに，耳鳴りや高度の難聴など不可逆性の内耳病変を呈する．

診断

メニエール病は，確実例，非定型例（蝸牛型），非定型例（前庭型）の3型に分類される（**表1**）．**表2**に示した検査を行い，診断する．

表 1　メニエール病の分類と特徴的な症状

分　類	症状の特徴
確実例	聴覚症状をともなうめまい発作を反復する
非定型例（蝸牛型）	難聴を主体として聴覚症状の増悪と軽快を反復するが，めまい発作をともなわない
非定型例（前庭型）	めまい発作を反復し，一側または両側の聴覚症状を合併している場合があるが，聴覚症状は固定性でめまい発作に関連して変動することはない

表 2　メニエール病診断のための検査

1. 平衡機能検査 1）体平衡検査：直立検査（重心動揺検査を含む），偏倚検査：発作後，間歇期の平衡障害の状況 2）眼振・眼運動検査 a）自発・注視眼振検査：発作期，発作期直後の平衡障害の状況 b）頭位・頭位変換検査：発作期以降の平衡障害，特に末梢前庭障害の検出 c）温度刺激検査（視性抑制検査（VS）を含む）：前庭障害の検出，VS は中枢障害の検出 d）視刺激検査：視標追跡，視運動性眼振：中枢障害の検出
2. 聴覚検査 1）純音聴力検査（メニエール病診療上極めて重要，変動性聴力を示し頻回の検査が必要）：感音難聴の診断，病期・病変進行の評価，両側メ病移行の評価 2）補充現象検査：バランス検査（ABLB），SISI 検査，Bekesy 自記オージオメトリー：補充現象による内耳性難聴評価 3）聴性脳幹反応（ABR）：後迷路性難聴の検出
3. 内リンパ水腫推定検査 a）蝸牛系：グリセロール検査，蝸電図検査 b）前庭系：フロセミド検査，グリセロール（フロセミド）負荷 VEMP 検査
4. 画像検査（CT/MRI） 頭蓋内疾患の検出，MRI では聴神経腫瘍の鑑別（最近では，ガドリニウム鼓室内注入または静脈内注射による 3T MRI による内リンパ水腫の検出）

〈出典：厚生労働省難治性疾患克服研究事業 前庭機能異常に関する調査研究班（2008 ～ 2010 年度）編，メニエール病診断ガイドライン 2011，p.29，金原出版，2011 より改変〉

治療

メニエール病の治療は，急性期（発作期）治療と慢性期（間歇期）治療に大別される．発作期の治療はめまいの鎮静と難聴の不可逆的変化の予防，間歇期治療はめまい発作を予防する．

❶ 急性期（発作期）

(1) 安静療法

めまい発現時に，安静を保つ．

(2) 薬物療法

薬物による治療が第一選択となる．

❷ 慢性期（間歇発作期）

めまい発作予防のための治療は，保存的治療からスタートし，次第に侵襲性の高い治療に移行する．

Word ▶ VS
Visual suppression test

Word ▶ ABLB
Alternate binaural loudness balance test

Word ▶ ABR
Auditory brain-stem response

Word ▶ VEMP
Vestibular evoked myogenic protential

Word ▶ CT
Computed tomography

Word ▶ MRI
Magnetic resonance imaging

(1) 保存的治療

過労・睡眠不足・ストレスを回避するような生活指導，浸透圧利尿薬や内耳循環改善薬，抗不安薬，ビタミン B_{12} や漢方薬などの薬物療法も含まれる．

(2) 中耳加圧治療

鼓膜に換気チューブを挿入し，加圧装置を用いて外耳道から陽圧パルス刺激を加える．

(3) 内リンパ嚢開放手術

内リンパ腔の減圧を図り，聴力，前庭機能を保存しつつ，めまい発作を抑制する．

(4) 選択的前庭機能破壊

アミノ配糖体系抗菌薬（ゲンタマイシン，ストレプトマイシン）の鼓室内注入，または，前庭神経切断術により，前庭機能を選択的に破壊することでめまい発作を抑制する方法である．

治療薬

めまいの治療薬を表3に示す．

表3　めまいの治療薬

分　類	医薬品	効能・効果
鎮静薬／精神安定薬	ジアゼパム，クロチアゼパム	めまいに対する不安を取り除く
鎮暈薬／制吐薬	ジフェンヒドラミン，メトクロプラミド，ベタヒスチン，ジメンヒドリナート，ジフェニドール	めまいにともなう嘔気，嘔吐を抑える
利尿薬	イソソルビド，アセタゾラミド	内耳の内リンパ液の過剰による内耳のむくみを軽減する
循環改善薬／脳循環代謝改善薬	イソプレナリン，メクロフェノキサート，アデノシン三リン酸二ナトリウム，ニコチン酸アミドなど	脳や内耳の血流を増加させ，めまいを改善する
副腎皮質ステロイド薬	吉草酸ベタメタゾン，コハク酸ヒドロコルチゾン，プレドニゾロンなど	神経の炎症やめまいにともなう難聴を改善する
ビタミン剤	ビタミン B_{12}	障害を受けた神経を改善する

❶ 炭酸水素ナトリウム

血中 CO_2 を増加させ，毛細血管を拡張して内耳血流を増加させる．メニエール病など内耳障害にともなう急性期めまいには，静脈注射または点滴静注で投与する．炭酸水素ナトリウムはアルカリ性のため，配合変化を起こしやすい．また，カルシウムイオンと結合して沈殿するので，カルシウム塩を含む製剤と配合しない．

❷ 浸透圧利尿薬

イソソルビドは，内リンパ圧を降下させ，内リンパ水腫を軽減する．自覚症状の消失，または固定してから3～6か月を目途に，減量，中止していく．

③ 鎮暈薬，循環改善薬など

(1) イソプレナリン

内耳血流改善作用があり，Na，Kポンプ亢進により内耳液産生，吸収機構を改善する．

(2) ベタヒスチン

内耳の毛細血管を弛緩し，循環障害を改善する．また内耳毛細血管の透過性を調整し，内リンパ水腫を除去する．消化性潰瘍，気管支喘息，褐色細胞腫の患者へは，慎重投与となっている．

(3) ジフェニドール

椎骨動脈や内耳の血流を増加させることにより，めまい症状を改善する．重篤な腎障害の患者には投与禁忌である．

(4) 抗ヒスタミン薬

ジメンヒドリナートは，脳幹に作用し，めまいや嘔吐を抑制する．傾眠の副作用があるため，注意が必要である．

薬物療法

① 急性期（発作期）

めまい発作の軽減，制吐，鎮静が基本治療となる．7%炭酸水素ナトリウム（静注または点滴静注）や鎮静薬（ジアゼパムなど），悪心，嘔吐に対して制吐薬（メトクロプラミド，ドンペリドン）が使われる．

処方例

40歳女性，メニエール病（発作時）
①〜③を併用処方する．
①炭酸水素ナトリウム注射液 7% 250 mL　点滴静注
②ジアゼパム注 10 mg　1A　筋注
③メトクロプラミド注 10 mg　1A　筋注

商品名
炭酸水素ナトリウム：メイロン
ジアゼパム：セルシン
メトクロプラミド：プリンペラン

処方解説◆評価のポイント

■処方目的
処方薬①：内耳障害をともなうめまい，悪心，嘔吐の改善
処方薬②：鎮静
処方薬③：悪心，嘔吐の改善

■主な禁忌症
処方薬②：重症筋無力症，急性隅角緑内障，昏睡，バイタルサインの悪い急性アルコール中毒
処方薬③：褐色細胞腫，消化管出血・穿孔・器質的閉塞

■効果のモニタリングポイント
処方薬①：めまい・悪心・嘔吐の消失
処方薬②：不安の消失
処方薬③：悪心，嘔吐の消失

■副作用のモニタリングポイント
処方薬①：アルカローシス，高 Na 血症，血液凝固時間延長，テタニー，低 K 血症など
処方薬②：薬物依存，離脱症状，刺激興奮，呼吸抑制，眠気，めまい，ふらつき，頭痛，血圧低下，悪心・嘔吐，口渇，倦怠感など
処方薬③：下痢，頭痛，めまい，眠気，錐体外路症状，無月経，女性化乳房，悪性症候群など

❷ 慢性期（発作間歇期）

発作間歇期には，内リンパ腫軽減のために，浸透圧利尿薬（イソソルビド）が投与される．前駆症状（耳鳴り，耳閉感）がある場合には，頓用でジフェンヒドラミン／ジプロフィリン配合（トラベルミン®），ベンゾジアゼピン系抗不安薬などが投与される．ふらつき，頭重感などの不定愁訴がある場合は，循環改善薬や抗ヒスタミン薬が使用される．内耳血流改善目的で，ビタミン B_{12} 製剤，カリクレイン製剤，漢方薬なども使われる．

処方例

52 歳男性，メニエール病（慢性期）
①②を併用処方する．
①イソソルビドシロップ（30 mL/ 包）　1 回 1 包（1 日 3 包）1 日 3 回　朝昼夕食後
②ベタヒスチンメシル酸塩錠（6 mg）　1 回 1 錠（1 日 3 錠）1 日 3 回　朝昼夕食後

商品名
イソソルビド：イソバイド
ベタヒスチン：メリスロン

処方解説◆評価のポイント

■処方目的
処方薬①：内リンパ腫の改善
処方薬②：めまいの予防
■主な禁忌症
処方薬①：急性頭蓋内血腫
■効果のモニタリングポイント
処方薬①②：めまいの発現抑制
■副作用のモニタリングポイント
処方薬①：悪心，嘔吐，食欲不振，下痢，不眠，長期連用時の電解質異常など
処方薬②：悪心，嘔吐，発疹など

服薬指導

❶ イソソルビド

• 苦みで服用困難な場合は，水または柑橘系ジュースで 2 倍程度に薄めて服用する[注1]．

注 1：苦味をフレーバーで軽減し，服用感を改善したゼリーの剤形もある．

❷ 循環改善薬／脳循環代謝改善薬

• 眠気が起きたり（特にジフェンヒドラミン／ジプロフィリン配合薬），眼の調節障害を起こすことがあるため，服用時に自動車の運転を行わない．

Chapter 2

アレルギー性鼻炎，花粉症

学習のポイント

主な臨床症状

鼻閉，水様鼻汁，発作性反復性くしゃみが三主徴である．

主な診断指標

三主徴を有し，鼻汁好酸球検査，皮膚テスト，鼻粘膜誘発テストのうち2つ以上陽性であれば，アレルギー性鼻炎と診断する．

主な治療薬

軽症，中等症，重症の病型に応じて，下記の治療薬を使用する．

1 抗ヒスタミン薬（ヒスタミンH_1受容体拮抗薬）
  1）第1世代〈*d*-クロルフェニラミン〉
  2）第2世代〈ケトチフェン，メキタジン，フェキソフェナジン〉

2 抗ロイコトリエン（LT）薬（ロイコトリエン受容体拮抗薬）〈プランルカスト，モンテルカスト〉

3 プロスタグランジン（PG）D_2・トロンボキサン（TX）A_2受容体拮抗薬〈ラマトロバン〉

4 ケミカルメディエーター遊離抑制薬〈クロモグリク酸，トラニラストなど〉

5 副腎皮質ステロイド薬
  1）鼻噴霧用〈ベクロメタゾン〉
  2）経口用〈ベタメタゾン〉

6 点鼻用血管収縮薬〈ナファゾリン〉

概要

アレルギー性鼻炎（allergic rhinitis）は，鼻粘膜のI型アレルギー疾患で，アレルゲンの吸入により，くしゃみ，水性鼻漏，鼻閉が生じる．

通年性と季節性があり，通年性では多くがハウスダスト（ダニ），ペットの毛がアレルゲンであり，季節性の多くは花粉がアレルゲンである．アレルギー性鼻炎の中で，花粉をアレルゲンとする季節性のものを特に**花粉症**（pollinosis）という．花粉症の場合，春期はスギ，秋期はブタクサが多い．

アレルギー性鼻炎は，鼻粘膜のI型アレルギーによる疾患である．アレルゲンが体内に入り，B細胞を刺激し，B細胞が増殖，分化して抗体産生細胞となり，抗原特異的IgE抗体を産生する．IgE抗体が肥満細胞表面のFcレセプターと結合し，感作が成立する．その後，花粉などのアレルゲンに曝露されると，抗原抗体反応が起こり，ヒスタミン，ロイコトリエン（LT）などのケミカルメディエーターが遊離され，これらが鼻粘膜の知覚神経を刺激したり，末梢血管拡張などの作用を起こすことで，くしゃみなどの諸症状を引き起こす．

また，アレルゲン曝露後，鼻粘膜内では遊離されるケミカルメディエーター，サイトカインなどにより，活性型好酸球などの浸潤が起こり，鼻粘膜の反応性が亢進し，鼻粘膜の腫脹も起こる．

Word ▶ LT
leukotriene

Word ▶ PG
prostaglandin

Word ▶ TX
thromboxane

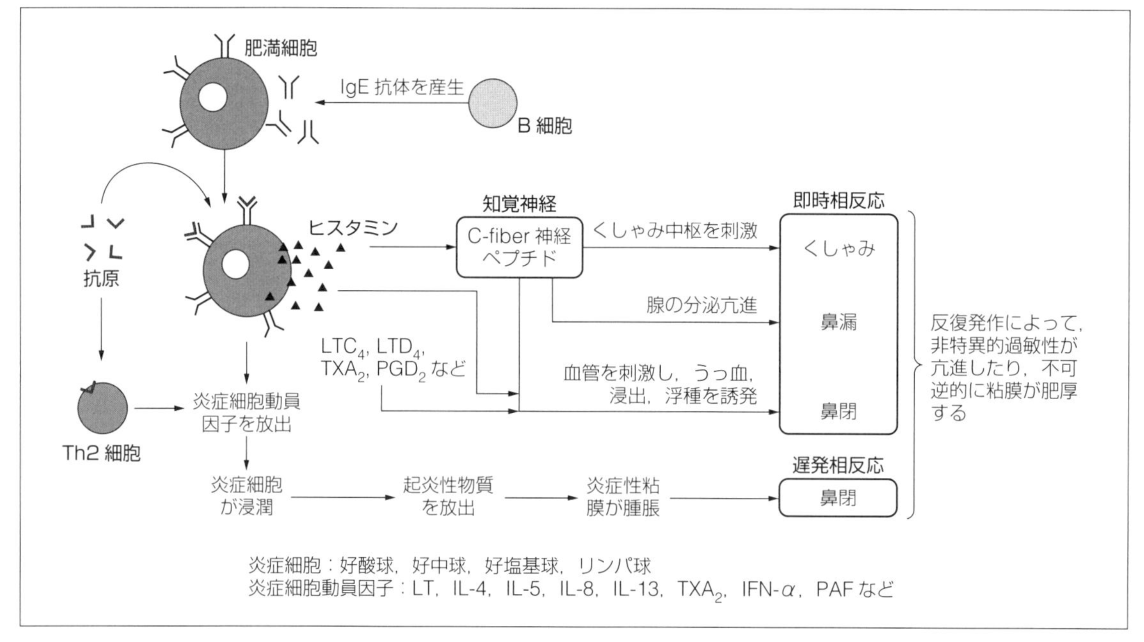

図 1　アレルギー性鼻炎の発症メカニズム

Word IFN
インターフェロン
interferon

Word PAF
血小板活性化因子
platelet-activating factor

● 疫学 ●

アレルギー性鼻炎は近年患者数が増大し，特に花粉症の増加が著しい．重症化，多抗原化，低年齢化も進んでいる．平成 26 年の調査では，わが国での花粉症を含むアレルギー性鼻炎の総患者数は，約 663,000 人であり，国民全体の 40％以上に該当する．

臨床症状

主症状は，ヒスタミンの血管拡張作用による**鼻閉**，ヒスタミンの血管透過性亢進作用による**水様鼻汁**，ヒスタミンの三叉神経刺激による発作性反復性**くしゃみ**が三主徴である．

診断

くしゃみ，水様鼻漏，鼻閉の三主徴を有し，鼻汁好酸球検査，皮膚テスト（または，血清特異的 IgE 抗体検査），鼻粘膜誘発テストのうち 2 つ以上陽性であれば，アレルギー性鼻炎と診断する．アレルギー性鼻炎の重症度は，くしゃみ発作または鼻漏と鼻閉の症状の程度から分類する（表 1，表 2）．

表1　アレルギー性鼻炎症状の重症度分類

<table>
<tr><th colspan="2" rowspan="2">程度および重症度</th><th colspan="5">くしゃみ発作または鼻漏（強い方の症状で）</th></tr>
<tr><th>＋＋＋＋</th><th>＋＋＋</th><th>＋＋</th><th>＋</th><th>−</th></tr>
<tr><td rowspan="5">鼻閉</td><td>＋＋＋＋</td><td>最重症</td><td colspan="4">最重症</td></tr>
<tr><td>＋＋＋</td><td rowspan="4">最重症</td><td>重症</td><td colspan="3">重症</td></tr>
<tr><td>＋＋</td><td rowspan="3">重症</td><td>中等症</td><td colspan="2">中等症</td></tr>
<tr><td>＋</td><td rowspan="2">中等症</td><td>軽症</td><td>軽症</td></tr>
<tr><td>−</td><td>軽症</td><td>無症状</td></tr>
</table>

□くしゃみ・鼻漏型　■鼻閉型　■充全型

〈出典：鼻アレルギー診療ガイドライン作成委員会 編，鼻アレルギー診療ガイドライン－通年性鼻炎と花粉症（2016年版），p.27，ライフ・サイエンス，2016〉

表2　各症状の程度判定基準

種類	程度				
	＋＋＋＋	＋＋＋	＋＋	＋	−
くしゃみ発作（1日平均回数）	≧21	20～11	10～6	5～1	
鼻汁（1日平均擤鼻回数）	≧21	20～11	10～6	5～1	
鼻閉	1日中完全につまっている	鼻閉が非常に強く，口呼吸がかなりの時間あり	鼻閉が強く，口呼吸が時々あり	口呼吸は全くないが鼻閉あり	
日常生活支障度	全くできない	手につかないほど苦しい	＋＋＋～＋	あまり差し支えない	

〈出典：鼻アレルギー診療ガイドライン作成委員会 編，鼻アレルギー診療ガイドライン－通年性鼻炎と花粉症（2016年版），p.27，ライフ・サイエンス，2016〉

治療

アレルギー性鼻炎の治療は，以下の5つに分かれる．

❶ 患者とのコミュニケーション

医師と患者のコミュニケーションをよくし，治療への意欲，病気や治療法への理解，医師への信頼を促進させる．患者の話に耳を傾け，丁寧に問診する．

❷ 抗原の除去と回避

ハウスダストやダニによるアレルギーには，掃除や寝具の洗濯によるアレルゲンの除去が大切である．

❸ 薬物療法

症状の程度により，ケミカルメディエーター受容体拮抗薬（抗ヒスタミン薬，抗ロイコトリエン薬，PGD_2・TXA_2 受容体拮抗薬），ケミカルメディエーター遊離抑制薬，Th2サイトカイン阻害薬，副腎皮質ステロイド薬，点鼻用血管収縮薬（α_1 受容体刺激薬）が使用される．

❹ アレルゲン免疫療法

皮下注射により特異的抗原エキスを少量から投与する方法で，少しずつ増量していく．

❺ 手術療法

手術療法の目的は，鼻閉改善であることが多い．高周波電気凝固法やレーザー法による凝固壊死法や鼻腔整復術や下鼻甲介粘膜広範切除術などがある．

治療薬

❶ 抗ヒスタミン薬（ヒスタミン H_1 受容体拮抗薬）

抗ヒスタミン薬には，第1世代（*d*-クロルフェニラミン）と第2世代（ケトチフェン，メキタジン，フェキソフェナジン）がある．

I型アレルギーは，抗原抗体複合体が肥満細胞などのIgE受容体に作用し，ヒスタミン，セロトニン，ロイコトリエンなどのケミカルメディエーターを放出させる反応が契機となって起こる．ヒスタミンには血管拡張作用，血管透過性亢進作用などがあり，これらの作用によりアレルギーの症状であるくしゃみ，鼻水などを発症する．抗ヒスタミン薬は，ヒスタミン H_1 受容体の作用を抑制することで，アレルギー症状を抑える．

❷ 抗ロイコトリエン薬（ロイコトリエン受容体拮抗薬）

プランルカスト，モンテルカストは，ロイコトリエンによる鼻粘膜の血管拡張，血管透過性亢進，好酸球遊走などを抑制し，鼻閉や鼻汁に効果を示す．

❸ PGD_2・TXA_2 受容体拮抗薬

ラマトロバンは，鼻粘膜血管透過性亢進を抑制し，鼻閉改善効果を示す．

❹ ケミカルメディエーター遊離抑制薬

クロモグリク酸，トラニラストなどは，肥満細胞からのケミカルメディエーターの遊離を抑制する．予防薬として投与するが，十分な効果が発現するまで服用から1～2週間程度必要である．

❺ Th2 サイトカイン阻害薬

ヘルパー T_2 細胞からのIL-4，IL-5産生を抑制することで，好酸球浸潤抑制，IgE抗体産生抑制などの作用を示す．さらに，肥満細胞からのヒスタミン遊離を抑制することで，抗アレルギー作用を示す．

❻ 副腎皮質ステロイド薬

アレルギー性鼻炎に用いられる副腎皮質ステロイド薬には，鼻噴霧用のベクロメタゾンと経口用のベタメタゾンがある．副腎皮質ステロイド薬は，粘膜型肥満細胞，好酸球，リンパ球などの鼻粘膜局所浸潤抑制，サイトカインの産生放出の抑制，ロイコトリエンやプロスタグランジンの産生を抑制する．

❼ 点鼻用血管収縮薬

ナファゾリンは，血管平滑筋のα受容体に作用して血管を収縮し，鼻閉症状の改善作用が期待できる．

薬物療法

❶ 通年性アレルギー性鼻炎

2016年版鼻アレルギー診療ガイドラインによると，表3に示したように治療薬を選択する．

表3　通年性アレルギー性鼻炎の治療薬

	鼻閉型	くしゃみ・鼻漏型
軽症	①～④のうち，いずれか1つ ① 第2世代抗ヒスタミン薬　② 遊離抑制薬　③ Th2サイトカイン阻害薬　④ 鼻噴霧用ステロイド薬	
中等症	①～⑤うちいずれか1つ，必要に応じて，①～③に⑤を併用 ① 抗ロイコトリエン薬 ② PGD_2・TXA_2受容体拮抗薬 ③ Th2サイトカイン阻害薬 ④ 第2世代抗ヒスタミン薬／血管収縮薬配合薬 ⑤ 鼻噴霧用ステロイド薬	①～③のうち，いずれか1つ，必要に応じて①または②に③を併用 ① 第2世代抗ヒスタミン薬 ② 遊離抑制薬 ③ 鼻噴霧用ステロイド薬
重症	①もしくは②を処方し，必要に応じて，点鼻用血管収縮薬を治療開始時の1～2週間のみ使用 ① 鼻噴霧用ステロイド薬と抗LT薬もしくはPGD_2・TXA_2受容体拮抗薬 ② 第2世代抗ヒスタミン薬／血管収縮薬配合薬	鼻噴霧用ステロイド薬と第2世代抗ヒスタミン薬を併用

*上記以外にアレルゲン免疫療法や抗原除去・回避も治療として行われる．
*鼻閉型のうち，鼻腔形成異常をともなう重症例では，手術も適応される．
〈出典：鼻アレルギー診療ガイドライン作成委員会 編，鼻アレルギー診療ガイドライン－通年性鼻炎と花粉症（2016年版），p.67，ライフ・サイエンス，2016〉

(1) 軽症

①第2世代抗ヒスタミン薬，②遊離抑制薬，③Th2サイトカイン阻害薬，④鼻噴霧用ステロイド薬のいずれか1つを選択する．

(2) 中等症

(a) 鼻閉型

①抗ロイコトリエン薬，②PGD_2・TXA_2受容体拮抗薬，③Th2サイトカイン阻害薬，④第2世代抗ヒスタミン薬／血管収縮薬配合薬，⑤鼻噴霧用ステロイド薬のうち，いずれか1つ，必要に応じて①②③と⑤を併用する．

(b) くしゃみ・鼻漏型

①第2世代抗ヒスタミン薬，②遊離抑制薬，③鼻噴霧用ステロイド薬のうちいずれか1つ，必要に応じて①もしくは②に③を併用する．

(3) 重症

(a) 鼻閉型

鼻噴霧用ステロイド薬に抗ロイコトリエン薬，もしくは PGD_2・TXA_2 受容体拮抗薬を併用するか，第2世代抗ヒスタミン薬／血管収縮薬配合薬を投与する．

(b) くしゃみ・鼻漏型

鼻噴霧用ステロイド薬と第2世代抗ヒスタミン薬を併用する．

② 花粉症

表4で示すように，鼻閉型とくしゃみ・鼻漏型に分けて，初期療法，軽症，中等症，重症・最重症で段階的に治療を進めていく．花粉症を毎年繰り返す患者に対しては，初期療法を行い，予防に努める．軽症では，各治療薬を単独で使用することが推奨されるが，重篤になるにしたがって薬剤を追加する．

表4　花粉症の治療薬

<table>
<tr><th></th><th>鼻閉型</th><th>くしゃみ・鼻漏型</th></tr>
<tr><td>初期症状</td><td>①～④のうち，いずれか1つ
① 抗ロイコトリエン薬
② PGD_2・TXA_2 受容体拮抗薬
③ Th2 サイトカイン阻害薬
④ 鼻噴霧用ステロイド薬</td><td>①～③のうち，いずれか1つ
①第2世代抗ヒスタミン薬
②遊離抑制薬
③鼻噴霧用ステロイド薬</td></tr>
<tr><td>軽症</td><td colspan="2">①～⑥のいずれか1つ．①～⑤のいずれかで治療開始した場合，必要に応じて⑥を追加
① 第2世代抗ヒスタミン薬　② 遊離抑制薬　③ 抗ロイコトリエン薬
④ PGD_2・TXA_2 受容体拮抗薬　⑤ Th2 サイトカイン阻害薬　⑥ 鼻噴霧用ステロイド薬</td></tr>
<tr><td>中等症</td><td>①もしくは②を処方
① 抗LT薬または PGD_2・TXA_2 受容体拮抗薬に，第2世代抗ヒスタミン薬と鼻噴霧用ステロイド薬
② 第2世代抗ヒスタミン薬／血管収縮薬配合薬と鼻噴霧用ステロイド薬</td><td rowspan="2">第2世代抗ヒスタミン薬と鼻噴霧用ステロイド薬を併用</td></tr>
<tr><td>重症</td><td>①もしくは②を処方，必要に応じて，点鼻用血管収縮薬を1～2週間だけ用いる．症状が特に強い場合，経口ステロイド薬4～7日間用いる．
① 抗LT薬または PGD_2・TXA_2 受容体拮抗薬に，第2世代抗ヒスタミン薬と鼻噴霧用ステロイド薬
② 第2世代抗ヒスタミン薬／血管収縮薬配合薬と鼻噴霧用ステロイド薬</td></tr>
</table>

〈出典：鼻アレルギー診療ガイドライン作成委員会 編，鼻アレルギー診療ガイドライン－通年性鼻炎と花粉症（2016年版），p.69，ライフ・サイエンス，2016〉

処方例

35歳女性，花粉症（中等症　くしゃみ・鼻漏型）
①～③を症状に合わせて併用する．
①フェキソフェナジン（60 mg）1回1錠（1日2錠）1日2回　朝夕食後　7日間
②フルチカゾンフランカルボン酸エステル点鼻液（27.5 μg）1本　1日1回　両鼻腔に1回2噴霧
③クロモグリク酸ナトリウム点眼液　5 mL　1本　1日4回　両眼に点眼

商品名
フェキソフェナジン：アレグラ
フルチカゾンフランカルボン酸エステル：アラミスト
クロモグリク酸：インタール

処方解説◆評価のポイント

■処方目的
処方薬①：アレルギー反応を抑制することによるくしゃみや鼻漏の改善
処方薬②：鼻粘膜の炎症の抑制
処方薬③：眼粘膜のアレルギー症状の抑制
■主な禁忌症
処方薬②：有効な抗菌薬の存在しない感染症，全身真菌症
■効果のモニタリングポイント
処方薬①②③：鼻閉，鼻漏，くしゃみ，眼の痒みの改善
■副作用のモニタリングポイント
処方薬①：頭痛，眠気，めまい，口渇，AST・ALT上昇など
処方薬②：鼻出血，鼻症状など
処方薬③：一過性の眼刺激，結膜充血など

服薬指導

❶ 生活指導

- アレルゲンが特定されると，その除去や回避が症状改善の有効な方策になる．ハウスダストやダニがアレルゲンの場合，部屋の掃除や布団干しなどを積極的に行う．
- 花粉症の場合は，花粉の飛散の多いときはできるだけ外出を控え，外出するときはマスクや眼鏡を使用する．

❷ 抗ヒスタミン薬

- 抗ヒスタミン薬は，眠気，集中力や判断力，作業効率の低下が起こりやすいため，車の運転などに注意する．

❸ 点鼻用ステロイド薬

- 1日のうちで鼻閉が強くないときに，鼻水をよくかんでから使用する．

❹ 点眼液

- 点眼液の汚染を防ぐため，点眼ビンの先がまつげや皮膚に触れないようにする．
- 点眼後は目を閉じて，しばらくの間目頭を押さえて点眼薬の全身的移行を防ぐようにする．

3.1 副鼻腔炎

学習のポイント

主な臨床症状

主症状は，膿性の鼻漏，鼻閉，頬部痛や頭痛・頭重，発熱などである．

主な診断指標

診断は自覚症状と鼻のエックス線撮影により行う

主な治療薬

1 血管収縮薬〈ナファゾリン〉

2 副腎皮質ステロイド薬（点鼻）

3 抗菌薬

1）ペニシリン系抗菌薬〈アンピシリン，アモキシシリン〉

2）セフェム系抗菌薬〈セフジトレン〉

概要

副鼻腔（上顎洞，篩骨洞，蝶形骨洞，前頭洞）が，細菌感染などで炎症を起こしている状態を**副鼻腔炎**（sinusitis）という．**急性副鼻腔炎**と，慢性化した**慢性副鼻腔炎**に分類される．

副鼻腔には，上顎洞，篩骨洞，蝶形骨洞，前頭洞（**図1**）があり，鼻腔の加湿や除塵に関与している．副鼻腔の細菌感染によって炎症が起こった状態が，副鼻腔炎である．副鼻腔は袋小路になっているため，感染により組織障害，副鼻腔内の粘液線毛輸送不全，鼻腔粘膜肥大が起こり，副鼻腔内に分泌液が貯留し，炎症をさらに悪化させる．

肺炎球菌，黄色ブドウ球菌，インフルエンザ菌などが原因菌となることが多い．また，遺伝的要因やI型アレルギーによっても発症する．

急性副鼻腔炎は，鼻副鼻腔に急性に発症する感染症で，鼻閉，鼻漏，後鼻漏，咳嗽などの呼吸器症状を呈し，発症から4週間以内のものである．ウイルス

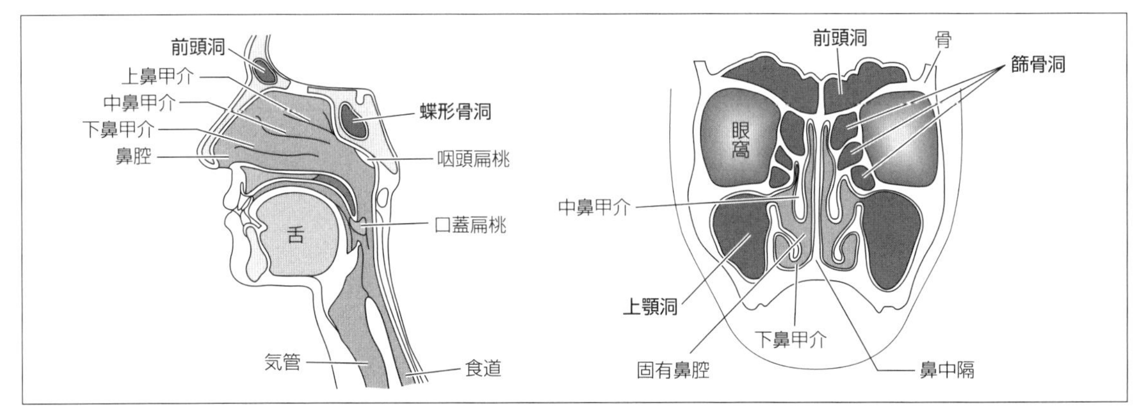

図1　鼻の構造

性感冒後，急性鼻炎，急性上気道炎にともなって引き続き起こることが多い．慢性副鼻腔炎は，急性副鼻腔炎が遷延化し，固定化したものであり，鼻閉，鼻漏，鼻茸を主症状とし，単純エックス線検査で副鼻腔に陰影がある．

● 疫学 ●

1960年代までは，小児を中心に罹患率の高い疾患であったが，近年は罹患率が減少している疾患である．

臨床症状

主症状は，膿性の鼻漏，分泌物亢進と粘膜肥厚にともなう鼻閉，炎症や貯留液の洞内貯留にともなう頬部痛や頭痛・頭重，発熱などである．

診断

診断は鼻のエックス線撮影により行うが，副鼻腔に貯留液や粘膜肥厚が認められる．

治療

急性副鼻腔炎の治療は，局所療法と薬物治療を行う．一方，慢性副鼻腔炎の治療は，局所療法と薬物治療に加え，保存的治療に反応しない場合や急性増悪を反復する場合は，手術療法が適応となる．

❶ 局所療法

(1) 血管収縮薬（ナファゾリン）の点鼻

急性および慢性副鼻腔炎で，血管収縮薬の噴霧により粘膜腫脹を軽減し，鼻閉を改善する．しかし，過度の使用により二次充血を起こすことがある．

(2) ネブライザー治療

抗菌薬，副腎皮質ステロイド薬，粘液溶解薬などのネブライザー治療も有効である．

❷ 薬物治療

抗菌薬の投与が中心となる．

❸ 上顎洞洗浄

上顎洞に膿汁が充満している例では，上顎洞の穿刺洗浄を行う．

❹ 手術

保存的治療に反応しない例や急性増悪を繰り返す例では，手術療法が適応となる．

治療薬

❶ 血管収縮薬（ナファゾリン）

血管平滑筋の α 受容体に作用して，血管を収縮させる．

❷ 抗菌薬（ペニシリン系，セフェム系など）

細菌のペニシリン結合タンパク質（PBP）阻害による細胞壁合成阻害作用をもつペニシリン系抗菌薬，セフェム系抗菌薬が中心に処方される．他にも，DNA 合成阻害作用をもつキノロン系抗菌薬やタンパク質合成阻害作用をもつマクロイド系抗菌薬も使用する．

Word ▶ PBP
penicillin binding protein

❸ 粘液溶解薬（カルボシステイン）

粘液構成成分の調整作用，粘液線毛輸送能の改善作用，粘膜正常化作用などである．

薬物療法

❶ 急性副鼻腔炎

発端となる起炎菌の多くはウイルスだが，数日後に細菌感染に移行する場合が多い．主要な起炎菌はインフルエンザ菌，肺炎球菌の 2 種類である．

治療薬は，**表 1** の通りである．中等症，重症に移行すれば抗菌薬を開始する．小児ではアンピシリン，アモキシシリンを，成人ではセフェム系抗菌薬を 5 日間投与して経過を見る．改善しなければ，抗菌薬の増量や他の薬剤への変更を考慮する．

表 1　副鼻腔炎の治療薬

	治療薬			特徴
急性副鼻腔炎	経口抗菌薬	ペニシリン系	アンピシリン，スルタミシリン，アモキシシリン	• 起炎菌が肺炎球菌，インフルエンザ菌，溶連菌，ブドウ球菌に有効
		セフェム系	セフジトレン，セフカペン，セフテラム	
		マクロライド系	アジスロマイシン	
		カルバペネム系	テビペネム	
		キノロン系	レボフロキサン，ガレノキサン，モキシフロキサシン，シタフロキサシン	
	血管収縮薬		ナファゾリン（点鼻）	• 血管収縮作用により鼻閉を改善
慢性副鼻腔炎	抗菌薬	14 員環マクロライド系	エリスロマイシン，クラリスロマイシン	• 少量長期投与（3～5 か月間） • 粘液分泌抑制作用，免疫抑制作用
	血管収縮薬		ナファゾリン（点鼻）	• 血管収縮作用により鼻閉を改善
	副腎皮質ステロイド薬（鼻腔内注入）		フルチガソン（保険適用外）	• 抗炎症作用
	粘液溶解薬		カルボシステイン	• 粘液溶解作用により鼻閉を改善

❷ 慢性副鼻腔炎

急性増悪期には抗菌薬の投与が行われ，キノロン系抗菌薬が有効である．また，14員環マクロライド系抗菌薬の少量長期投与の臨床効果が確認されているが，抗菌作用ではなく，好中球浸潤と粘液分泌の抑制による抗炎症作用が期待される．2週間は常用量で，その後は半量を2～3か月投与する．

処方例

43歳女性，急性副鼻腔炎
セフカペンピボキシル塩酸塩（100 mg） 1回1錠（1日3錠）1日3回 朝昼夕食後 5日間

商品名
セフカペン：フロモックス

処方解説◆評価のポイント

■処方目的
抗菌作用による副鼻腔炎の原因菌の除去
■主な禁忌症
〈原則禁忌〉本剤の成分とセフェム系抗菌薬に対して過敏症の既往のある患者
■効果のモニタリングポイント
鼻閉，鼻漏，後鼻漏，咳嗽，頭痛の改善
■副作用のモニタリングポイント
ショック，アナフィラキシー，急性腎不全，偽膜性大腸炎，発疹，顆粒球減少症，貧血，肝障害など

服薬指導

❶ 抗菌薬

- 耐性菌の発現を防ぐために，自分の判断で中止せずに医師の指示通り服用する．
- 服用を忘れた場合，気づいたときにすぐに服用する．ただし，次の服用時間が近いときには服用せず，2回分を一度に服用しない．

❷ 血管収縮薬（ナファゾリン）

- 連用または頻回使用によって反応性の低下や局所粘膜の二次充血を起こすことがあるので，過度の使用は避ける．

3.2 中耳炎

学習のポイント

主な臨床症状

急性中耳炎では，耳痛，発熱，耳漏をともなうことがある．

主な治療薬

1 急性中耳炎の場合
抗菌薬〈アモキシシリン〉

2 耳痛・発熱の場合
〈アセトアミノフェン（頓用）〉

概要

中耳炎（middle otitis）は，中耳における炎症で，急性中耳炎，滲出性中耳炎，慢性化膿性中耳炎，真珠腫性中耳炎に分類される．

1 急性中耳炎

急性に発症した中耳の感染症で，耳痛，発熱，耳漏をともなうことがある．中耳炎の大半を占め，小児に起こることが多く，成人での頻度は少ない．耳管を介して感染することが多く，上気道の急性炎症がきっかけとなる．鼓室に細菌が侵入し，感染により鼓室粘膜や鼓膜の炎症・充血・腫脹が起こり，耳管機能低下による膿の貯留，鼓膜膨隆による耳痛が出現する．

起炎菌は，肺炎球菌，インフルエンザ菌が大部分を占めるが，近年，薬剤耐性化が進行し，ペニシリン耐性肺炎球菌やβ-ラクタマーゼ非産生アンピシリン耐性インフルエンザ菌の増加が見られる．

3 慢性中耳炎

急性中耳炎の反復や難治化により，慢性化した中耳の炎症をいう．鼓膜穿孔があり，長期に耳漏をともなう中耳の慢性感染症である．

原因菌は，ブドウ球菌（MRSA を含む），緑膿菌であることが多い．

Word ▶ MRSA
メチシリン耐性黄色ブドウ球菌
methicillin-resistant *staphylococcus aureus*

3 滲出性中耳炎

中耳腔に貯留液がたまり，中耳の炎症と耳管の機能不全が主な原因である．耳痛はなく，難聴，耳閉感が主な症状である．患者は乳幼児と高齢者に多い．

4 真珠腫性中耳炎

鼓膜表皮が陥凹し，耳小骨などが骨破壊された状態で，手術が必要である．

臨床症状

急性中耳炎では，耳痛，発熱，耳漏をともなうことがある．

診断

❶ 鼓膜所見

急性中耳炎の急性期は，鼓膜の発赤と中耳貯留液を認める．長期化すると鼓膜は穿孔し，耳漏が流出する．寛解期では発赤が消失する．

❷ 細菌検査

上咽頭拭い液や鼓膜切開時の貯留液を検査し，原因菌を同定する．

治療

❶ 急性中耳炎

軽症の場合は経過観察を行い，中等症では抗菌薬を投与する．耳痛や発熱に対しては，アセトアミノフェンを頓服で使用する．症状が重症（高熱の持続，抗菌薬を用いても改善しない症例，重篤な化膿症の合併例など）の場合は，鼓膜切開の外科的治療を行う．

❷ 慢性中耳炎

抗菌薬の点耳の局所療法，抗菌薬の薬物治療に加え，保存的治療に反応しない場合や急性増悪を反復する場合は，手術療法が適応となる．

治療薬

〔Chapter 3.1 副鼻腔炎の治療薬（p.146）参照〕

薬物療法

❶ 小児急性中耳炎に対する抗菌薬の投与

軽症の場合は経過観察するが，改善がみられない場合は，①アモキシシリンを常用量で3日間投与する．それでも改善しない場合は，②アモキシシリン高用量，③クラブラン酸カリウム／アモキシシリン配合薬，④セフジトレンを投与する．

中等症では，②アモキシシリン高用量を3日間投与し，改善のみられない場合は，③クラブラン酸カリウムとアモキシシリン配合薬や⑤セフジトレン高用量，鼓膜切開＋②アモキシシリン水和物高用量のいずれかを3日間投与する．さらに改善なしの場合は，鼓膜切開＋③クラブラン酸カリウム／アモキシシリン配合薬もしくは，⑤セフジトレン高用量，⑥テビペネム高用量常用量，⑦トスフロキサシン常用量のいずれかを5日間投与する．

重症例では，鼓膜切開と②③⑤のいずれか3日間投与，改善がない場合は，鼓膜切開＋⑥もしくは⑦を5日間投与する．または，アモキシシリン150 mg/kg/日を1日3回に分割で，あるいはセフトリアキソン60 mg/kg/日を1日1～2回に分割で，3日間点滴静注する（表1）．

表1　小児急性中耳炎に対する抗菌薬の段階的投与

投与法	医薬品とその用量
経口投与	① アモキシシリン水和物（常用量） ② アモキシシリン（高用量） ③ クラブラン酸カリウム／アモキシシリン（1：14） ④ セフジトレンピボキシル（常用量） ⑤ セフジトレンピボキシル（高用量） ⑥ テビペネムピボキシル（常用量） ⑦ トスフロキサシントシル酸水和物（常用量）
点滴静注	⑧ アモキシシリン ⑨ セフトリアキソンナトリウム水和物

処方例

4歳女児，急性中耳炎（軽症）
アモキシシリン水和物細粒10%　1日40 mg/kg　1日3回朝夕食後　3日間

商品名
アモキシシリン：パセトシン

処方解説◆評価のポイント

■処方目的
感染症治療のための原因菌の除去
■主な禁忌症
伝染性単核症
■効果のモニタリングポイント
耳痛，耳漏の改善
■副作用のモニタリングポイント
ショック，下痢，食欲不振など

服薬指導

・耐性菌の発現を防ぐためにも，抗菌薬は途中で服用を中止せず，決められた日数を服用する．

4.1 口内炎

学習のポイント

主な臨床症状

口腔粘膜の発赤，びらん，水膨れ，アフタ（潰瘍），偽膜，疼痛

主な診断指標

問診，視診

主な治療薬

1 副腎皮質ステロイド薬（口腔用軟膏）

概要

口内炎（stomatitis）は，口腔内粘膜の表在性炎症を総称したもので，炎症が比較的広範囲あるいは散在性のものである．口内炎が特定の場所に限局している場合は，舌炎，歯肉炎，口角炎などのように表す．カンジダ菌などの真菌やヘルペスウイルス感染，細菌感染による口内炎，歯科金属や食物に対するアレルギー，薬剤や放射線によるものなど原因はさまざまだが，白血病や貧血などの疾患が原因となることもある．疲労，免疫異常，ビタミン欠乏などが誘因となる．

臨床症状をもとに**アフタ性口内炎**，びらん性口内炎などと分類する場合もある．アフタ性口内炎は楕円形の偽膜性小潰瘍で，潰瘍の周辺には炎症性発赤（紅暈）・浮腫をともなうもので，孤立または多発性の境界明瞭な類縁形の粘膜病変である．再発を繰り返すのが特徴で，疼痛をともなう．好発部位は口唇粘膜，舌である．

臨床症状

口腔内の広い範囲の粘膜のびらん，水膨れやアフタ（潰瘍）ができる．偽膜をともなうこともある．自覚症状としては，口腔内がしみたり，疼痛が特徴である．

診断

問診，視診で診断する．全身的な疾患が原因の場合には，血液検査や免疫学的検査が必要になることもある．カンジダ菌が疑われる場合は，培養検査も行う．

治療

原因に対する治療とともに，口腔保清が必要である．局所的な薬物治療を行

い，重度の口内炎では安静，栄養管理も必要である．

治療薬

❶ 副腎皮質ステロイド薬（口腔用軟膏）

びらんや潰瘍をともなう難治性口内炎に塗布する．アフタッチ®は口腔内粘膜付着型の二層錠である．

❷ 含嗽薬

抗炎症作用をもつアズレンスルホン酸ナトリウム水和物のうがい液などがある．

薬物療法

ウイルスが原因の場合は，抗ウイルス薬内服や抗ウイルス薬軟膏塗布を行う．口腔カンジダ症の場合は，抗真菌薬による局所的治療を行う．再発性アフタでは，副腎皮質ステロイド薬の軟膏塗布が有効である．含嗽薬も適宜使用する．

処方例

24歳男性，再発性アフタ
トリアムシノロンアセトニド口腔用軟膏　1日1～数回　患部に塗布

商品名
トリアムシノロンアセトニド：レダコート

処方解説◆評価のポイント

■処方目的
口内炎の治療（炎症の改善）
■主な禁忌症
〈原則禁忌〉口腔内に感染がある場合
■効果のモニタリングポイント
炎症，痛みの改善
■副作用のモニタリングポイント
口腔内しびれ，味覚異常，口腔内感染など

服薬指導

- 軟膏を塗布した後は，すぐに食事をしない．
- アフタッチ®は，指先を唾液でぬらし，錠剤の着色面に指先をつけ，指先に錠剤を付着させ，そのまま錠剤で患部をできるだけ被覆するように患部粘膜に白色面を軽く当て，2～3秒指先で押さえたのち指先を離す．
- 含嗽薬は，毎回水に溶解あるいは希釈して1日数回うがいをする．

4.2 咽頭炎

学習のポイント

主な臨床症状

咽頭痛，嚥下時痛，全身倦怠感，頭痛，発熱

主な診断指標

咽頭の発赤，ヘルパンギーナ（咽頭発赤と水泡），症状の経過

主な治療薬

1 非ステロイド性抗炎症薬（NSAIDs）〈ロキソプロフェン〉

2 抗菌薬
 1）ペニシリン系抗菌薬〈アモキシシリン〉
 2）セフェム系抗菌薬〈セフカペン〉

概要

鼻腔や口腔の奥にある咽頭に起こった炎症を，**咽頭炎**（pharyngitis）という．大きく**急性咽頭炎**，**慢性咽頭炎**，**咽頭特殊感染症**に分類される．

急性咽頭炎は，中咽頭粘膜とリンパ組織の急性炎症で，アデノウイルスやコクサッキーウイルスなどのエンテロウイルス，**A群β溶血性連鎖球菌**（溶連菌），インフルエンザ菌，肺炎球菌などによって発症する．慢性咽頭炎は，急性咽頭炎が遷延したり，喫煙，飲酒などが慢性的に咽頭を刺激することで発症する．咽頭特殊感染症は，クラミジア，梅毒トレポネーマ，結核菌などの病原体が原因の咽頭炎である．

Word NSAIDs
non-steroidal anti-inflammatory drugs

● 疫学 ●
急性咽頭炎の起炎菌は，小児の85%，成人の95%で不明である．A群β溶血性連鎖球菌が咽頭炎の起炎菌に占める割合は，小児で15～30%，成人で5～10%程度といわれている．

臨床症状

急性咽頭炎では，咽頭痛，嚥下時痛が急激に出現し，全身倦怠感，頭痛，発熱などをともなうことがある．A群β溶血性連鎖球菌感染の場合，全身の発疹が現れ，しょう紅熱と呼ばれる．慢性咽頭炎では，咽頭の不快感，異物感が慢性的にあり，咳嗽をともなう．咽頭特殊感染症は，症状は通常の急性・慢性咽頭炎と同様である．

診断

咽頭の発赤と症状の経過から診断する．コクサッキーウイルスが原因の場合

は，咽頭の発赤とともに小さな水泡がみられるヘルパンギーナをともなう．咽頭発赤が著しく全身症状をともなう場合は，A 群 β 溶血性連鎖球菌感染を疑い，迅速検査キットにより分泌物の細菌検査を行う．

治療

うがいをして咽頭を清潔に保つ．喫煙，飲酒，刺激物の摂取も控える．薬物治療も適宜行う．

治療薬

非ステロイド性抗炎症薬（NSAIDs），抗菌薬，含嗽薬がある〔Chapter 4.3 扁桃炎の治療薬（p.157）参照〕．

薬物療法

急性咽頭炎では，NSAIDs が有効である．ウイルス感染には抗菌薬は効果がないが，細菌感染の場合は抗菌薬の投与を行う．A 群 β 溶血性連鎖球菌が原因の場合には，ペニシリン系抗菌薬が第一選択薬となる．局所的にはポビドンヨードなどによる含嗽を行う．

処方例

10 歳女児，急性咽頭炎（A 群 β 溶血性連鎖球菌による）
アモキシシリン水和物錠剤 250 mg　1 回 1 錠　1 日 3 回朝夕食後　10 日間

商品名
アモキシシリン：パセトシン

処方解説◆評価のポイント

■処方目的
感染症治療としての原因菌の抗菌
■主な禁忌症
伝染性単核症
■効果のモニタリングポイント
咽頭痛の改善，解熱
■副作用のモニタリングポイント
ショック，下痢，食欲不振など

服薬指導

- 抗菌薬は，耐性菌の発現を防ぐために，原則として菌の感受性を確認し，治療に必要な最小限の期間の投与にとどめ，自分の判断で中止せずに医師の指示通り服用する．

4.3 扁桃炎

学習のポイント

主な臨床症状

1 初発症状：発熱，頭痛，咽頭痛，全身倦怠感
2 39～40℃の高熱
3 悪寒戦慄
4 嚥下時の激しい咽頭痛
5 扁桃の発赤，腫張，白苔（膿栓）

主な診断指標

1 診断スコア：発熱，咳嗽なし，前頸部リンパ節腫脹，扁桃に白苔
2 A群β溶血性連鎖球菌（溶連菌）迅速抗原検査

主な治療薬

ペニシリン系抗菌薬〈ベンジルペニシリン，アンピシリン，アモキシシリン〉

概要

扁桃炎（tonsillitis）とは，主として口蓋扁桃に起きる炎症をいう．

扁桃は，咽頭の粘膜内に発達したリンパ細胞からなる濾胞の集合体で，口蓋扁桃，咽頭扁桃，舌扁桃，耳管扁桃から構成されている（図1）．扁桃は，外的環境に直接曝露している粘膜から侵入するさまざまな細菌・ウイルスを捕らえて免疫応答を行い，リンパ球の分化増殖にも関連している．

扁桃炎は，急性扁桃炎と慢性扁桃炎に分類される（表1）．

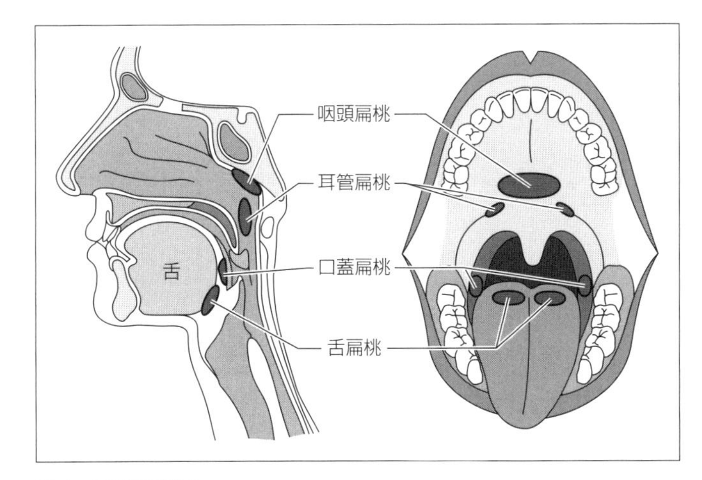

図1　扁桃の構造

① 急性扁桃炎

急性扁桃炎は，ウイルスやA群β溶血性連鎖球菌，黄色ブドウ球菌，肺炎球菌などの細菌により，口蓋扁桃に起こった炎症である．A群β溶血性連鎖球菌に起因する急性扁桃炎では，リウマチ熱や糸球体腎炎を続発することがある．

② 慢性扁桃炎

慢性扁桃炎は，急性炎症が反復し，扁桃周囲炎，慢性副鼻腔炎が原因の扁桃の慢性炎症である．扁桃が病巣となり，関節（関節リウマチ），腎臓（腎炎，IgA腎症），皮膚などの身体各所に症状が出現することがある．

表 1　急性扁桃炎と慢性扁桃炎

	急性扁桃炎	慢性扁桃炎
定義	・ウイルスや溶連菌などの細菌により口蓋扁桃に起こった炎症 ・起炎菌：A 群 β 溶血性連鎖球菌，黄色ブドウ球菌，肺炎球菌，各種ウイルス	・急性炎症の反復 ・扁桃周囲炎，慢性副鼻腔炎が原因となった扁桃の慢性炎症
症状	・初発症状（発熱，頭痛，咽頭痛，全身倦怠感） ・39 ～ 40℃の高熱 ・悪寒戦慄 ・嚥下時の激しい咽頭痛 ・扁桃の発赤，腫張，白苔（膿栓）	・自覚症状少ない ・扁桃上皮の肥厚 ・腺窩内に膿栓 ・関節（関節リウマチ），腎臓（腎炎，IgA 腎症），皮膚などでの症状：病巣感染
治療	・A 群 β 溶血性連鎖球菌 第一選択：ペニシリン系抗菌薬（アモキシシリン，バカンピシリン） 抗プラスミン薬（トラネキサム酸） 局所の殺菌消毒薬，含嗽液	手術

● 疫学 ●

原因はウイルスが最も高く，多くはアデノウイルスである．抗菌薬の治療対象となる A 群 β 溶血性連鎖球菌による扁桃炎は，成人で 10 ～ 15%，小児で 15 ～ 30% である．

臨床症状

❶ 急性扁桃炎

急性扁桃炎では，発熱，頭痛，咽頭痛，全身倦怠感などを初発症状とし，39 ～ 40℃の高熱，嚥下時の激しい咽頭痛，扁桃の発赤や腫張，白苔（膿栓）が主な症状である．

❷ 慢性扁桃炎

慢性扁桃炎は扁桃上皮の肥厚や腺窩内に膿栓が見られるが，自覚症状は急性に比べて少ないのが一般的である．

診断

A 群 β 溶血性連鎖球菌感染の診断は，診断スコアとして 4 つの項目（発熱，咳嗽なし，前頸部リンパ節腫脹，扁桃に白苔）から抗菌薬投与の必要性を評価する Centor score が使用されているが，診断スコアの扱いと評価は，各種治療ガイドラインでそれぞれである．さらに確定診断のためには咽頭検体の培養検査が有用であるが，迅速性がないため，日常診療では迅速抗原検査キットが使用されている．

治療

A群β溶血性連鎖球菌が原因の急性扁桃炎の場合は，抗菌薬で治療を行う．慢性扁桃炎は，手術が適応となる．

治療薬

ペニシリン系抗菌薬（ベンジルペニシリン，アンピシリン，アモキシシリン）は，分子内に5員環のβ-ラクタム環を有し，細菌の細胞壁合成酵素のペニシリン結合タンパク質（PBP）に結合し，細胞壁合成を阻害する．重篤な副作用は少ないが，まれにアナフィラキシーショック，発熱，発疹などが見られることがある．A群β溶血性連鎖球菌はペニシリンへの耐性は報告されていない．

Word PBP
penicillin binding protein

薬物療法

A群β溶血性連鎖球菌が原因の急性扁桃炎の場合，抗菌薬での治療の対象となり，ペニシリン系抗菌薬が第一選択薬である．また，トラネキサム酸などの抗プラスミン薬や，局所の殺菌消毒薬や含嗽薬を併用することもある．

処方例

25歳男性，急性扁桃炎（A群β溶血性連鎖球菌による）
アモキシシリン水和物錠剤250 mg　1回2錠　1日3回　朝夕食後　10日間

商品名
アモキシシリン：パセトシン

処方解説◆評価のポイント

■処方目的
感染症治療としての原因菌の抗菌
■主な禁忌症
伝染性単核症
■効果のモニタリングポイント
咽頭痛の改善，解熱
■副作用のモニタリングポイント
ショック，下痢，食欲不振など

服薬指導

Chapter 3.2 中耳炎の服薬指導（p.150）参照.

4.4 喉頭蓋炎

学習のポイント

主な臨床症状

発熱，咽頭痛，嚥下時痛，呼吸困難

主な診断指標

間接喉頭鏡検査，喉頭ファイバースコープ

主な治療薬

1 第三世代セフェム系抗菌薬〈セフトリキアキソン〉　2 副腎皮質ステロイド薬〈デキサメタゾン〉

概要

急性喉頭蓋炎（acute epiglottitis）は，気道のすぐ上にある喉頭蓋の急性炎症である．喉頭蓋が急速に腫脹するため，ときに窒息に至ることもある．通常は細菌感染が原因で，ほとんどはB型インフルエンザ菌である．

● 疫学 ●

欧米では幼小児に多いが，わが国では成人例が多く，小児はまれである．

臨床症状

発熱，咽頭痛と嚥下時痛が強く，初発症状である．その後数時間のうちに呼吸困難や喘鳴が出現することがあり，さらに窒息に至ることもある．

診断

間接喉頭鏡検査や喉頭ファイバースコープで喉頭蓋の腫脹を確認し，診断する．

治療

気道の確保が第一である．軽症例以外は入院加療が望ましい．呼吸困難がない場合は，薬物治療を行う．呼吸困難が著しい場合は，気管内挿管や気管切開術で緊急に気道を確保する．

治療薬

抗菌薬〔Chapter 4.3 急性扁桃炎の治療薬の項（p.157）参照〕，副腎皮質ステロイド薬がある．

薬物療法

抗菌薬を経静脈的に投与する．B型インフルエンザ菌は耐性菌も増加しているため，第三世代セフェム系抗菌薬やニューキノロン系抗菌薬を選択する．喉頭蓋の腫脹を軽減するため，副腎皮質ステロイド薬を点滴投与する．

処方例

30歳男性，急性喉頭蓋炎
①，②を併用処方する．
①セフトリアキソン静注用　1回1g　1日2回　点滴静注　5日間
②デキサメタゾン注射液　1回6.6mg　1日1回　点滴静注（第1～2日）
　1回3.3mg　1日1回　点滴静注（第3～4日）

商品名
セフトリアキソン：ロセフィン
デキサメタゾン：デカドロン

処方解説◆評価のポイント

■処方目的
処方薬①：感染症治療
処方薬②：喉頭蓋の炎症軽減
■主な禁忌症
処方薬①：ショックの既往，高ビリルビン血症の未熟児，新生児
処方薬②：感染症のある関節腔内，滑液嚢内，腱鞘内または腱周囲，動揺関節の関節腔内
■効果のモニタリングポイント
処方薬①：発熱，咽頭痛，嚥下時痛，呼吸困難などの改善
処方薬②：咽頭痛，嚥下時痛，呼吸困難などの改善
■副作用のモニタリングポイント
処方薬①：ショック，WBC・RBC低下，腎機能障害，肝機能障害など
処方薬②：感染症，血糖値上昇，消化器症状，覚醒，浮腫，骨密度低下など

服薬指導

- 発熱，咽頭痛と嚥下時痛が強く，急性喉頭蓋炎が疑われる場合は，できるだけ早急に専門医の診断を受ける．

皮膚疾患編

Chapter 1
アトピー性皮膚炎

学習のポイント

主な臨床症状

瘙痒，点状状態（小丘疹，小水疱，小膿疱など），小丘疹（ぶつぶつ），小水疱，小膿疱，結痂，鱗屑などの多様な炎症症状

1 急性病変：：紅斑（赤くなる），湿潤性紅斑，丘疹（ぶつぶつ），漿液性丘疹（ジュクジュクしたぶつぶつ），鱗屑・痂皮（皮がむけてかさぶたになる）

2 慢性病変：浸潤性紅斑・苔癬化（皮膚が厚く硬くなる）病変，痒疹，鱗屑，痂皮

主な臨床検査値

血液検査（補助的）：好酸球増加，LDH 上昇，血清 TARC 値上昇

※参考：IgE 抗体上昇，RAST 陽性がアトピー素因の有無

主な診断指標

症状の軽重を問わず①瘙痒，②特徴的皮疹と分布，③慢性・反復性経過を満たすもの

主な治療薬

1 ステロイド外用薬〈クロベタゾールプロピオン酸エステル，ベタメタゾン酪酸エステルプロピオン酸エステル，プレドニゾロン吉草酸エステル酢酸エステル，ヒドロコルチゾン酪酸エステル，プレドニゾロンなど〉

2 タクロリムス外用薬

3 抗ヒスタミン薬〈*d*-クロルフェニラミン，クレマスチン，ジフェンヒドラミン，シプロヘプタジン，ヒドロキシジン〉

4 抗アレルギー薬（第 2 世代抗ヒスタミン薬）〈ケトチフェン，オキサトミド，メキタジン，フェキソフェナジン，エピナスチン，エバスチン，セチリジン，レボセチリジン，ベポタスチン，オロパタジン，ロラタジンなど〉

5 保湿・保護用外用薬〈白色ワセリン，尿素含有製剤，ヘパリン類似物質含有製剤，亜鉛華軟膏〉

概要

アトピー性皮膚炎（atopic dermatitis）は，増悪，寛解を繰り返す，瘙痒のある湿疹を主病変とする疾患で，患者の多くは**アトピー素因**をもつ，と定義されている．

アトピー素因とは，①家族歴・既往歴として気管支喘息，アレルギー性鼻炎，結膜炎，アトピー性皮膚炎のうちのいずれか，あるいは複数の疾患を有する．または② **IgE 抗体**を産生しやすい素因である．

その原因としては，**アレルギー性刺激**と**非アレルギー性刺激**がある．アレルギー性刺激では，皮膚バリア機能の低下により侵入しやすくなった抗原（ダニ・ハウスダスト，花粉，動物の毛，食物など）に対する IgE が関与する即時型アレルギー反応（**I 型アレルギー**）やヘルパー T 細胞が関与する**Ⅳ型アレルギー反応**により炎症を生じる．アトピー性皮膚炎の急性期ではヘルパー T 細胞の Th1 細胞（細胞性免疫に関与）が主となり，慢性期では Th2 細胞（アレルギー反応に関与）が主となると考えられている．一方，非アレルギー性刺

Word LDH
乳酸脱水素酵素
lactate dehydrogenase

Word TARC
Th2 ケモカイン
thymus and activation-regulated chmokine

Word IgE
免疫グロブリン E
immunoglobulin E

Word RAST
放射性アレルゲン吸着試験
radioallergosorbent test

激では，バリア機能の低下に対して乾燥，発汗，紫外線，摩擦などによりドライスキンとなりやすく皮膚のバリア機能が障害されて外部からの刺激に弱くなり炎症を生じる．これらの炎症反応が複合してアトピー性皮膚炎の発症へつながるものと思われる（図1）．

小児では乳児期から幼少期にかけて発症することが多く，成人では，次の①～③の場合があり，②が最も多い．

① 幼少児期に発症した皮疹が成人後も持続し悪化する場合
② 幼少児期にいったん軽快した皮疹が成人になって再燃，増悪する場合
③ 小児期にはほとんど皮疹がなく成人後に発症する場合

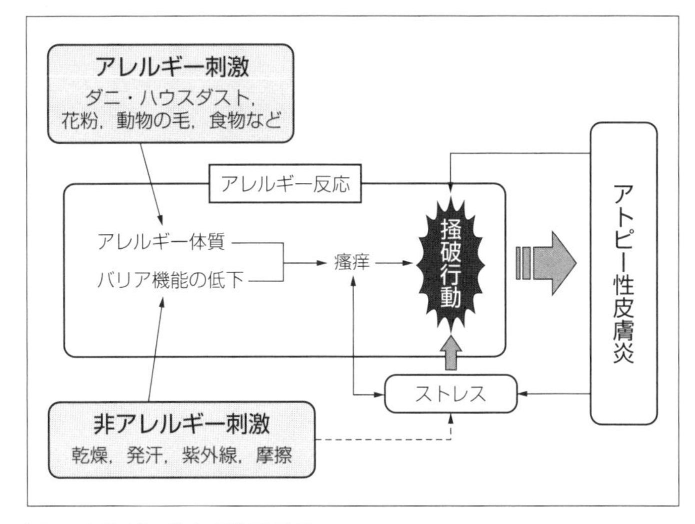

図1　アトピー性皮膚炎の原因

● 疫学 ●

厚生労働省による調査での患者数は，2008年349,000人，2011年369,000人，2014年456,000人と増加傾向である．年齢別にみると小児から若年層で多く，加齢とともに減少する傾向がある．厚生労働科学研究調査（2000～2002年）では，有症率は4か月児12.8%，1歳6か月児9.8%，3歳児13.2%，小学1年生11.8%，小学6年生10.6%，大学生8.2%と報告されている．

臨床症状

アトピー性皮膚炎の主要病変の湿疹の特徴的症状は，①瘙痒，②点状状態（小丘疹，小水疱，小膿疱など），③小丘疹（ぶつぶつ），小水疱，小膿疱，結痂[注1]，鱗屑などの**多様な炎症症状**である（表1，図2）．

注1：創傷などの上に滲出した線維素，白血球，固まった滲出液などが変化して痂皮となること．

表1　急性病変と慢性病変の症状

急性病変	慢性病変
•紅斑（赤くなる） •湿潤性紅斑 •丘疹（ぶつぶつ） •漿液性丘疹（ジュクジュクしたぶつぶつ） •鱗屑・痂皮（皮がむけてかさぶたになる）	•浸潤性紅斑・苔癬化（皮膚が厚く硬くなる）病変 •痒疹（痒いポツポツとした皮膚のもりあがり） •鱗屑（表皮の角質が肥厚し，剥離する） •痂皮（かさぶた）

顔面（前額，眼囲，口囲・口唇），頸部から前胸部，耳介周囲，四肢関節部（膝，肘）に好発する．

症状は，慢性・反復性の経過をたどる．その他，白色皮膚描記症皮膚（皮膚を掻くと赤くならずに白くなる）や，合併症として皮膚バリア機能の障害から

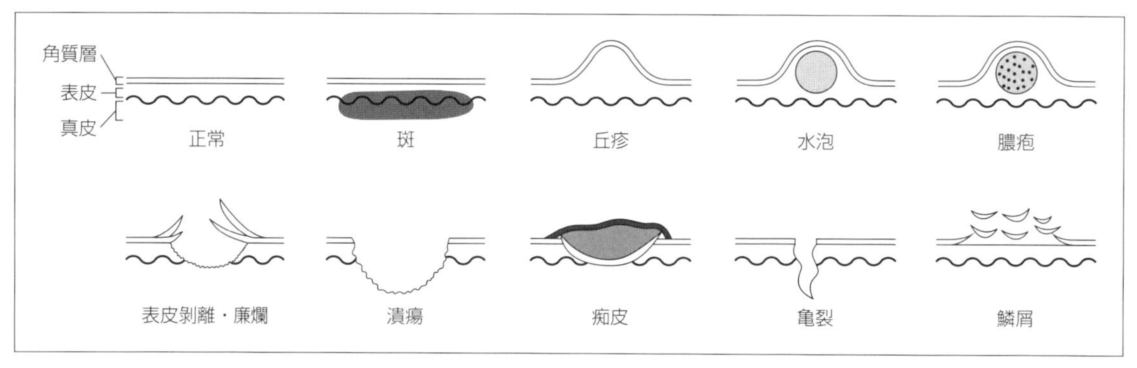

図2　主な病変部とその名称

細菌，ウイルスなどが侵入しやすくなり，伝染性膿痂疹（でんせんせいのうかしん）注2，尋常性疣贅（じんじょうせいゆうぜい）注3，みずいぼ，単純ヘルペスなどの感染症が見られる．

また，眼周囲の皮膚症状が強い場合に，強い痒みに対してこすったり叩いたりして，白内障・網膜剝離の合併がみられる場合がある．

注2：黄色ブドウ球菌または連鎖球菌が皮膚の浅層に感染し，水疱あるいは膿疱を来す皮膚の化膿性疾患．とびひともいう．

注3：皮膚型のウイルスが皮膚に感染して，良性腫瘍のいぼができる疾患．

診断

❶ 診断基準

アトピー性皮膚炎の診断基準（表2）にしたがって，①瘙痒，②特徴的皮疹と分布，③慢性・反復性経過を満たすものを，症状の軽重を問わず，アトピー性皮膚炎と診断する．そのほかは急性あるいは慢性の湿疹とし，年齢や経過を参考にして診断する．

診断においては，家族歴（気管支喘息，アレルギー性鼻炎・結膜炎，アトピー性皮膚炎）や合併症（気管支喘息，アレルギー性鼻炎・結膜炎）を確認する．

表2　アトピー性皮膚炎の診断基準

1. 瘙痒
2. 特徴的皮疹と分布
　① 皮疹は湿疹病変
　　　急性病変：紅斑，湿潤性紅斑，丘疹，漿液性丘疹，鱗屑，痂皮
　　　慢性病変：浸潤性紅斑・苔癬化病変，痒疹，鱗屑，痂皮
　② 分布
　　　左右対称性に分布する湿疹局面
　　　　好発部位：顔面（前額，眼囲，口囲・口唇），頸部から前胸部，耳介周囲，四肢関節部（膝，肘）
　　　年齢による特徴（参考）
　　　　幼児期：頭，顔に始まり，しばしば体幹，四肢に下降
　　　　幼小児期：頸部，四肢屈曲部
　　　　思春期・成人期：上半身（頭，頸，胸，背）に皮疹が強い傾向
3. 慢性・反復性経過（しばしば新旧の皮疹が混在する）
　　乳児では2か月以上，その他では6か月以上を慢性とする．

〈出典：古江増隆ほか 著，アトピー性皮膚炎診療ガイドライン，日本皮膚科学会誌，119（8），p.1515-1534，日本皮膚科学会，2009〉

また，接触皮膚炎，脂漏性皮膚炎，単純性痒疹，疥癬（かいせん），汗疹（かんしん），魚鱗癬（ぎょりんせん），皮脂欠乏性湿疹，手湿疹，乾癬，免疫不全による疾患などとの鑑別が必要である．

検査としては，血液検査で好酸球増加，LDH 上昇，血清 TARC 値上昇がみられるが，補助的なものである．また，アトピー素因の有無の確認として **IgE 抗体上昇，RAST**[注4] **陽性**が参考になる．

注 4：RAST とは，個々のアレルゲンに対する IgE 抗体の有無と量を知る検査法のこと．反応の強さを 0 ～ 6 段階に分けてスコア化し，2 以上で IgE 抗体陽性と判断する．陽性となる物質は症状を悪化させる因子となるため，回避させる必要がある．

❷ 重症度の評価

診断が確定すれば，重症度の評価を行う必要がある．重症度の評価は，日本皮膚科学会アトピー性皮膚炎重症度分類（簡便法）（**図 3**）や厚生労働科学研究班の重症度分類（**表 3**）に準じて行う．前者では，全身を 5 か所に分類し，各部位の発疹の程度と範囲を評価し，その総和を算出して重症度を判別する．後者では，皮疹の程度と，その面積を目安に分類する．

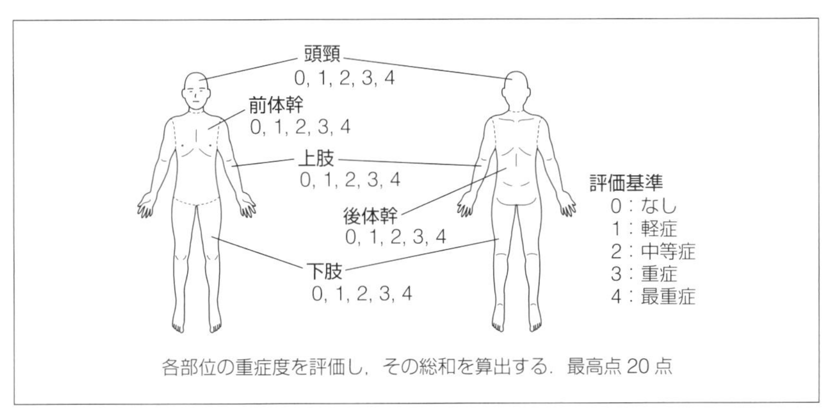

図 3　日本皮膚科学会の重症度分類
〈出典：古江増隆ほか 著，アトピー性皮膚炎診療ガイドライン，日本皮膚科学会誌，119 (8)，p.1515-1534，日本皮膚科学会，2009〉

表 3　重症度分類

重症度	診断基準
軽　症	面積に関わらず，**軽度の皮疹***1 のみみられる
中等症	**強い炎症をともなう皮疹***2 が体表面積の 10%未満にみられる
重　症	**強い炎症をともなう皮疹***2 が体表面積の 10%以上，30%未満にみられる
最重症	**強い炎症をともなう皮疹***2 が体表面積の 30%以上にみられる

＊1　軽度の皮疹とは，軽度の紅斑，乾燥，落屑主体の病変を指す．
＊2　強い炎症をともなう皮疹とは，紅斑，丘疹，びらん，浸潤，苔癬化などをともなう病変を指す．
〈出典：片山一朗 監修，日本アレルギー学会アトピー性皮膚炎ガイドライン専門部会 作成，アトピー性皮膚炎診療ガイドライン 2015，p.28，協和企画，2015〉

治療

治療の基本は，**皮膚機能異常の補正（スキンケア），原因・悪化因子の検索と対策および薬物療法**である．その他，心身医学的側面への配慮や嗜癖的掻破行動への指導も必要である．治療においては，次の①②を目標とする．

① 症状はない，あるいはあっても軽微であり，日常生活に支障がなく，薬物療法もあまり必要としない
② 軽微ないし軽度の症状は持続するも，急性に悪化することはまれで悪化しても遷延することはない

❶ 皮膚機能異常の補正（スキンケア）

アトピー性皮膚炎の皮膚は，バリア機能の低下や水分保持機能の低下が存在し，それにともなう痒みの閾値の低下や細菌，ウイルスなどの感染症のリスクを有する．そのため，これらに対して，保湿・保護と皮膚の清潔のスキンケアが重要となる．スキンケアとしては**表4**のような指導が必要である．

表4　スキンケアの指導内容

- 毎日，入浴，シャワーを行う
- 汗や汚れは速やかに落とす，しかし，強くこすらない
- 石鹸，シャンプーを使用するときは洗浄力の強いものは避ける
- 石鹸・シャンプーは残らないように十分にすすぐ
- 痒みを生じるほどの高い温度の湯は避ける
- 入浴後にほてりを感じさせる沐浴剤・入浴剤は避ける
- 患者あるいは保護者には皮膚の状態に応じた洗い方を指導する
- 入浴後には，必要に応じて適切な外用薬を塗布する

❷ 原因・悪化因子の検索と対策

アトピー性皮膚炎では，アトピー体質を背景として，環境因子，食物，発汗，物理的刺激，細菌，真菌，接触抗原，ストレスなどが発症・悪化因子となっている．これらにより誘発された皮疹は，瘙痒性を有し，掻破によりさらに悪化，遷延化から難治化へと進展する．したがって，原因・悪化因子の検索と回避は重要となる．

治療薬

治療薬としては，**ステロイド外用薬**が主体となり，必要に応じて**タクロリムス外用薬**を用いる．補助薬としては**保湿・保護用外用薬**，**抗ヒスタミン薬**あるいは**抗アレルギー薬**（第2世代抗ヒスタミン薬）が用いられる．

❶ ステロイド外用薬

ステロイド外用薬は，その臨床効果からストロンゲストからウィークランクまでの5段階に分類される（**表5**）．ステロイド外用薬には軟膏，クリーム，ローション，テープ剤などの剤形があるが，病変の性状，部位などを考慮して選択する（**表6**）．副腎皮質ステロイド薬は，皮膚血管収縮作

表5　主なステロイド外用薬（日本での臨床効果分類）

強度	医薬品
I群 ストロンゲストランク	クロベタゾールプロピオン酸エステル ジフロラゾン酢酸エステル
II群 ベリーストロングランク	モメタゾンフランカルボン酸エステル ベタメタゾン酪酸エステルプロピオン酸エステル フルオシノニド ベタメタゾンジプロピオン酸エステル ジフルプレドナート アムシノニド ジフルコルトロン吉草酸エステル 酪酸プロピオン酸ヒドロコルチゾン
III群 ストロングランク	デプロドンプロピオン酸エステル デキサメタゾンプロピオン酸エステル デキサメタゾン吉草酸エステル ベタメタゾン吉草酸エステル ベクロメタゾンプロピオン酸エステル フルオシノロンアセトニド
IV群 マイルド（ミディアム）ランク	プレドニゾロン吉草酸エステル酢酸エステル トリアムシノロンアセトニド アルクロメタゾンプロピオン酸エステル クロベタゾン酪酸エステル ヒドロコルチゾン酪酸エステル デキサメタゾン
V群 ウィークランク	プレドニゾロン

表6　ステロイド外用薬の使用上の注意

① 塗布する部位によりステロイド外用薬の吸収率が異なるため，部位によりステロイド外用薬のランクを使い分ける必要がある．特に，**頬や額は，腕に比べて6～13倍の吸収率**を示すため，顔面にはステロイド外用薬はなるべく使用しない．用いる場合，可能な限り弱いもの（マイルドランク以下）を短期間（1日2回は1週間程度）にとどめる．
② 毛細血管拡張や皮膚萎縮などの副作用は使用期間が長くなるにつれて起こりやすいため，漫然とした使用を避ける．
③ 炎症症状鎮静後のステロイド外用薬の中止においては，突然中止すると皮疹が急に増悪することがあるので，急激に中止せず，症状をみながら漸減あるいは間欠投与を行い徐々に中止する*1．
④ 1～2週間をめどに重症度の評価を行い，症状の程度に応じて，適宜，副腎皮質ステロイドを含まない外用薬を使用する．
⑤ 使用回数は，急性増悪の場合には1日2回（朝，夕：入浴後）を原則とする*2．
⑥ 急性増悪した皮疹には早く軽快させるために1日2回塗布させ，軽快したら1日1回にする．
⑦ 外用量は，1FTU*3が，成人の手のひらで2枚分に対する適量である．

*1　ステロイド外用薬のランクを下げる，あるいは副腎皮質ステロイドを含まない外用薬に切り替える際には，1日1回あるいは隔日投与などの間欠投与を行いながら，再燃のないことを確認する必要がある．
*2　ストロングランク以上では，1日2回と1回の塗布で，3週間後以降の治療効果に有意な差はない．
*3　1FTU（finger tip unit）とは，第2指の先端から第1関節部までチューブから押し出した量（約0.5 g）．

用，肉芽腫抑制作用，浮腫抑制作用などを通じて炎症を抑制する抗炎症作用を示す．

●使用禁忌

皮膚感染症（細菌，真菌，スピロヘータ，ウイルス），動物性皮膚疾患（疥癬，毛じらみなど），鼓膜に穿孔のある湿疹性外耳道炎，潰瘍（ベーチェット病は除く），第2度深在性以上の熱傷・凍傷

●主な局所性副作用

皮膚萎縮，毛細血管拡張，ステロイド紫斑，ステロイド潮紅，皮膚萎縮線条，多毛症，色素脱失，ステロイドざ瘡（ニキビ），ニキビダニざ瘡，乾皮症，口囲皮膚炎，感染症など

❷ タクロリムス外用薬（表7）

炎症性細胞（T細胞，肥満細胞，好酸球，ランゲルハンス細胞など）の働き，T細胞からのサイトカインの産生を強く抑制し，ランゲルハンス細胞で抗原提示を抑制，肥満細胞からのヒスタミン遊離を抑制，好酸球の脱顆粒を抑制する．これらによりアトピー性皮膚炎に対して抑制作用を示す．

表7　タクロリムス外用薬の使用上の注意

① 顔面・頚部に皮疹を有する場合やステロイド外用薬などの既存療法では効果が不十分または副作用によりこれらの投与ができないなど，タクロリムス外用薬がより適切と考えられる場合に使用する．
② 潰瘍，明らかな局面形成びらん，粘膜などの皮膚以外の部位，外陰部に使用しない．
③ 密封法*1および重層法*2は行わない．
④ 1回塗布量は，成人の場合，成人用1回5 g，2～5歳（20 kg未満）では小児用1g，6～12歳（20 kg以上50 kg未満）では小児用2～4 g，13歳以上（50 kg以上）では小児用5 gを超えないようにする．1回1 gの外用量で成人の手4枚分の面積に外用できる．
⑤ 1日の使用回数は2回（12時間間隔）までである．
⑥ 2週間以内に皮疹の改善が認められない場合には使用を中止する．

*1　外用薬を患部に塗布し，その上をサランラップなどで覆い，絆創膏で周囲をテープ固定し密封状態にする方法で，ODT療法（occlusive dressing treatment）ともいう．密封効果により経皮吸収が促進される．
*2　2種類の外用薬を塗り重ねる方法

皮膚疾患編

●禁忌

潰瘍，明らかに局面を形成しているびらん，高度の腎障害，高度の高カリウム血症，魚鱗癬様紅皮症を呈する疾患，妊婦または妊娠している可能性のある婦人，2歳未満の小児，PUVA療法などの紫外線療法を実施中

●主な副作用

疼痛（ヒリヒリ感など），熱感，瘙痒感，ざ瘡，毛嚢炎，カポジ水痘様発疹症，単純疱疹，感染症，腎障害など

❸ 保湿剤・保護剤（表8）

炎症の再燃を予防するためには，乾燥およびバリア機能の低下を補正するスキンケアは重要であり，副腎皮質ステロイドあるいはタクロリムスを含まない外用薬を用いる．1日2回の保湿剤の使用は，無処置群に比べてアトピー性皮膚炎の炎症の再燃を有意に抑制することが報告されている．

表8　保湿剤，保護剤

医薬品	薬理作用	禁　忌	主な副作用
白色ワセリン	皮膜による水分蒸散の抑制による保湿効果，皮膚保護作用		接触皮膚炎
亜鉛華軟膏	創面保護，収れん作用	重度または広範囲の熱傷	過敏症状，発疹，刺激感など
尿素製剤	角層水分保持作用により，角層水分含有量を増加させ，皮膚の乾燥を改善		疼痛，熱感，過敏症状，刺激感など
ヘパリン類似物質製剤	血液凝固抑制作用，血流量増加作用，血腫消退促進作用，角質水分保持増強作用，線維芽細胞増殖抑制作用	出血性血液疾患（血友病，血小板減少症，紫斑病など），わずかな出血でもリスクが大きな状態	皮膚炎，瘙痒，発赤，発疹，潮紅など

❹ 抗ヒスタミン薬および抗アレルギー薬

抗ヒスタミン薬および抗アレルギー薬（第2世代抗ヒスタミン薬）は，アトピー性皮膚炎の自覚症状の瘙痒に対して，その苦痛の軽減と掻破による悪循環と遷延化を予防する目的で外用薬と併用する（表9，表10）．

表9　抗ヒスタミン薬

医薬品	禁　忌	主な副作用
d-クロルフェニラミン	緑内障，前立腺肥大など下部尿路に閉塞性疾患，低出生体重児・新生児	ショック，痙攣，錯乱，再生不良性貧血，無顆粒球症，発疹，光線過敏症，鎮静，眠気，口渇，胸やけ，食欲不振，排尿困難，尿閉など
クレマスチン	緑内障，前立腺肥大など下部尿路に閉塞性疾患，狭窄性消化性潰瘍または幽門十二指腸閉塞	痙攣，興奮，肝機能障害，黄疸，眠気，倦怠感，口渇感，食欲不振，悪心・嘔吐など
ジフェンヒドラミン	緑内障，前立腺肥大など下部尿路に閉塞性疾患	口渇，悪心・嘔吐，下痢，発疹など
シプロヘプタジン	緑内障，前立腺肥大など下部尿路に閉塞性疾患，狭窄性胃潰瘍，幽門十二指腸閉塞，気管支喘息の急性発作時，新生児・低出生体重児，老齢の衰弱した患者	錯乱，幻覚，痙攣，無顆粒球症，眠気，倦怠感，口渇，頻尿など
ヒドロキシジン	ポルフィリン症，妊婦または妊娠している可能性のある婦人	ショック，アナフィラキシー，QT延長，心室頻拍，肝機能障害，黄疸，眠気，倦怠感，口渇など

(1) 抗ヒスタミン薬

主としてH_1受容体と結合することにより，遊離ヒスタミンとH_1受容体との結合を競合的かつ可逆的に阻害する．また，抗コリン作用を有する．さらに，シプロヘプタジンは，抗セロトニン作用も有する．

(2) 抗アレルギー薬（第2世代抗ヒスタミン薬）

各種ケミカルメディエーター（ロイコトリエン，ヒスタミンなど）の遊離抑制および拮抗作用により抗アレルギー作用を示す．

表10　抗アレルギー薬

医薬品	禁　忌	主な副作用
メキタジン	緑内障，下部尿路閉塞性疾患（前立腺肥大など）	ショック，アナフィラキシー，肝機能障害，黄疸，血小板減少，眠気，倦怠感，口渇など
アゼラスチン	－	眠気，倦怠感，苦味感，味覚異常など
フェキソフェナジン	－	ショック，アナフィラキシー，肝機能障害，黄疸，無顆粒球症，白血球減少，好中球減少，眠気，腹痛，めまい，倦怠感など
エピナスチン	－	肝機能障害，黄疸，血小板減少，眠気，口渇，倦怠感，胃部不快感，嘔気など
オロパタジン	－	劇症肝炎，肝機能障害，黄疸，眠気，倦怠感，口渇など
エバスチン	－	ショック，アナフィラキシー，肝機能障害，黄疸，眠気，口渇，倦怠感，胃部不快感など
ケトチフェン	てんかんまたはその既往歴	痙攣，興奮，肝機能障害，黄疸，眠気，倦怠感，口渇，悪心など
セチリジン	重度の腎障害（C_{cr} 10 mL/min 未満）	ショック，アナフィラキシー，痙攣，肝機能障害，黄疸，血小板減少，眠気，倦怠感，口渇，浮動性めまい，頭痛など
レボセチリジン＊1	重度の腎障害（C_{cr} 10 mL/min 未満）	ショック，アナフィラキシー，痙攣，肝機能障害，黄疸，血小板減少，傾眠，頭痛，疲労など
オキサトミド	妊婦または妊娠している可能性のある婦人	肝炎，肝機能障害，黄疸，ショック，アナフィラキシー，中毒性表皮壊死融解症（TEN），皮膚粘膜眼症候群（SJS），血小板減少，眠気，倦怠感，口渇など
ベポタスチン	－	眠気，口渇，悪心，胃痛，下痢，胃部不快感，倦怠感，嘔吐など
エメダスチン	－	眠気，倦怠・脱力感，口渇，腹痛，ふらつき，頭痛・頭重感，頭がボーッとする，ALT・AST 上昇，LDH 上昇，γ-GTP 上昇など
ロラタジン	－	ショック，アナフィラキシー，てんかん，痙攣，肝機能障害，黄疸，眠気，倦怠感，腹痛，口渇，嘔気・嘔吐など

＊1　レボセチリジンは，セチリジンの*R*-エナンチオマーである．

薬物療法

薬物治療の目的は，皮膚の炎症の沈静化で，ステロイド外用薬が第一選択となるが，必要に応じてタクロリムス外用薬が選択される．また，瘙痒による掻破を防ぐため，抗ヒスタミン薬あるいは抗アレルギー薬（第2世代抗ヒスタミン薬）の内服薬を，皮膚の保湿・保護を目的として保湿・保護用外用薬（白色ワセリン，尿素含有軟膏など）を補助的に用いる．症状が重篤で上記で効果が不十分な場合に，ステロイド内服薬を短期間に限って使用する場合がある．

第一選択薬であるステロイド外用薬はストロンゲストからウィークランクまでの5段階に分類されており，ステロイド外用薬の効果の高さと局所性の副作用の起こりやすさは比例することから重症度に応じて選択することが大切である（**表 11**）．薬物治療においては，症状に応じて1～2週間または3～4週間をめどに重症度を評価し，治療薬・治療方法の変更を検討する．

表 11　アトピー性皮膚炎の薬物治療

<table>
<tr><th>重症度</th><th>軽症</th><th>中等症</th><th>重症</th><th>最重症</th></tr>
<tr><td>診断基準</td><td>面積に関わらず，軽度の皮疹のみみられる</td><td>強い炎症をともなう皮疹：体表面積の 10%未満</td><td>強い炎症をともなう皮疹：10%以上，30%未満</td><td>強い炎症をともなう皮疹：30%以上，原則一時入院</td></tr>
<tr><td rowspan="3">外用薬</td><td colspan="4">保湿剤・保護剤（軽症～最重症まで使用可能）</td></tr>
<tr><td rowspan="2">・全年齢
必要に応じてステロイド外用薬（マイルドランク以下）</td><td>・2 歳未満
ステロイド外用薬
（マイルドランク以下）
・2～12 歳
ステロイド外用薬
（ストロングランク以下）
・13 歳以上
ステロイド外用薬
（ベリーストロングランク以下）</td><td>・2 歳未満
ステロイド外用薬
（ストロングランク以下）
・2～12 歳
ステロイド外用薬
（ベリーストロングランク以下）
・13 歳以上
ステロイド外用薬
（ベリーストロングランク以下）</td><td>・2 歳未満
ステロイド外用薬
（ストロングランク以下）
・2～12 歳
ステロイド外用薬
（ベリーストロングランク以下）
・13 歳以上
ステロイド外用薬
（ベリーストロングランク以下）</td></tr>
<tr><td colspan="3">ステロイドの使用が適切でない部位：2～15 歳：タクロリムス 0.03%，16 歳以上：タクロリムス 0.1%</td></tr>
<tr><td>軟膏量の目安</td><td>ごく少量</td><td>5FTU</td><td>15FTU</td><td>50FTU</td></tr>
<tr><td>内服薬</td><td colspan="3">必要に応じて抗ヒスタミン薬，抗アレルギー薬，漢方薬</td><td>必要に応じて抗ヒスタミン薬，抗アレルギー薬，漢方薬，副腎皮質ステロイド薬（必要に応じて一時的に），シクロスポリン（16 歳以上，3 か月以内に休薬）</td></tr>
</table>

十分な効果が認められない場合：ステップアップ
十分な効果が認められた場合：ステップダウン
〈出典：片山一朗 監修，日本アレルギー学会アトピー性皮膚炎ガイドライン専門部会 作成，アトピー性皮膚炎診療ガイドライン 2015，p.68，協和企画，2015〉

❶ 幼児のアトピー性皮膚炎（軽症）

幼児の軽症例では，保湿・保護外用薬を選択し，必要に応じてステロイド外用薬（マイルドランク以下）を用いる．または，症状を早期に改善するためにステロイド外用薬を用いて症状が軽快したら保湿・保護外用薬に変更する．

処方例

①を選択し，必要に応じて②を処方する．
または，②を用いて症状が軽快したら①に変更する．
①ヘパリン類似物質含有軟膏　1日2回　塗布
②ヒドロコルチゾン酪酸エステル軟膏　1日2回　塗布

商品名
ヘパリン類似物質：ヒルドイド
ヒドロコルチゾン酪酸エステル：ロコイド

処方解説◆評価のポイント

■処方目的
処方薬①：皮膚の乾燥およびバリア機能の低下予防のための保湿・保護
処方薬②：炎症の抑制

■主な禁忌症
処方薬①：出血性血液疾患（血友病，血小板減少症，紫斑病など），わずかな出血でもリスクが大きな状態
処方薬②：皮膚感染症，動物性皮膚疾患，鼓膜に穿孔のある湿疹性外耳道炎，潰瘍（ベーチェット病は除く），第2度深在性以上の熱傷・凍傷

■効果のモニタリングポイント
処方薬①：皮膚症状の改善

■副作用のモニタリングポイント
処方薬①：皮膚炎，瘙痒，発赤，発疹，潮紅など
処方薬②：皮膚萎縮，毛細血管拡張，ステロイド紫斑，ステロイド潮紅，色素脱失，ステロイドざ瘡（ニキビ），感染症など

❷ 幼児のアトピー性皮膚炎（重症）

ステロイド外用薬を選択し，顔にはマイルドランク，体幹，四肢にはストロングランク，症状が強い体幹，四肢にはベリーストロングランクを一時的に使用する．また，痒みに対して抗ヒスタミン薬または抗アレルギー薬を内服させる．

処方例

①を顔に用い，②を体幹，四肢に，③を体幹，四肢で症状が強い場合に一時的に処方する．また，痒みがある場合には④を処方する．
①ヒドロコルチゾン酪酸エステル軟膏　1日2回　顔に塗布
②プレドニゾロン吉草酸エステル酢酸エステル軟膏　1日2回　体幹，四肢に塗布
③ベタメタゾン酪酸エステルプロピオン酸エステル軟膏　1日2回　体幹，四肢に塗布
④フェキソフェナジンドライシロップ　1回15 mg　1日2回　朝夕食後

商品名
ヒドロコルチゾン酪酸エステル：ロコイド
プレドニゾロン吉草酸エステル酢酸エステル：リドメックス
ベタメタゾン酪酸エステルプロピオン酸エステル：アンテベート
フェキソフェナジン：アレグラ

処方解説◆評価のポイント

■処方目的
処方薬①②③：抗炎症作用による皮膚症状の改善
処方薬④：痒みの抑制

■主な禁忌症
処方薬①②③：皮膚感染症，動物性皮膚疾患，鼓膜に穿孔のある湿疹性外耳道炎，潰瘍（ベーチェット病は除く），第2度深在性以上の熱傷・凍傷

■効果のモニタリングポイント
処方薬①②③：皮膚症状の改善
処方薬④：痒みの軽減

■副作用のモニタリングポイント
処方薬①：皮膚萎縮，毛細血管拡張，ステロイド紫斑，ステロイド潮紅，色素脱失，ステロイドざ瘡（ニキビ），感染症など
処方薬④：ショック，肝機能障害，無顆粒球症，眠気，倦怠感など

③ 成人のアトピー性皮膚炎（中等症～重症）

顔には，マイルドランクのステロイド外用薬またはタクロリムス外用薬を選択し，体幹，四肢にはストロングランクまたはベリーストロングランクのステロイド外用薬を用いる．また，乾燥部位には保湿・保護外用薬を用い，痒みがひどい場合は抗アレルギー薬を内服させる．

処方例

顔には①または②を，体幹，四肢には③または④，乾燥部位に⑤を塗布する．また，痒みがひどい場合は⑥または⑦を処方する．
①クロベタゾン酪酸エステル軟膏　1日2回　顔に塗布
②タクロリムス軟膏0.1%　1日2回　顔に塗布
③ベタメタゾン吉草酸エステル軟膏　1日2回　体幹，四肢に塗布
④モメタゾンフランカルボン酸エステル軟膏　1日2回　体幹，四肢に塗布
⑤ヘパリン類似物質含有軟膏　1日2回　乾燥部位に塗布
⑥オロパタジン錠5mg　1回1錠　1日2回　朝夕食後
⑦レボセチリジン錠5mg　1回1錠　1日1回　就寝前

商品名
クロベタゾン酪酸エステル：キンダベート
タクロリムス：プロトピック
ベタメタゾン吉草酸エステル：ベトネベート
モメタゾンフランカルボン酸エステル：フルメタ
ヘパリン類似物質：ヒルドイド
オロパタジン：アレロック
レボセチリジン：ザイザル

処方解説◆評価のポイント

■処方目的
処方薬①②③④：抗炎症作用による皮膚症状の改善
処方薬⑤：皮膚の保湿と保護
処方薬⑥⑦：痒みの抑制

■主な禁忌症
処方薬①③④：皮膚感染症，動物性皮膚疾患，鼓膜に穿孔のある湿疹性外耳道炎，潰瘍（ベーチェット病は除く），第2度深在性以上の熱傷・凍傷
処方薬②：潰瘍，明らかに局面を形成しているびらん，高度の腎障害，高度の高カリウム血症，魚鱗癬様紅皮症を呈する疾患，妊婦または妊娠している可能性のある婦人，2歳未満の小児，PUVA療法などの紫外線療法を実施中
処方薬⑤：出血性血液疾患（血友病，血小板減少症，紫斑病など），わずかな出血でもリスクが大きな状態
処方薬⑦：重度の腎障害（C_{cr} 10 mL/min未満）

■効果のモニタリングポイント
処方薬①：皮膚症状の改善
処方薬⑥⑦：痒みの軽減

■副作用のモニタリングポイント

処方薬①③④：皮膚萎縮，毛細血管拡張，ステロイド紫斑，ステロイド潮紅，色素脱失，ステロイドざ瘡（ニキビ），感染症など

処方薬②：疼痛，熱感，瘙痒感，毛嚢炎，カポジ水痘様発疹症，感染症，腎障害など

処方薬⑥：劇症肝炎，眠気，倦怠感，口渇など

処方薬⑦：ショック，痙攣，肝機能障害，傾眠，頭痛，疲労など

服薬指導

アトピー性皮膚炎の治療においては，皮膚の清潔およびスキンケア，原因・悪化因子への対策，適切な薬物治療が重要であることを認識してもらう．その上で，以下のことについて十分に指導する．

- スキンケアおよび原因・悪化因子の回避（p.166参照）．
- 痒みによる掻破行動は，皮膚バリア機能を破壊するだけでなく，症状をますます悪化させる．掻破行動の誘発を抑制するための精神的ストレスの解消法など．
- 治療薬の使用上の注意と自己判断で中止しない．
- 生活上の注意（室内を清潔に保ち，適温・適湿の環境を作る，規則正しい生活を送り，暴飲・暴食は避ける，刺激の少ない衣服を着用する，爪は短く切り，掻破による皮膚障害を避けるなど）．
- 外用薬の使用上の注意

  ① 塗る前に手をきれいに洗う．

  ② 感染部位への塗布は他の部分への拡大を防ぐため最後に行う．

  ③ 十分な保湿効果を得るため入浴やシャワー後10分以内に塗る．

  ④ ステロイド外用薬の使用量はFTUを目安とする．

Chapter 2

蕁麻疹

学習のポイント

主な臨床症状

1 24時間以内に発現する一過性の発疹，強い痒みをともなう紅斑
2 特発性の蕁麻疹（夕方〜夜にかけて悪化しやすい）
3 血管性浮腫（皮膚，粘膜の限局した範囲の深部浮腫）

主な臨床検査値

1 血液検査：CRPの上昇，白血球数増加などで病型を確定
2 アレルギー性蕁麻疹：プリックテスト，CAP-RAST法などによる特異的IgEの存在

主な治療薬

1 第2世代抗ヒスタミン薬〈ケトチフェン，オキサトミド，メキタジン，フェキソフェナジン，エバスチン，セチリジン，ベポタスチン，オロパタジン，ロラタジンなど〉
2 補助的治療薬
 1）H_2受容体拮抗薬〈ファモチジンなど〉
 2）漢方薬〈消風散など〉
 3）ロイコトリエン拮抗薬〈モンテルカストなど〉
 4）その他〈トラネキサム酸，ジアフェニルスルホン，グリチルリチン製剤など〉
3 副腎皮質ステロイド薬〈プレドニゾロン〉

概要

蕁麻疹（urticaria）は膨疹とも呼ばれ，紅斑をともなう一過性，限局性の浮腫が病的に発現する疾患である．

蕁麻疹は，何らかの原因で皮膚肥満細胞が活性化され，ヒスタミンなどの化学伝達物質が皮膚組織内に放出されて，皮膚毛細血管の透過性亢進により，血漿成分が漏出して生じる膨疹あるいは限局性浮腫である．化学伝達物質は，組織内で速やかに分解されるため，蕁麻疹の発症は一過性である．

蕁麻疹における肥満細胞活性化の機序は，I型アレルギーが広く知られているが，その他，直接的誘因因子（主として外因性，一過性）や背景因子（主として内因性，持続性）が複合的に関与している（表1）．

原因・誘因が特定できない特発性と，原因・誘因が特定される刺激誘発型の蕁麻疹があり，多くは特発性の蕁麻疹である．また，皮膚ないし粘膜の深部に限局性浮腫を生じる血管性浮腫がある．

蕁麻疹の病型には以下のようなものがある．

Word ▶ CAP-RAST
capsulated hydrophilic carrier polymer-radioallergosorbent test
特異的IgE抗体測定方法

Word ▶ NSAIDs
非ステロイド性抗炎症薬
non-steroidal anti-inflammatory drugs

❶ 特発性蕁麻疹

特発性の蕁麻疹は，直接的原因や誘因がなく自発的に膨疹が出現するもので，発症してから1か月以内の急性蕁麻疹と1か月以上経過する慢性蕁麻疹がある．症状は基本的に毎日のように出没する．虫刺症，多形滲出性紅斑，結節性紅斑，薬疹，成人スティル病などを鑑別する必要がある．

表1　蕁麻疹の関わる因子

	原因因子
直接的誘因因子	① 外来抗原 ② 物理的刺激 ③ 発汗刺激 ④ 食物（食物抗原，食品中のヒスタミン，仮性アレルゲン＊1，食品添加物＊2，サリチル酸） ⑤ 薬剤（造影剤，NSAIDs，防腐剤，コハク酸エステル，バンコマイシン＊3）など ⑥ 運動
背景因子	① 感作（特異的 IgE） ② 感染 ③ 疲労・ストレス ④ 食物（抗原以外の直接的誘因の食物） ⑤ 薬剤（アスピリン，その他のNSAIDs（食物依存性運動誘発アナフィラキシー），アンジオテンシン変換酵素（ACE）阻害薬（血管性浮腫）など ⑥ IgE または高親和性 IgE 受容体に対する自己抗体 ⑦ 基礎疾患（膠原病および類縁疾患（SLE，シェーグレン症候群など），造血系疾患，遺伝的欠損など（血清 C1-INH＊4 活性が低下），血清病，その他の内臓病変など）

＊1　牛肉，豚肉，タケノコ，トマト，もち，香辛料など
＊2　防腐剤，人工色素
＊3　バンコマイシンの投与によって赤色人症候群（レッドマン症候群：red man syndrome）という過敏症（顔，頸，躯幹の紅斑性充血，瘙痒など）を発症することがある．
＊4　血清中のC1インヒビター（別名：C1エステラーゼインヒビター，C1インアクチベーター）で補体の制御タンパク質の1つで，遺伝性血管神経性浮腫などにおいて減少または欠損する．補体系（C1）のみでなく，線溶系（プラスミン），凝固系（XIIa，XIa）やキニン系（カリクレイン）に関与するセリンプロテアーゼ（タンパク質分解酵素の一種）をも阻害する．

Word ACE
angiotensin converting enzyme

Word SLE
全身性エリテマトーデス
systemic lupus erythematosus

❷ 刺激誘発型蕁麻疹

特定の刺激や条件が加わったときに症状が誘発され，出現頻度は刺激の有無により，1日のうち何度も出没する場合や数日～数か月間現れない場合もある．基本的に個々の皮疹が数十分から数時間以内には消退する．

(1) アレルギー性の蕁麻疹

特定の抗原物質（食物，薬品，植物など）に対する特異的 IgE を介した即時型アレルギー反応で生じる．通常は抗原への曝露後，数分から数時間以内に生じるが，アナフィラキシーショックでは，抗原曝露後，最初の症状が沈静化して数時間後に再び症状が現れることがある．

(2) 食物依存性運動誘発アナフィラキシー

特定の食物（小麦，エビなど）摂取後2～3時間以内に運動負荷が加わることにより生じる．皮膚症状をともなうことが多く，NSAIDs により増悪しやすい．原因食物と NSAIDs の摂取のみで誘発されることもある．

(3) 非アレルギー性の蕁麻疹

アレルギー機序を介さず，原因物質（造影剤の静注，豚肉，サバ，タケノコなど）への曝露により症状を生じる．

(4) アスピリン蕁麻疹

外来物質（アスピリン，NSAIDsの経口，注射，外用）より誘発される非アレルギー性の蕁麻疹である．原因物質に曝露後，数分～数時間で膨疹が現れる．構造の類似に関係なく複数のNSAIDs，人工食品着色料，防腐剤などの化学物質に対しても過敏性を示す．

(5) 物理性蕁麻疹

皮膚表面の機械的擦過，寒冷曝露，日光照射，温熱負荷，圧迫，水との接触，振動などの刺激により生じる．それぞれ機械性蕁麻疹，寒冷蕁麻疹，日光蕁麻疹，温熱蕁麻疹，遅延性圧蕁麻疹，水蕁麻疹，振動蕁麻疹と称される．

(6) コリン性蕁麻疹

発汗や発汗を促す刺激（入浴，運動，精神的緊張など）により痒みをともなう膨疹や紅斑を生じる．皮疹は出現後，数分から2時間以内に消退することが多いが，眼瞼，口唇に血管性浮腫をともなうこともある．小児から30歳代前半までに好発する．

(7) 接触蕁麻疹

接触が誘因となる蕁麻疹である．特定の物質が皮膚，粘膜に接触することにより接触部位に限局して膨疹が出現する．通常，曝露後，数分から数十分以内に症状が出現し，数時間以内に消退する．

3 血管性浮腫

(1) 特発性の場合

明らかな直接的誘因なく皮膚，粘膜に限局した深部浮腫が出没する．毎日ではなく，数日以上の間隔を空けて出現することが多い．

(2) 外来物質起因性の場合

外来抗原や薬剤（NSAIDs，ACE阻害薬など）などが誘因となって発症する．多くは曝露後，数時間以内に症状が出現するが，ACE阻害薬の内服による場合，内服を始めて数日～数週間して症状が出現することが多く，内服を継続している間は症状が反復する．

(3) 補体第1成分（C1）エステラーゼインヒビターの低下による場合

C1-エステラーゼインヒビターの遺伝子異常あるいは造血器系腫瘍やその他の全身性疾患などにより後天的にC1-エステラーゼインヒビターの機能が低下したために生じる．

4 その他の蕁麻疹および蕁麻疹類似疾患

(1) 蕁麻疹様血管炎

慢性蕁麻疹と類似の皮疹の性状と臨床経過を示す．皮疹が24時間以上持続し，皮疹消退後に色素沈着が残る．多形滲出性紅斑を鑑別する必要がある．

(2) 色素性蕁麻疹

皮膚局所にマスト細胞の過剰な集簇と色素沈着を認め，多発性に出現することが多く，皮疹部を擦過するとその部位に一致して膨疹を生じる．痒疹，虫刺症，疥癬，伝染性膿痂疹，色素失調症，その他の皮膚腫瘍などを鑑別する必要がある．

(3) シュニッツラー（Schnitzler）症候群

慢性蕁麻疹や蕁麻疹様血管炎と同様の臨床症状を呈し，慢性蕁麻疹，間欠熱，関節痛，骨痛などを生じる．

(4) クリオピリン関連周期性症候群（CAPS）

明らかな感染や自己抗体の関与がなく，発熱や倦怠感，関節痛などの炎症症状と蕁麻疹様の皮疹の出現を繰り返す．

Word CAPS
cryopirin-associated periodic syndrome

● 疫学 ●

わが国においては，約15％の人に蕁麻疹の罹患経験があるといわれている．

臨床症状

一過性の発疹が特徴であり，強い痒みをともなう紅斑が24時間以内に発現する．特発性蕁麻疹は，日内変動があり，夕方～夜にかけて悪化しやすい．血管浮腫では，皮膚，粘膜の限局した範囲に深部浮腫が出現し，必ずしも痒みはなく，数日以内に消退する．顔面，特に口唇，眼瞼に好発し，強い気道浮腫を生じると窒息の危険性がある．

診断

臨床症状が確認できれば蕁麻疹と診断できる．多くは特発性であるが，診断においては種々の検査を行って蕁麻疹の病型診断を行う必要がある．病型分類と検査を表2に示す．

表2　蕁麻疹の病型と検査

病　型	検　査
特発性の蕁麻疹	• 増悪・背景因子の検索 • 病歴，身体所見などから関連性が疑われる場合に適宜検査を行う．蕁麻疹以外に明らかな所見がなく，蕁麻疹の症状にも特別な特徴がない症例においては，むやみにあてのない検査を行うことは慎む • 慢性蕁麻疹の一部では，自己血清皮内反応によるスクリーニングと健常人末梢血好塩基球を利用したヒスタミン遊離試験により自己免疫機序が証明されるものがある
アレルギー性の蕁麻疹 食物依存性運動誘発アナフィラキシー	• 原因アレルゲン検索 • プリックテスト，CAP-RAST法などによる特異的IgEの存在の証明．ただし，これらの検査で過敏性が示された抗原が蕁麻疹の原因であるとは限らないので，ていねいな問診，負荷試験の結果などを総合的に判断する
非アレルギー性の蕁麻疹	• 一般的に有用な検査はない（病歴から判断する）
アスピリン蕁麻疹	• 原因薬剤の同定 • 被疑薬剤によるプリックテスト（I型アレルギーの除外），必要に応じて少量の被疑薬剤による負荷（誘発）試験
物理性蕁麻疹 接触性蕁麻疹	• 病型確定のための検査 • 診断を厳密に確定する必要がある場合には，経過から疑われる物理的刺激による誘発試験を行う
コリン性蕁麻疹	• アセチルコリン皮内テストで過敏性を確認できることがある．

表2　蕁麻疹の病型と検査（つづき）

病　型	検　査
血管性浮腫	• 病型の確定，原因・増悪・背景因子の検索 • 通常（特発性，刺激誘発性）の蕁麻疹に準じ，病歴から考えられる病型に応じて検索する • 表在性の蕁麻疹の合併がなく，C1 インヒビター不全が疑われる場合は，補体 C3，C4，CH_{50}，C1 インヒビター活性などを測定する
蕁麻疹様血管炎	• 病型の確定 • 血液検査（CRP 上昇，補体低下，末梢血白血球数増加など）と皮疹部の生検による血管炎の確認
色素性蕁麻疹	• 病型の確定 • 皮疹部の擦過（ダリエ徴候） • 皮疹部の生検によるマスト細胞の過剰な集簇の確認
Schnitzler 症候群	• 病型の確定 • 血液検査（CRP 上昇，血清中のモノクローナルな IgM の上昇，末梢血白血球数増加），皮疹部の生検による血管炎の確認（全例に認められる訳ではない）
クリオピリン関連周期性症候群（CAPS）	• 病型の確定 • 血液検査（CRP・SAA の上昇，末梢血白血球数増加），皮疹部の生検による血管炎の確認（全例に認められる訳ではない），クリオピリン遺伝子（CIAS1）の解析

〈出典：秀道広 ほか 著，蕁麻疹診療ガイドライン，日本皮膚科学会誌，121，p.1339-1388，2011〉

治療

治療の基本は，原因・悪化因子の除去・回避と薬物治療である．蕁麻疹，血管性浮腫における治療の目標は，症状出現がなく，生活に支障のない程度まで制御されている状態にあり，薬剤を使用することなく症状が出現しない状態に至ることである．治療においては，まず臨床的に病型を診断し，個々の症例の特徴に応じて治療する．血圧低下や気道症状をともなう場合は，その治療を優先する．

治療薬

治療薬としては，**抗アレルギー薬**（第2世代抗ヒスタミン薬）が中心である．補助的治療薬として H_2 受容体拮抗薬，漢方薬，ロイコトリエン拮抗薬，トラネキサム酸，ジアフェニルスルホン，グリチルリチン製剤などが，また，治療に難渋する場合には副腎皮質ステロイド薬（経口）が用いられる．

❶ 第2世代抗ヒスタミン薬

各種ケミカルメディエーター（ロイコトリエン，ヒスタミンなど）の遊離抑制および拮抗作用により抗アレルギー作用を示す（p.171 の表 10 参照）．

薬物療法

❶ 特定の刺激に反応して皮疹が現れる場合

刺激誘発型の蕁麻疹と一部の血管性浮腫では，特定の刺激に反応して皮疹が現れる．この場合，誘発する直接的刺激を回避することが治療の中心である．抗アレルギー薬の効果は不十分なことが多く，I型アレルギーの遅発相および遅延性蕁麻疹以外は，副腎皮質ステロイド薬の効果は期待できない．

❷ 自発的に皮疹が現れる場合

特発性の蕁麻疹および多くの血管性浮腫では，自発的に皮疹が現れる．この場合，抗ヒスタミン薬を基本とした薬物療法が中心である．抗アレルギー薬で症状出現が抑制され，継続により皮疹の出現を完全に予防できることも多い．

❸ 急性蕁麻疹の場合

症状がないか軽度で，直接的誘因（薬，食物など）の関与が疑われる場合の急性蕁麻疹では，経過を観察する．強い症状が出現しているか，すでに消退しているが，その程度が大きい急性蕁麻疹の場合，抗アレルギー薬を数日間投与して効果を確認する．原因回避と抗アレルギー薬の経口投与を第一選択とする．

処方例

①～④のいずれかを単剤で処方する．症状の消失後も1週間程度は継続して服用し，その後，漸減することが望ましい．
①フェキソフェナジン錠 60 mg　1回1錠　1日2回　朝夕食後
②ロラタジン錠 10 mg　1回1錠　1日1回　朝食後
③レボセチリジン錠 5 mg　1回1錠　1日1回　就寝前
④オロパタジン錠 5 mg　1回1錠　1日2回　朝夕食後

商品名
フェキソフェナジン：アレグラ
ロラタジン：クラリチン
レボセチリジン：ザイザル
オロパタジン：アレロック

処方解説◆評価のポイント

■処方目的
処方薬①②③④：症状の改善
■主な禁忌症
処方薬③：重度の腎障害（C_{cr} 10 mL/min 未満）
■効果のモニタリングポイント
処方薬①②③④：蕁麻疹症状の改善
■副作用のモニタリングポイント
処方薬①：ショック，肝機能障害，無顆粒球症，眠気，腹痛，倦怠感など
処方薬②：ショック，痙攣，肝機能障害，眠気，倦怠感，腹痛，口渇，嘔気・嘔吐など
処方薬③：ショック，痙攣，肝機能障害，傾眠，頭痛，疲労など
処方薬④：劇症肝炎，黄疸，眠気，倦怠感，口渇など

❹ 慢性蕁麻疹の場合

抗アレルギー薬を第一選択とし，効果が不十分な場合は，倍量，他剤への変更，または，補助的治療薬や副腎皮質ステロイド薬や免疫抑制薬を併用する．

蕁麻疹の症状がほぼ毎日現れ，症状が1か月以上続くような慢性蕁麻疹では，抗アレルギー薬を1～2週間投与して効果を確認する．いずれも症状が消失してもしばらく投与を続け，以後漸減する．抗アレルギー薬で効果が不十

分な場合は，他剤への変更や補助的治療薬（H_2受容体拮抗薬，漢方薬，ロイコトリエン拮抗薬，トラネキサム酸，ジアフェニルスルホン，グリチルリチン製剤など）の併用を考慮する．

抗アレルギー薬に補助的治療薬を併用しても効果不十分であれば，少量の副腎皮質ステロイド薬（プレドニゾロン 15 mg/日まで）を併用し，症状に応じて漸減する．しかし，副腎皮質ステロイド薬の治療効果に関するエビデンスはなく，皮疹の抑制を目的に漫然と継続すべきではない．

以上の治療法を行ってもなお症状が強い，あるいは副作用などの理由で他の方法により症状の制御が必要な場合は，シクロスポリンやその他の免疫学的治療を行うことも可能である．

処方例

①で開始し，効果が不十分な場合，倍量，他剤への変更や②～⑤を併用処方する．
①オロパタジン錠 5 mg　1回1錠　1日2回　朝夕食後
②ファモチジン錠 20 mg　1回1錠　1日2回　朝夕食後（保険適用外）
③モンテルカスト錠 10 mg　1回1錠　1日1回　就寝前（保険適用外）
④プレドニゾロン錠 5 mg　1回3錠　1日1回　朝食後
⑤シクロスポリン Cap 50 mg　1回2Cap　1日1回　朝食前（保険適用外）

商品名
オロパタジン：アレロック
ファモチジン：ガスター
モンテルカスト：キプレス
プレドニゾロン：プレドニン
シクロスポリン：ネオーラル

処方解説◆評価のポイント

■処方目的
処方薬①②③④⑤：症状の発現抑制や症状の改善

■主な禁忌症
処方薬⑤：妊婦，妊娠している可能性のある婦人または授乳婦，肝臓または腎臓に障害のある患者でコルヒチン服用中，タクロリムス（外用薬を除く），ピタバスタチン，ロスバスタチン，ボセンタン，アリスキレン，アスナプレビル，バニプレビル投与中

■効果のモニタリングポイント
処方薬①②③④：蕁麻疹症状の改善

■副作用のモニタリングポイント
処方薬①：劇症肝炎，黄疸，眠気，倦怠感，口渇など
処方薬②：QT 延長，間質性肺炎，汎血球減少，SJS，肝機能障害など
処方薬③：アナフィラキシー，血管浮腫，劇症肝炎，SJS，口渇，傾眠，胃不快感など
処方薬④：感染症の誘発，血糖上昇，消化性潰瘍，骨粗鬆症，眼圧上昇など
処方薬⑤：腎機能障害，肝機能障害，感染症，中枢神経障害など

Word SJS
スティーブンス・ジョンソン症候群（皮膚粘膜眼症候群）
Stevens-Johnson syndrome

服薬指導

蕁麻疹の治療においては原因，誘因の回避が重要であることを十分理解してもらい，薬物治療においては以下のことを指導する．

- 再燃する可能性があるため，抗アレルギー薬で症状が消失しても一定期間服用を継続する必要がある．
  ⓐ 急性蕁麻疹：数日～1週間程度
  ⓑ 慢性蕁麻疹：1～2か月程度

Chapter 3

接触皮膚炎

学習のポイント

主な臨床症状

原因物質が接触した部位の限局的な痒みをともなう湿疹病変

1 炎症が強い場合や原因物質が慢性に皮膚に作用した場合
紅斑，漿液性丘疹，膿疱，湿潤，かさぶた，苔癬化など

2 色素沈着性接触皮膚炎
ゆっくりとした色素沈着

主な検査所見

パッチテスト：紅斑，浸潤，丘疹，小水疱，大水疱の刺激反応で陽性と判断

主な治療薬

1 ステロイド外用薬〈クロベタゾールプロピオン酸エステル，ベタメタゾン酪酸エステルプロピオン酸エステル，プレドニゾロン吉草酸エステル酢酸エステル，ヒドロコルチゾン酪酸エステル，プレドニゾロンなど〉

2 保湿外用薬〈白色ワセリン，尿素含有製剤，ヘパリン類似物質製剤など〉

3 抗アレルギー薬〈ケトチフェン，アゼラスチン，オキサトミド，メキタジン，フェキソフェナジン，エバスチン，レボセチリジン，ベポタスチン，ロラタジンなど〉

4 副腎皮質ステロイド薬〈プレドニゾロン〉

概要

接触皮膚炎（contact dermatitis）は，外来性の刺激物質や抗原が皮膚に接触することによって起こる，痒み，ヒリヒリ感をともなう**可逆性の湿疹性炎症**である．原因物質が慢性に皮膚に作用すると慢性接触皮膚炎となり，皮膚の肥厚が起こり苔癬化する．

接触皮膚炎は，大きくは**刺激性**と**アレルギー性**に分類されるが，その他，光接触皮膚炎（光毒性接触皮膚炎，光アレルギー性接触皮膚炎），全身性接触皮膚炎，色素沈着性接触皮膚炎がある．

臨床症状

通常，原因物質が接触した部位に限局的に痒みをともなう湿疹病変が認められる．炎症が強い場合や原因物質が慢性に皮膚に作用すると症状が拡大し，紅斑，漿液性丘疹，膿疱，湿潤，かさぶた，苔癬化などがみられる．全身性接触皮膚炎では経皮的でなく抗原に暴露し全身性に皮疹を生じる．また，色素沈着性接触皮膚炎では急性炎症ではなく，ゆっくりと色素沈着が起こる．

診断

診断においては，臨床症状を確認し，アトピー性皮膚炎などの他の湿疹性疾患を鑑別することが大切である．問診で，①発症部位，②自覚症状，③増悪・緩解の時期，④場所（自宅，職場など），⑤日光との関連性，⑥職業歴，⑦趣味，⑧化粧，⑨家族歴などを確認する．そのうえで，時間的経過を確認し，急性であればエピソードを，慢性であれば生活を重視して，関与するアレルゲンの検査を行い，確定診断する．接触皮膚炎では，**発症部位により原因物質の推定が可能**となる（**表1**）．

検査としては，アレルゲンなど原因物質を特定するため，パッチテストを行う．光の関与が疑われる場合は光パッチテストを行う．また，全身性の場合には使用試験，内服誘発試験が必要である．パッチテストの判定は，判定基準（ICDRG基準）にしたがって行い，刺激反応として，紅斑，浸潤，丘疹，小水疱，大水疱が認められれば，陽性反応ありと判断する．また，原因物質により病型が推定できる（**表2**）．

表1　部位別の主な接触源

部位	主な接触源
被髪頭部	ヘアダイ，シャンプー，育毛剤，ヘアピンなど
顔面	化粧品，外用薬，空気伝搬性アレルゲン，花粉，サンスクリーン剤，めがねなど
眼周囲	点眼薬，眼軟膏，手に付着したマニキュアなどの物質，頭部・顔面に付着した物質，化粧品，ビューラーなど
口唇・口周囲	化粧品，食物，歯みがき粉，マンゴー，金属など
耳	ピアス，頭部や毛髪に使用したもの，補聴器，めがね
頸部	ネックレス，ペンダント，聴診器，空気伝搬性アレルゲン，ヘアケア用品，衣類用洗剤
腋窩	デオドラント，香水
体幹	下着やその金具，ゴム，ベルトバックル，衣類用洗剤，柔軟仕上げ剤
外陰部	コンドーム，外用薬，避妊用薬品
前腕	手袋で遮断できず前腕に暴露した物質，ブレスレット，時計，抗菌デスクマット，洗剤
手	接触したすべてのもの（職業性のものが多い）
大腿	切削油，硬貨，鍵（ポケットに入れたもので生じることがある）
下腿	消毒液，外用薬
足	靴下のゴム，靴の接着剤，抗真菌外用薬
全身	金属，薬剤，食物，衣類

表2　原因物質からの推定される病型

原因物質	推定される病型
日用品	刺激性接触皮膚炎
化粧品	アレルギー性接触皮膚炎，刺激性皮膚炎，色素沈着性接触皮膚炎，光接触皮膚炎
植物，食物	刺激性接触皮膚炎，アレルギー性接触皮膚炎，光接触皮膚炎
金属	アレルギー性接触皮膚炎，全身性接触皮膚炎
医薬品	アレルギー性接触皮膚炎，光接触皮膚炎，全身性接触皮膚炎
職業性	アレルギー性接触皮膚炎，刺激性皮膚炎

治療

治療においては，原因となる**アレルゲンや刺激因子**を特定し除去することが重要で，まずは，原因物質との接触を避ける．薬物治療としては，限局性と全身性で治療方法が異なるため，湿疹病変が，限局性か全身性を確認する必要がある．

治療薬

治療薬としては**ステロイド外用薬**が主体となる．その他，保湿剤の外用薬，抗アレルギー薬，ステロイド経口薬，免疫抑制薬の外用薬（タクロリムス軟膏）が用いられる．

保湿剤は，Chapter 1 アトピー性皮膚炎（p.168）の表 8，抗アレルギー薬は，Chapter 1 アトピー性皮膚炎（p.169）の表 10 を参照.

❶ 副腎皮質ステロイド薬

ステロイド外用薬は強度によりストロンゲストからウィークランクまで 5 段階に分類（Chapter 1 アトピー性皮膚炎の項（p.166）表 5 参照）されており，部位により選択する．部位が**顔や陰部ではウィークランクあるいはミディアムランク**を用い，それ以外では治療期間の短縮を図るため，ベリーストロンググランク以上を用いる．

外用薬の使用量は 1FTU（人差し指の先から第一関節まで伸ばした量）で手のひら 2 枚分の面積が適当とされている．また，頭部ではローションタイプを選択する．

薬物療法

接触皮膚炎の治療薬の選択はその病変の範囲によって異なる．さらに，外用の副腎皮質ステロイド薬を病変部位によって使い分ける．

❶ 限局性と全身性による薬物療法の選択

(1) 限局性の接触皮膚炎の場合

限局性では，ステロイド外用薬を主体とした治療が推奨され，ステロイド外用薬，保湿剤の外用薬を主体として，痒みに対応して補助的に抗アレルギー薬を用いる．重症化した場合には副腎皮質ステロイド薬（経口）を用いる．

(2) 全身性の接触皮膚炎の場合

全身性では，ステロイド外用薬とともに抗ヒスタミン薬，副腎皮質ステロイド薬（経口）なども第一選択となる．2 週間以内に軽快しない場合は，原因物質が除去されていない可能性があるため，原因の特定と原因物質の排除を行う必要がある．

❷ 病変部位と重症度による薬物療法の選択

(1) 頭部，顔面以外で軽症の場合

原因物質との接触を回避するように指導し，ストロングランクのステロイド外用薬を選択する．

処方例

①または②を単剤で処方する．
①ベタメタゾン吉草酸エステル軟膏　1日1～2回　塗布
②プレドニゾロン吉草酸エステル酢酸エステル軟膏　1日1～2回　塗布

ベタメタゾン吉草酸エステル：リンデロンV
プレドニゾロン吉草酸エステル酢酸エステル：リドメックス

処方解説◆評価のポイント

■処方目的
処方薬①②：抗炎症作用による皮膚症状の改善
■主な禁忌症
処方薬①②：皮膚感染症，動物性皮膚疾患，鼓膜に穿孔のある湿疹性外耳道炎，潰瘍（ベーチェット病は除く），第2度深在性以上の熱傷・凍傷
■効果のモニタリングポイント
処方薬①②：皮膚症状の改善
■副作用のモニタリングポイント
処方薬①②：皮膚萎縮，毛細血管拡張，ステロイド紫斑，ステロイド潮紅，色素脱失，ステロイドざ瘡（ニキビ），感染症など

(2) 頭部，顔面以外で重症の場合

重症例では，ベリーストロングランク以上のステロイド外用薬と抗アレルギー薬を投与する．急性症状で広範囲の場合にはステロイド経口薬を7日間程度併用する．

処方例

①または②と③または④を併用処方する．
また，必要に応じて⑤を7日間程度，併用処方する．
①ベタメタゾン酪酸エステルプロピオン酸エステル軟膏　1日2回　塗布
②クロベタゾールプロピオン酸エステル軟膏　1日2回　塗布
③フェキソフェナジン錠60 mg　1回1錠　1日2回　朝夕食後
④オロパタジン錠5 mg　1回1錠　1日2回　朝夕食後
⑤プレドニゾロン錠5 mg　1回4錠　1日1回　朝食後

商品名
ベタメタゾン酪酸エステルプロピオン酸エステル：アンテベート
クロベタゾールプロピオン酸エステル：デルモベート
フェキソフェナジン：アレグラ
オロパタジン：アレロック
プレドニゾロン：プレドニン

処方解説◆評価のポイント

■処方目的
処方薬①②：抗炎症作用による皮膚症状の改善
処方薬③④：痒みの抑制
処方薬⑤：症状（炎症，痒みなど）の改善
■主な禁忌症
処方薬①②：皮膚感染症，動物性皮膚疾患，鼓膜に穿孔のある湿疹性外耳道炎，潰瘍（ベーチェット病は除く），第2度深在性以上の熱傷・凍傷

■効果のモニタリングポイント

処方薬①②③④⑤：症状の改善

■副作用のモニタリングポイント

処方薬①②：皮膚萎縮，毛細血管拡張，ステロイド紫斑，ステロイド潮紅，色素脱失，ステロイドざ瘡（ニキビ），感染症など

処方薬③：ショック，肝機能障害，無顆粒球症，眠気，腹痛，けん怠感など

処方薬④：劇症肝炎，黄疸，眠気，けん怠感，口渇など

処方薬⑤：感染症の誘発，血糖上昇，消化性潰瘍，骨粗鬆症，眼圧上昇など

(3) 顔面で軽症の場合

顔面に対しては原因物質との接触を回避するように指導し，ミディアムランクのステロイド外用薬を選択する．

処方例

①または②を単剤で処方する．

①ヒドロコルチゾン酪酸エステル軟膏　1日1～2回　塗布

②クロベタゾン酪酸エステル軟膏　1日1～2回　塗布

商品名

ヒドロコルチゾン酪酸エステル：ロコイド

クロベタゾン酪酸エステル：キンダベート

処方解説◆評価のポイント

■処方目的

処方薬①：抗炎症作用による皮膚症状の改善

■主な禁忌症

処方薬①②：皮膚感染症，動物性皮膚疾患，鼓膜に穿孔のある湿疹性外耳道炎，潰瘍（ベーチェット病は除く），第2度深在性以上の熱傷・凍傷

■効果のモニタリングポイント

処方薬①②：皮膚症状の改善

■副作用のモニタリングポイント

処方薬①②：皮膚萎縮，毛細血管拡張，ステロイド紫斑，ステロイド潮紅，色素脱失，ステロイドざ瘡（ニキビ），感染症など

(4) 顔面で中等症，重症の場合

ストロングランクのステロイド外用薬と抗アレルギー薬を併用する．

処方例

①と②または③を併用処方する．

①デキサメタゾン吉草酸エステル軟膏　1日2回　塗布

②フェキソフェナジン錠 60 mg　1回1錠　1日2回　朝夕食後

③オロパタジン錠 5 mg　1回1錠　1日2回　朝夕食後

商品名

デキサメタゾン吉草酸エステル：ボアラ

フェキソフェナジン：アレグラ

オロパタジン：アレロック

処方解説◆評価のポイント

■処方目的

処方薬①：抗炎症作用による皮膚症状の改善

処方薬②③：痒みの抑制

■主な禁忌症

処方薬①：皮膚感染症，動物性皮膚疾患，鼓膜に穿孔のある湿疹性外耳道炎，潰瘍（ベーチェット病は除く），第2度深在性以上の熱傷・凍傷

■効果のモニタリングポイント

処方薬①②③：症状（皮膚症状および痒み）の改善

■副作用のモニタリングポイント

処方薬①：皮膚萎縮，毛細血管拡張，ステロイド紫斑，ステロイド潮紅，色素脱失，ステロイドざ瘡（ニキビ），感染症など

処方薬②：ショック，肝機能障害，無顆粒球症，眠気，腹痛，けん怠感など

処方薬③：劇症肝炎，黄疸，眠気，けん怠感，口渇など

服薬指導

- 治療においては，掻き過ぎると悪化するため，なるべく掻かないようにする．
- 外用薬の塗布は，擦り込まず，手のひらを使って薄く皺に沿って広く伸ばすようにする．
- 原因物質との接触を避け，肌を清潔に保つ．
- 原因物質が，日用品や化粧品の場合，代替品についての情報を提供する．

Chapter 4

皮膚真菌症

学習のポイント

主な臨床症状

1 頭部白癬：炎症症状が少なく，わずかな瘙痒をともなう
2 カンジダ症：小紅斑～びらん性紅斑を生じ，瘙痒がある

主な診断指標

直接鏡検による原因菌（真菌）の検出あるいは培養後の原因菌の同定が不可欠.

主な治療薬

表在性皮膚真菌症では，以下の抗真菌薬の外用薬を用いる.
一方，深在性皮膚真菌症では，以下の2），3）の内服薬を用いる.

1 抗真菌薬

1）イミダゾール系抗真菌薬〈イソコナゾール，エコナゾール，オキシコナゾール，クロトリマゾール，ケトコナゾール，スルコナゾール，ネチコナゾール，ビホナゾール，ミコナゾール，ラノコナゾール，ルリコナゾール〉
2）トリアゾール系抗真菌薬〈イトラコナゾール，エフィナコナゾール〉
3）アリルアミン系抗真菌薬〈テルビナフィン〉
4）チオカルバメート系抗真菌薬〈トルナフタート，リラナフタート〉
5）ベンジルアミン系抗真菌薬〈ブテナフィン〉
6）モルホリン系抗真菌薬〈アモロルフィン〉
7）フルオロピリジン系抗真菌薬〈フルシトシン〉

概要

皮膚真菌症（dermatomycosis）とは，原因となる真菌が，皮膚表面～真皮で増殖する疾患である．真菌の増殖が皮膚表面の角層に限局するのが表在性（浅在性）皮膚真菌症，真皮より深部で増殖するのが深在性皮膚真菌症である．さらに，皮膚真菌症は，図1のように4つに分類され，それぞれ原因菌が異なる.

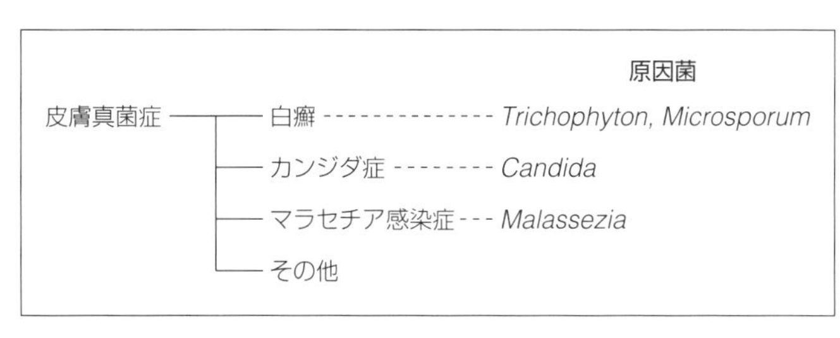

図1　皮膚真菌症の分類と原因菌

❶ 白癬

白癬の原因真菌は *Trichophyton* 属，*Microsporum* 属であり，大きく，頭部白癬，生毛部白癬（体部白癬，股部白癬），足・爪・手白癬などに分類される.

❷ カンジダ症

ヒトの常在菌で酵母様真菌の *Candida albicans* がカンジダ症の主な原因真菌となる．カンジダ症は日和見感染症の1つであり，免疫抑制薬投与，副腎皮質ステロイド薬投与，糖尿病，肥満，悪性腫瘍などがそのきっかけとなることがある.

臨床症状

❶ 白癬

頭部白癬は，炎症症状が少なく，わずかな瘙痒をともなう程度の自覚症状しかない．足・手白癬の趾間型はその名前の通り趾間に紅斑や小水疱が生じ，強い痒みがある．小水疱型は小水疱や膿疱が生じ，痒みが強い．角質増殖型では炎症は弱く，痒みはない（表1）．

表1　皮膚糸状菌症（白癬）の分類

<table>
<tr><th colspan="3">分　類</th><th>代表的な原因菌</th><th>臨床症状</th></tr>
<tr><td rowspan="8">浅在性白癬</td><td colspan="2">頭部白癬</td><td>Microsporum canis,
Trichophyton rubrum</td><td>・頭部に円形～楕円形の境界明瞭な鱗屑プラークを生じる</td></tr>
<tr><td rowspan="2">生毛部白癬</td><td>股部白癬＊1</td><td>Trichophyton rubrum</td><td>・陰股部・臀部などの生毛部に生じ，プラークは境界明瞭な湿疹様である
・特に夜間の瘙痒あり</td></tr>
<tr><td>体部白癬＊2</td><td>Trichophyton rubrum,
Microsporum canis</td><td>・斑状小水疱型，頑癬型，局面型がある</td></tr>
<tr><td rowspan="3">足白癬＊3</td><td>趾間型</td><td rowspan="3">Trichophyton rubrum,
Trichopyton mentagrophytes</td><td>・趾間（第4趾と第5趾の間が最も多い）から趾側面に生じる
・乾燥型と湿潤型がある．痒みは乾燥型より湿潤型で強く生じる</td></tr>
<tr><td>小水疱型</td><td>・急性炎症症状を呈し，足底，足趾の基部，足踵に瘙痒をともなう小水疱，ときに膿疱を生じる</td></tr>
<tr><td>角質増殖型</td><td>・高齢者に多く，両側の足底，足踵および足側面が細かい白色の鱗屑で覆われ，足底全体に角質の肥厚と亀裂を認める
・痒みはほとんどない</td></tr>
<tr><td colspan="2">手白癬</td><td>Trichophyton rubrum</td><td>・足白癬に比べ頻度は低い
・足白癬に合併することが多い</td></tr>
<tr><td colspan="2">爪白癬</td><td>Trichophyton rubrum,
Trichopyton mentagrophytes</td><td>・爪の混濁・肥厚</td></tr>
<tr><td rowspan="2">炎症性白癬</td><td colspan="2">ケルスス禿瘡</td><td>Microsporum canis,
Trichophyton rubrum</td><td>・扁平～半球状の化膿性炎症</td></tr>
<tr><td colspan="4">その他</td></tr>
<tr><td colspan="5">その他</td></tr>
</table>

＊1 「いんきんたむし」とも呼ばれる．
＊2 「ぜにたむし」とも呼ばれる．
＊3 「みずむし」とも呼ばれる．

❷ カンジダ症

カンジダ性間擦疹は間擦部位に生じ，紅斑・膿疱・落屑を生じ，瘙痒がある．カンジダ性指（趾）間びらん症は，水仕事従事者に多く，第3指間に好発し，小紅斑～びらん性紅斑を生じ，瘙痒がある（表2）．

表2　カンジダ症の分類

分類		代表的な原因菌	臨床症状
皮膚カンジダ症	カンジダ性間擦疹	*Candida albicans* （カンジダは酵母様真菌）	• 腋窩・陰股部などの間擦部位に生じる • 紅斑・膿疱・落屑を生じ，瘙痒がある
	カンジダ性指（趾）間びらん症		• 小紅斑～びらん性紅斑，瘙痒 • 水仕事従事者に多い • 第３指間に好発
	カンジダ性爪囲爪炎		• 爪囲の発赤・腫脹，圧痛 • 水仕事従事者に多い • 第１～第４指に好発
	爪カンジダ症		• 爪白癬と酷似した症状
	乳児寄生菌性紅斑（おむつカンジダ症）		• 新生児・乳児に生じるカンジダ性間擦疹
	その他		
粘膜カンジダ症	口腔カンジダ症（鵞口瘡）		• 新生児，虚弱児，糖尿病患者，免疫低下状態に発症しやすい． • 口唇・口腔・舌粘膜の白苔
	その他		
その他			

❸ マラセチア感染症，その他（表３）

マラセチア感染症には癜風，マラセチア毛包炎があり，表在性（浅在性）皮膚真菌症である．

表３　マラセチア感染症，その他の分類

分類			代表的な原因菌	臨床症状
マラセチア感染症	癜風（くろなまず）		*Malassezia furfur*, *Malassezia sympodialis*, *Malassezia slooffiae*, *Malassezia obtsusa*	• 体幹上部（上胸，上背），上腕，頸部に生じる • 赤～褐色の境界明瞭な斑 • 瘙痒なし
	マラセチア毛包炎			• 痤創に似ているが面皰はともなわない • 瘙痒なし
その他	スポロトリコーシス		*Sporothrix schenckii*	• 日本で最も多い深在性真菌症 • 菌の進入部位：紅色の浸潤をともなう丘疹 • 自覚症状なし
	黒色真菌感染症	クロモミコーシス	*Fonsecaea pedrosoi*	• 暗黒色～紫紅色を呈するプラークで，鱗屑，痂疲が付着する
		フェオヒフォミコーシス	*Exophiala jeanselmei*	• 外傷部位の皮下に硬結，膿瘍，嚢腫を形成する
		黒癬	*Phaeoannellomyces werneckii*	• 手掌・足底に生じる淡褐色～黒褐色の境界明瞭な色素斑 • 鱗屑，潮紅がなく，瘙痒感もない
	その他			

診断

本項以降では，代表的な皮膚真菌症である白癬とカンジダ症のみ解説する．

❶ 白癬

KOH 直接鏡検法[注1]による原因真菌の検出が確定診断となる．原因菌は，培養形態での同定も可能であるが，近年では分子生物学的手法での同定が行われることがある．

注 1：スライドグラス上の試料上にカバーグラスを被せ，10～40%水酸化カリウム溶液を周囲から加え，軟化・溶解した後に鏡検する．水酸化カリウム溶液にジメチルスルホキシドを 20～40%加えた溶液を使用することもある．

❷ カンジダ症

白癬同様に，KOH 直接鏡検法による検出が重要である．ただし，前述のように *Candida albicans* は常在菌であるため，栄養型（増殖型）菌体を確認する必要がある．爪カンジダ症は爪実質から *Candida albicans* が検出されるが，カンジダ性爪囲爪炎では爪実質から *Candida albicans* は検出されない．

治療

❶ 白癬

毎日，入浴，洗髪，下着交換を行い，患部を清潔に保ち，乾燥を心がける．また，衣服・リネン類の共用は避け，頭部白癬の場合はブラシの共用も避ける．ペットが感染源となっている場合もあるため，ペットの感染の有無を確認し，感染している場合にはペットの治療も行う．

多くの場合，外用抗真菌薬で治療を行うが，外用薬を塗布しにくい部位，重症の場合などには経口抗真菌薬で治療を行う．足・手白癬は外用抗真菌薬による外用療法への反応性が良いが，再燃する場合も多い．軽度な爪白癬の場合は，病変部を除去した後に外用療法が適用となるが，多くの場合，内服による治療が必要となる．ただし，頭部白癬では，患部を刺激する場合があるため，通常外用抗真菌薬は用いず，経口抗真菌薬が第一選択となる．

❷ カンジダ症

カンジダ症発症要因となる基礎疾患，生活環境を改善することで治癒することもある．患部を清潔に保ち，治癒に至るまで外用抗真菌薬治療を継続することが重要である．カンジダ症は，外用抗真菌薬で治癒することが可能であるが，難治性の場合には経口抗真菌薬による治療を行う．

治療薬

表 4 に代表的な抗真菌薬を示す．

❶ 白癬

足白癬の内，趾間型および小水疱型足白癬は，外用抗真菌薬で治癒可能であるが，治療に抵抗性のある場合には，トリアゾール系抗真菌薬のイトラコナゾールあるいはアリルアミン系抗真菌薬のテルビナフィン（経口）での治療を行う．外用療法と内服を併用することにより，より確実な治療となる．

表4　皮膚真菌症の代表的な治療薬

皮膚疾患	代表的な治療薬		剤　形
皮膚真菌症（白癬，カンジダ症，癜風）	イミダゾール系抗真菌薬	ミコナゾール，イソコナゾール，ケトコナゾール	Cr
		クロトリマゾール	Cr，Liq
		エコナゾール，スルコナゾール，オキシコナゾール，ビホナゾール	Cr，Lot
		ネチコナゾール，ラノコナゾール，ルリコナゾール	Oint，Cr，Lot
	アリルアミン系抗真菌薬	テルビナフェン	Cr，Lot，Sp
	モルホリン系抗真菌薬	アモロルフィン	Cr
爪白癬	トリアゾール系抗真菌薬	エフィナコナゾール	Liq
皮膚真菌症（白癬，癜風）	ベンジルアミン系抗真菌薬	ブテナフィン	Cr，Lot，Sp
汗疱状白癬 頑癬 小水疱性斑状白癬，癜風	チオカルバメート系抗真菌薬	トルナフタート	Oint，Liq
白癬	チオカルバメート系抗真菌薬	リラナフタート	Cr，Liq
皮膚真菌症（白癬，カンジダ症，癜風脂漏性皮膚炎）	イミダゾール系抗真菌薬	ケトコナゾール	Liq
黒色真菌症	フルオロピリミジン系抗真菌薬	フルシトシン	Tab
深在性皮膚真菌症（スポロトリコーシス，クロモミコーシス） 表在性皮膚真菌症（白癬，カンジダ症，癜風，マラセチア毛包炎） 爪白癬	トリアゾール系抗真菌薬	イトラコナゾール	Tab，Cap
深在性皮膚真菌症（スポロトリコーシス，クロモミコーシス） 表在性皮膚真菌症（白癬，カンジダ症）	アリルアミン系抗真菌薬	テルビナフィン	Tab
口腔カンジダ症 食道カンジダ症	イミダゾール系抗真菌薬	ミコナゾール	Gel
口腔咽頭カンジダ症 食道カンジダ症	トリアゾール系抗真菌薬	イトラコナゾール	OralSol
HIV 患者の口腔カンジダ症	イミダゾール系抗真菌薬	クロトリマゾール	Tro

Tab：錠剤　Cap：カプセル剤　OraSol：内服液　Tro：トローチ　int：軟膏　Cr：クリーム　Gel：ゲル
Liq：外用液　Lot：ローション　Sp：スプレー

角質増殖型足白癬の第一選択薬は内服抗真菌薬で，3～4か月間の服用が必要である．**手白癬の約75%は角質増殖型**であり，足白癬同様の治療が行われる．

股部白癬および体部白癬の多くは2～4週間の外用抗菌薬治療で治癒するが，発症部位などの理由によって外用薬が使用できない場合には経口抗真菌薬治療が必要になる．

頭部白癬は経口抗真菌薬治療が原則であり，トリアゾール系抗真菌薬イトラコナゾールあるいはアリルアミン系抗真菌薬テルビナフィンが用いられる．

❷ カンジダ症

糖尿病，肥満，悪性腫瘍などでカンジダ症を発症している場合があるため，その発症要因を検索し，改善することで治癒する場合があるが，通常，第一選択薬はイミダゾール系外用抗真菌薬であり，1日1回単純塗布する．

薬物療法

原因となる真菌を特定し，原因真菌に対して抗真菌活性を示す抗真菌薬による治療が基本となる（表5）．

❶ 白癬

趾間型，小水疱型足白癬の治療では，外用抗真菌薬を1～2か月連日使用することで治癒可能であるが，角質増殖型足白癬では，抗真菌薬の内服治療が第一選択となる．

白癬に適応のある経口抗真菌薬にはイトラコナゾール，テルビナフィン製剤があるが，テルビナフィンには重篤な肝障害，汎血球減少，無顆粒球症，血小板減少があるため，肝機能検査，血液検査が必要であり，イトラコナゾールには併用禁忌薬が多数ある．

❷ カンジダ症

第一選択薬としてイミダゾール系抗真菌薬が選択される．病変部が広範囲な場合や爪カンジダ症など外用療法が困難な場合，あるいは広範囲な病変の場合には，イトラコナゾールなどの経口抗真菌薬を用いる．

表5 白癬およびカンジダ症に保険適用のある外用薬

使用回数	分 類	医薬品
1日2～3回	イミダゾール系抗真菌薬	ミコナゾール クロトリマゾール エコナゾール イソコナゾール スルコナゾール オキシコナゾール
1日1回	イミダゾール系抗真菌薬	ビホナゾール ケトコナゾール ネチコナゾール ラノコナゾール ルリコナゾール
	トリアゾール系抗真菌薬	エフィナコナゾール
	アリルアミン系抗真菌薬	テルビナフィン
	ベンジルアミン系抗真菌薬	ブテナフィン
	モルホリン系抗真菌薬	アモロルフィン

服薬指導

- 白癬症およびカンジダ症に対する外用抗真菌薬は，入浴後あるいは洗浄後に塗布するが，1日使用回数は製剤により異なるので，指示にしたがって使用する．
- 自覚症状などが改善しても，自己判断で使用を中止せず，医師の指示にしたがって，使用を継続する．
- イトラコナゾールのカプセル剤・錠剤と内服液は生物学的に同等ではなく，用法が異なるため，服薬指導時には注意が必要である（カプセル剤・錠剤は食直後，内服液は空腹時に服用する）．
- イトラコナゾールには，トリアゾラム，シンバスタチン，エルゴタミン，ダビガトラン，リバーロキサバンなど多くの併用禁忌薬があるため，患者ごとに併用薬を確認する．

Chapter 5

褥　瘡

学習のポイント

主な臨床症状

褥瘡は圧迫を受けやすい骨突出部に好発する．
圧迫を受けた部分に紅斑，浮腫，硬結を生じる．
水疱を形成して潰瘍に，また，壊死を起こして潰瘍に至ることが多い．

主な治療薬

1 **壊死組織の管理**〈スルファジアジン銀，カデキソマー・ヨウ素，精製白糖・ポビドンヨード，ブロメライン〉
2 **肉芽形成の促進**〈トレチノイントコフェリル，アルクロキサ，精製白糖・ポビドンヨード，トラフェルミン〉
3 **創の縮小**〈アルプロスタジルアルファデクス，精製白糖・ポビドンヨード，トラフェルミン，アルクロキサ，ブクデナシンナトリウム〉
4 **感染 / 炎症の管理**〈スルファジアジン銀，カデキソマー・ヨウ素，精製白糖・ポビドンヨード〉
5 **滲出液の管理**〈カデキソマー・ヨウ素，精製白糖・ポビドンヨード〉

概要

褥瘡（pressure ulcer）とは，身体に加わった外力（**圧迫，ずれ，摩擦**）によって，骨と皮膚表層の間の軟部組織の血流が低下あるいは停止した状態が一定時間持続し，組織が不可逆的な阻血性障害に至ることで生じる損傷のことである．

褥瘡の発生要因として，皮膚および軟部組織への持続的な圧迫に加えて，加齢による皮膚変化，摩擦・ずれ，低栄養，薬剤投与，介護のマンパワー不足による体位交換不足などの要因も影響している．褥瘡の好発部位は，皮下脂肪が少なく生理的に骨が突出している部分で，**仙骨部**，尾骨部，腸骨部，大転子部などが代表的であるが，体位により好発部位は異なる．

● 疫学 ●

日本褥瘡学会による 2013 年の調査では，褥瘡有病率は，病院 0.46 ～ 2.20%，訪問看護ステーションで 2.26%，介護保険施設 0.89 ～ 1.27% と報告されている．施設別褥瘡推定発生率は，病院 0.36 ～ 1.89%，訪問看護ステーション 2.08%，介護保険施設 0.62 ～ 0.81% と報告されている．

臨床症状

褥瘡の治癒過程は，褥瘡発生以降の経過期間で，急性期と慢性期に分けられる．

急性期とは，褥瘡が発生した直後から 1 ～ 3 週間の時期のことを指す．この時期の病変は時々刻々と変化し，発赤，紅斑，紫斑，出血，浮腫，水疱，びらんといった皮膚症状を呈する．

慢性期とは，急性期以降の局所病態が比較的安定する時期を指す．慢性期の褥瘡は，深さが真皮までに留まるものを**浅い褥瘡**，真皮を越えて深部組織までに及ぶものを**深い褥瘡**と大別する．浅い褥瘡は，①発赤・紫斑，②水疱，③びらん・浅い潰瘍に分類される．また，深い褥瘡は治癒過程とともに局所病態が大きく変化し，その治癒過程は，褥瘡の創面の色を反映し，通常は，**黒色期→黄色期→赤色期→白色期**の順で推移する（**図1**）．

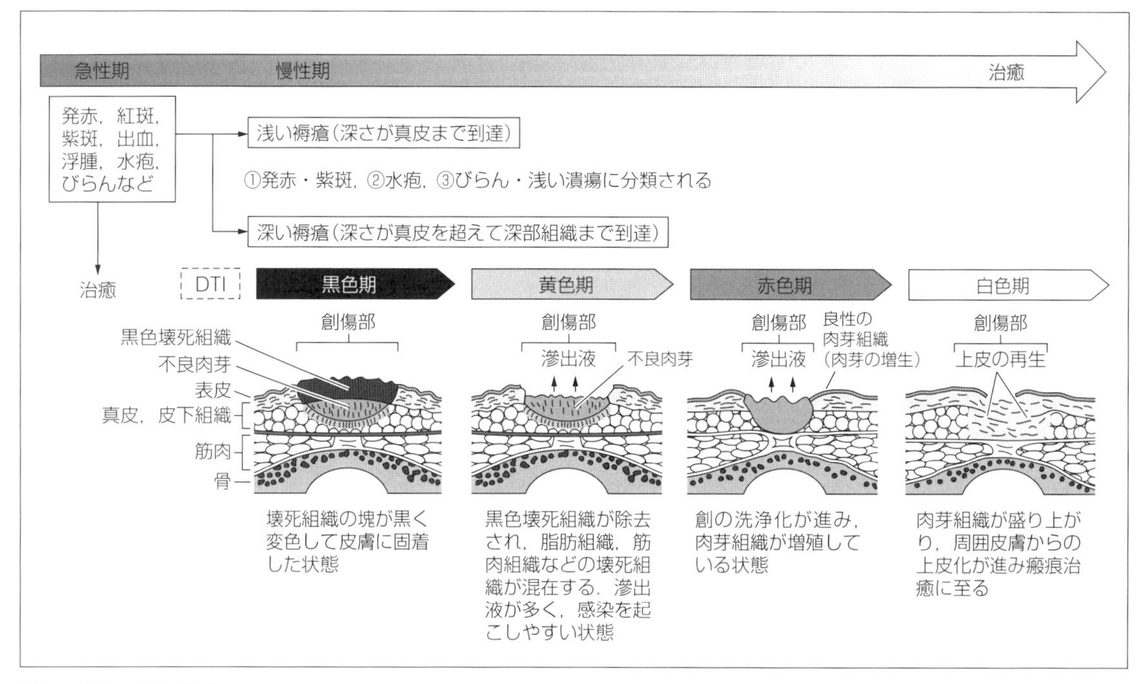

図1　褥瘡の進展様式

診断

❶ 褥瘡の深達度分類

褥瘡の深達度の評価には，国内では日本褥瘡学会による DESIGN - R® が主に使用されている．

❷ DESIGN® ツールによる褥瘡状態の評価

DESIGN® ツールの評価項目は，下記 7 項目で構成されており，下記 6 項目の頭文字をとり DESIGN と表記する（**表1**）．軽度をアルファベットの小文字（d．e．s．i．g．n），重度を大文字（D．E．S．I．G．N）で表記する．

また，経過評価用（DESIGN - R®　褥瘡経過評価用）は，7 項目を細分化および点数化し，治療経過を見るものである．重症度が高いほど高得点となり，治療にともなって点数が減少すれば改善傾向を示す．深さ以外の 6 項目（滲出液，大きさ，炎症／感染，肉芽組織，壊死組織，ポケット）の総点でその創

表1　DESIGNツールと評価項目

① D（depth）：深さ
② E（exudate）：滲出液
③ S（size）：大きさ
④ I（inflammation/Infection）：炎症／感染
⑤ G（granulation tissue）：肉芽組織
⑥ N（necrotic tissue）：壊死組織
⑦ P（pocket）：ポケット*

＊Pがある場合は，DESIGN-Pと表記する

の重症度を評価する．しかし，DESIGN® ツールは，治癒過程を評価するものであり，急性期は病態の変化が多岐にわたるため，急性期には使用しないことを原則とする．

治療

褥瘡の保存的治療は，創面内部に存在する壊死組織，感染などの治癒遅延要因の除去と創の湿潤環境維持を基本とする．褥瘡の病期とDESIGN-R® により褥瘡状態をアセスメントし，保存的治療を選択・実施する．

❶ 急性期褥瘡の保存的治療

急性期褥瘡は，どの深さまで損傷が及んでいるかがわかりにくく，局所病態が急激に変化することがある．褥瘡の発生原因を除去したうえで，適切な湿潤環境を保ちながら創面保護を図るとともに，創面の観察を怠らずに経過を追うことが大切である．

❷ 深部損傷褥瘡（DTI）が疑われる場合の治療

DTI[注1]が疑われる場合は，適切な除圧を実施したうえで，毎日の局所観察を怠らないようにし，油脂性基剤の軟膏や透視できるドレッシング材（創傷被覆剤）で創面を保護する．DTIの疑いが強まった場合は，必要に応じてデブリードマン（壊死組織除去）[注2]などの処置を行う．

注1：DTI（deep tissue injury）とは，初期の段階では皮表から判断すると一見軽症の褥瘡にみえるが，時間の経過とともに深い褥瘡へと変化するものを指す．

注2：死滅した組織，成長因子などの創傷治癒促進因子の刺激に応答しなくなった老化した細胞，異物およびこれらにしばしばともなう細菌感染巣を除去して創を清浄する治癒行為．

❸ 慢性期褥瘡の保存的治療

(1) 浅い褥瘡の治療

治療の基本は，創面保護と湿潤環境を保持することである．

(2) 深い褥瘡の治療

治療は，①壊死組織の除去，②肉芽形成の促進，③創の縮小の流れを基本とし，④感染・炎症の制御，⑤滲出液の制御，⑥ポケットの解消が必要であれば，これらの治療を行う．DESIGN-R® の大文字→小文字に向かって治療計画を立てる．

治療薬

❶ 主な外用薬

褥瘡の局所治療に用いる外用薬には，軟膏剤，クリーム剤，外用散剤，スプレー剤，テープ剤などがあり，中でも軟膏剤が最も多く上市されている．軟膏剤を選択する際は，主薬の薬理効果だけでなく，基剤の特性（吸水性，保湿性，補水性）を考慮し，適度な湿潤環境を保つことを目指す．

また，褥瘡の局所治療は，日本褥瘡学会による「褥瘡予防・管理ガイドライン」にしたがって行うのが原則である．各種褥瘡治療外用薬に関するガイドラインの推奨度は表２の通り．

❷ 軟膏基剤の特性

軟膏の構成は主剤となる薬効成分と軟膏をつくる基剤で成り立っており，基剤は全体の約95％を占め，**疎水性基剤**と**親水性基剤**に分類される．

疎水性基剤には，鉱物油や動植物油を原料とした油脂性基剤があり，親水性基剤は，水分と油分を乳化した乳剤性基剤，水溶性基剤のマクロゴール，懸濁性基剤などに分類される．

油脂性基剤や水分含有率の低い乳剤性基剤の軟膏は，創の保護・保湿の目的で使用する．創の滲出液が多い場合は，吸水作用のある水溶性基剤の軟膏を，また，創の水分を補う場合は水分含有率の高い乳剤性基剤や懸濁性基剤の軟膏を選択する．なお，大量の滲出液をともなう場合は精製白糖を配合した製剤や吸水性ポリマービーズを配合した製剤を選択する．

● 臨界的定着（critical colonization）●

創部の微生物学的環境を，これまでの無菌あるいは有菌という捉え方から，両者を連続的に捉えるのが主流となっている（bacterial balance の概念）．すなわち，創部の有菌状態を汚染（contamination），定着（colonization），感染（infection）というように連続的に捉え，その菌の創部への負担（bacterial burden）と生体側の抵抗力のバランスにより感染が生じるとする考え方である．臨界的定着はその中の定着と感染の間に位置し，両者のバランスにより定着よりも細菌数が多くなり感染へと移行しかけた状態を指す．

❸ ドレッシング材（創傷被覆材）

ドレッシング材は，外部からの刺激や細菌汚染などを防ぎ，創傷治癒環境を整えるため，創面を直接覆う医療材料である．創面を閉鎖し湿潤状態を保つと，創面に滲出液が貯留し，滲出液に含まれる細胞増殖因子などの作用により，肉芽形成および上皮形成が促進することから，褥瘡の局所治療には，外用薬とともにドレッシング材が用いられる．創面保護や創面閉鎖・湿潤環境形成，滲出液吸収，感染制御，疼痛緩和などの目的に応じてさまざまな種類のものが存在する．

表2　褥瘡に対するDESIGN-R®に準拠した外用薬一覧

分類				薬効成分	急性期	慢性期								
						浅い褥瘡			深い褥瘡					
					急性期DTI	発赤紫斑	水疱	びらん浅い潰瘍	N→n	G→g	S→s	I→i	E→e	P→(−)
軟膏剤	疎水性基剤	油脂性基剤		酸化亜鉛	C1	C1	C1	C1			C1			
				ジメチルイソプロピルアズレン	C1	C1	C1	C1			C1			
				アルプロスタジルアルファデクス				C1※2		C1	B			
	親水性基剤	水溶性基剤		アルクロキサ						B	B			
				カデキソマー・ヨウ素					C1	臨C1		B	多B	
				ブクラデシンナトリウム				C1※2		C1	B			
				ブロメライン					C1					
				ポビドンヨード								C1		
				精製白糖・ポビドンヨード					C1	B 臨C1	B	B	多B	多C1
				ヨウ素						臨C1		C1	多C1	
クリーム剤	親水性基剤	乳剤性基剤	水中油型	スルファジアジン銀	C1※1				C1	臨C1		B	少C1※3	
				トレチノイントコフェリル						B			少C1※4	少C1
			油中水型	リゾチーム				C1※2		C1	C1			
				幼牛血液抽出物							C1			
外用散剤				アルクロキサ						B	B			
				カデキソマー・ヨウ素					C1	臨C1		B	多B	
				フラジオマイシン・結晶トリプシン								C1		
スプレー剤				トラフェルミン						B	B			少C1
貼付剤				酸化亜鉛			C1	C1			C1			
				リゾチーム				C1※2		C1	C1			
その他				ヨードホルム					C1			C1		

【推奨度】
A　：十分な根拠があり，行うよう強く勧められる
B　：根拠があり，行うよう勧められる
C1：根拠は限られているが，行ってもよい
C2：根拠がないので，勧められない
D　：無効ないし有害である根拠があるので，行わないよう勧められる
※1：感染を合併した急性期褥瘡　※2：上皮形成促進を期待する場合　※3：感染創の場合　※4：非感染創の場合
「多」：滲出液が多い場合　「少」：滲出液が少ない場合　「臨」：臨界的定着の疑いがある場合
〈出典：日本褥瘡学会教育委員会ガイドライン改訂委員会 編，褥瘡予防・管理ガイドライン（第4版），日本褥瘡学会誌，17巻4号，p.487-557，2015をもとに作成〉

薬物療法

❶ 浅い褥瘡に用いる薬剤

(1) 浅い発赤や水疱程度の褥瘡

創面の保護が重要であり，ドレッシング材が多く用いられる．外用薬では，酸化亜鉛やジメチルイソプロピルアズレンなど創面保護効果の高い油脂性基剤のものが用いられる（表3）．

表3 浅い褥瘡に用いる薬剤

薬効成分	酸化亜鉛	ジメチルイソプロピルアズレン
主な商品名	亜鉛華軟膏 亜鉛華単軟膏／サトウザルベ軟膏	アズノール軟膏
薬効・薬理	酸化亜鉛は局所収れん作用，保護作用および軽度の防腐作用を有し，炎症皮膚面において，炎症を抑え，組織修復を促進させる．また，痂皮を軟化させ，湿潤面を乾燥化させる	主薬であるアズレンは，抗炎症作用，ヒスタミン遊離抑制作用，創傷治癒促進作用，抗アレルギー作用を有する
注意事項	• 亜鉛華軟膏の基剤は白色ワセリンが含まれており，創面保護作用ににより創傷治癒を促進する • 亜鉛華単軟膏の基剤は，単軟膏（サラシミツロウと植物油）であり，吸水能はほとんどない • 両者ともに多量の滲出液がある場合には不適	• 基剤の白色ワセリンにより創面保護作用により，創傷治癒を促進する • 基剤の精製ラノリンによる接触皮膚炎に注意する
主な副作用	過敏症状，発疹，刺激感など	熱感，瘙痒感，ヒリヒリ感など皮膚の刺激症状
禁忌	重度または広範囲の熱傷（酸化亜鉛が創傷部位に付着し，組織修復を遷延させることがある）	本剤の成分に過敏症の既往歴のある患者

(2) びらんや浅い潰瘍

感染に注意しながらドレッシング材を用いる．外用薬は，前述の油脂性基剤の薬剤を用いるか，上皮形成の促進を期待して，アルプロスタジルアルファデクス，ブクラデシンナトリウム，リゾチームを用いる（表5）．

❷ 深い褥瘡に用いる薬剤

(1) 壊死組織の除去（N → n）

壊死組織には，黒色壊死組織と黄色壊死組織があり，硬い黒色壊死組織には外科的デブリードマンを行う．柔らかい黄色壊死組織はこまめに除去する．また，ブロメラインを用いて化学的にデブリードマンを行うこともある（表4）．

表4 壊死組織の除去に用いる薬剤

薬効成分	ブロメライン
主な商品名	ブロメライン軟膏
薬効・薬理	パイナアップルの果汁または葉茎の搾汁により製したもので，タンパク質分解力のある酵素製剤である．アルギニンとアラニン，アラニンとグルタミンのアミノ酸結合を加水分解することによりタンパク質を分解し，創傷面の壊死組織の分解・除去，清浄化に働く
注意事項	タンパク質分解酵素の作用で正常な皮膚を損傷する可能性があり，局所の疼痛，出血を生じる場合があることから周囲の皮膚をワセリンなどで保護する対策が必要
主な副作用	アナフィラキシーショック，出血，疼痛，創縁のエロジオン，発赤，浮腫，紅斑・水疱，刺激感，瘙痒感，皮膚炎
禁忌	本剤の成分に過敏症の既往歴のある患者

その他，創の状態に応じてカデキソマー・ヨウ素，スルファジアジン銀，精製白糖・ポビドンヨード，ヨードホルムを使用することがある．

(2) 肉芽形成の促進，創の縮小（G → g，S → s）

アルクロキサ，トラフェルミン（ヒト塩基性線維芽細胞増殖因子 b-FGF），トレチノイントコフェリル，精製白糖・ポビドンヨード，ブクラデシンナトリウムを用いる（**表5**）．特に，感染が疑われ，滲出液が多い創には精製白糖・ポビドンヨードを用いる（**表6**）．滲出液，その他，創の状態に応じて，リゾチーム，幼牛血液抽出物，酸化亜鉛，ジメチルイソプロピルアズレンを使用することがある．

Word ▶ FGF
線維芽細胞増殖因子
fibroblast growth factors

表5　肉芽組織形成の促進，創の縮小に用いる薬剤

薬効成分	アルプロスタジルアルファデクス	トレチノイントコフェリル	アルクロキサ	ブクラデシンナトリウム	トラフェルミン
主な商品名	プロスタンディン軟膏	オルセノン軟膏	アルキサ軟膏 イサロパン外用散	アクトシン軟膏	フィブラストスプレー
薬効・薬理	PGE_1 製剤で，褥瘡，皮膚潰瘍の増悪・難治化の主な原因である病変局所の循環障害を改善し，血管新生作用，表皮角化細胞増殖作用により肉芽形成および表皮形成を促進する	ビタミンAとビタミンEを結合させたもので，マクロファージ，線維芽細胞および血管内皮細胞に創傷部位で直接作用し，血管新生をともなった肉芽形成を促す	アルクロキサ中のアラントインの線維芽細胞増殖・結合織代謝・血管新生促進作用による肉芽形成促進と表皮再生促進による損傷組織修復促進作用を有する	cAMP 誘導体のジブチリルサイクリックAMP を含有し，細胞内で cAMP となることで効果を現す．潰瘍縮小・治癒促進作用，局所血流改善，血管新生促進，肉芽形成促進，表皮形成促進作用を有する	血管内皮細胞，線維芽細胞などに存在するFGF 受容体に特異的に結合し，血管新生や肉芽形成を促進する
注意事項	血小板凝集能を抑制するため，抗血小板剤，血栓溶解剤，抗凝固剤との併用により出血傾向の増強をきたすおそれがあり，併用注意である	主薬が黄色澄明の松ヤニ状物質で色調が淡黄色であるため，感染徴候と誤ることがあるので注意する	－	含量低下のため，10℃以下の冷暗所で保存する	溶解後は，10℃以下の冷暗所に保存し，2週間以内に使用する
主な副作用	疼痛，刺激感，出血，接触皮膚炎，瘙痒，熱感，発赤，落屑，浮腫，滲出液増加	発赤・紅斑・瘙痒などの皮膚症状，疼痛・刺激感，出血，感染	瘙痒感，疼痛，刺激感，過敏症	疼痛，接触皮膚炎（紅斑，発赤，水疱，瘙痒，刺激感など），滲出液増加	過剰肉芽組織，刺激感・疼痛，滲出液の増多，発赤，発疹，接触皮膚炎，瘙痒感，腫脹，ALT 上昇，AST 上昇
禁忌	重篤な心不全，出血している患者，子宮収縮作用があるため妊婦にも禁忌である	本剤の成分に過敏症の既往歴のある患者	－	－	血中移行性は低いが細胞増殖促進作用を有するため，投与部位に悪性腫瘍のある患者，既往歴のある患者には投与禁忌

(3) 感染・炎症の管理，滲出液の管理（I → i，E → e）

感染制御作用を有するカデキソマー・ヨウ素，スルファジアジン銀，精製白糖・ポビドンヨードなどを用いる．

創傷治癒に必要な湿潤環境を保つために，各外用薬の滲出液吸収作用の有無と創の浸出液の量を考慮して，外用薬を選択する（表 6）.

表 6　感染・炎症の管理，滲出液の管理に用いる薬剤

薬効成分	スルファジアジン銀	カデキソマー／ヨウ素	精製白糖／ポビドンヨード
主な商品名	ゲーベンクリーム	カデックス軟膏 カデックス外用散	ユーパスタコーワ軟膏
薬効・薬理	銀が細胞膜，細胞壁に作用して抗菌作用を発現する	ヨウ素による殺菌作用ならびに基剤中のカデキソマーが有する滲出液などの吸収効果により潰瘍治癒促進効果を有する	精製白糖による創傷治癒作用およびポビドンヨードによる殺菌作用を有する
注意事項	水分含有量が高く，浸透性が高いため，滲出液が多い場合は創面の浮腫をきたすおそれがあるため，注意が必要である	マクロゴール基剤にビーズ状の微粒子のデキストリンポリマー（カデキソマー）が添加されている．ヨウ素が徐々に放出されるため，持続的な殺菌作用があるだけでなく，デキストリンポリマーによる滲出液や膿，細菌，起炎症物質などの吸収作用も有する	ポビドンヨードに加えて精製白糖が製剤量の 70%含まれているため，高濃度の精製白糖が浸透圧を生み，滲出液を能動的に吸収する特徴がある．また，ヨードアレルギー，大量投与および長期の連用時は甲状腺機能の変動に注意する必要がある
主な副作用	汎血球減少，皮膚壊死，間質性腎炎，発疹，接触皮膚炎，発赤，光線過敏症，耐性菌・非感染菌による化膿性感染症，白血球減少，貧血，血小板減少，疼痛	疼痛，刺激感，皮膚炎（発疹，水疱，発赤など），瘙痒など	ショック，アナフィラキシー様症状，ヨード疹，疼痛，発赤，刺激感，皮膚炎，瘙痒感，血中甲状腺ホルモン値（T_3，T_4 値など）の上昇あるいは低下などの甲状腺機能異常
禁忌	サルファ剤に過敏症の患者 新生児低出生体重児（高ビリルビン血症を起こす可能性がある）	ヨウ素過敏症の患者	ヨウ素過敏症の患者

処方例

感染・炎症が疑われ，かつ，滲出液が多い褥瘡
精製白糖・ポビドンヨード配合軟膏　1 日 1 回　塗布

処方解説◆評価のポイント

■処方目的

水溶性基剤のマクロゴール軟膏と主剤の精製白糖の浸透圧により能動的に滲出液を吸収することによる創部の浮腫の軽減，肉芽を形成することによる表皮再生の促進※1

■主な禁忌症

ヨウ素過敏症の患者

■効果のモニタリングポイント

浸出液の減少※2，感染炎症の寛解

■副作用のモニタリングポイント

局所症状（疼痛，刺激感，皮膚炎）※3，血中甲状腺ホルモン値（T_3，T_4 値など）の上昇あるいは低下※4 など

商品名

精製白糖・ポビドンヨード：ユーパスタコーワ

▶▶▶留意事項

※1 主剤のポビドンヨードの殺菌作用により感染創に対しても有効である．

※2 殺菌作用があるが，ポビドンヨードは細胞毒性があるため，肉芽組織が傷害されるおそれがある．そのため，滲出液が減少すれば多剤への変更を考慮する．

※3 局所症状であるが症状が強い場合には使用を中止する．

※4 甲状腺機能異常の報告があるため，症状が見られた場合には使用を中止する．

処方例

感染・炎症が疑われ，かつ，壊死組織のある，滲出液が少ない褥瘡
スルファジアジン銀クリーム 1%　1日1回　塗布

商品名
スルファジアジン銀：ゲーベンクリーム

処方解説◆評価のポイント

■処方目的
水中油型の乳剤性基剤の軟膏で，創面への水分保持作用により湿潤環境を保つことによる壊死組織の自己融解の促進※1
主剤の銀の感染創周辺の細胞膜，細胞壁への直接作用による抗菌作用
■主な禁忌症
サルファ剤に対して過敏症をもつ患者※1，新生児・低出生体重児※2
■効果のモニタリングポイント
壊疽組織の減少・消失※3
■副作用のモニタリングポイント
疼痛，白血球減少，発疹，汎血球減少，皮膚壊死，間質性腎炎など

▶▶▶留意事項
※1 その後の外科的デブリードマンを容易にする.
※2 スルファニルアミド骨格を有するためである.
※3 高ビリルビン血症を起こすおそれがあるためである.
※4 基剤の水分が壊死組織を軟化させ，壊死組織除去を促進するが，滲出液の多い創に使用すると浮腫を招くことがあるため注意する.

処方例

感染の疑いがない滲出液が多い壊死組織がある褥瘡
ブロメライン軟膏 5 万単位 /g　1日1回　塗布

商品名
ブロメライン：ブロメライン

処方解説◆評価のポイント

■処方目的
アルギニンとアラニン，アラニンとグルタミンのアミノ酸結合を加水分解することによりタンパク質を分解し，創傷面の壊死組織の分解・除去，清浄化※1
■主な禁忌症
本剤に対して過敏症の既往歴のある患者
■効果のモニタリングポイント
壊死組織の減少・消失※2
■副作用のモニタリングポイント
出血，疼痛，創縁のエロジオン，アナフィラキシーショックなど

▶▶▶留意事項
※1 基剤は，吸水性のマクロゴールなので滲出液の多い創に用いる.
※2 タンパク質分解酵素により，創傷辺縁正常組織または新生肉芽組織に対する障害が考えられるため，壊死組織が除去された後は使用を中止し，肉芽形成促進作用のある外用薬などに切り替える.

服薬指導

- 使用する外用薬の使用目的や効果，適切な用法を，患者または患者家族，看護師，介護者に指導する.
- 褥瘡治療薬にはさまざまな剤形があり，剤形によって使用方法が異なるため，剤形による注意点も指導する.
- 褥瘡治療薬の保存方法や使用期限についても適切に指導する.

Chapter 6

薬疹

医薬品の多くは低分子化合物であり，通常，この状態では抗原とはならない．しかし，この医薬品が自己成分であるキャリアタンパク質（体内のタンパク質など）と結合することでハプテン抗原となり，免疫原性を有するようになる．

医薬品を内服，注射など全身投与したことによって，皮膚・粘膜にアレルギー的機序で生じる発疹の総称が薬疹である．薬疹は，多形滲出性紅斑（EEM），スティーブンス・ジョンソン症候群（SJS），中毒性表皮壊死症（TEN），薬剤性過敏性症候群（DIHS）などの病型に分類される．

なお，本書の Chapter 6.1 ～ 6.3 では，薬疹のなかでも比較的重症である，スティーブンス・ジョンソン症候群，中毒性表皮壊死症，薬剤性過敏症症候群について解説する．

6.1 スティーブンス・ジョンソン症候群

学習のポイント

主な臨床症状

次の3大徴候がみられる．

1 38℃以上の発熱
2 粘膜症状（結膜充血，口唇びらん，陰部びらん，咽頭痛，排尿・排便時痛）
3 多発する紅斑（進行すると水疱・びらんを形成）をともなう皮疹

主な診断指標

3大徴候すべてを満たし，びらん面が体表面積の10%未満

主な治療薬

被疑薬を中止して以下の治療薬を用いる．

1 副腎皮質ステロイド薬（全身投与）〈プレドニゾロン，メチルプレドニゾロンなど〉
2 ヒト免疫グロブリン製剤（高用量静注）

概要

スティーブンス・ジョンソン症候群（Stevens-Johnson syndrome：SJS）[注1]は，主に医薬品により生じたアレルギー反応により発症すると考えられているが，現段階では確定した結論は得られていない．一部は，マイコプラズマ，単純ヘルペスウイルス感染によって発症することもある．

注1：皮膚粘膜眼症候群とも呼ばれる．

多形滲出性紅斑（erythema exsudativum multiforme：EEM）の重症型で，発熱をともなう皮膚粘膜移行部の眼粘膜を含む重症粘膜疹，皮膚紅斑が生じ，水疱，表皮剥離などの表皮壊死性障害が認められる．

● 疫学 ●

医薬品では抗菌薬，解熱鎮痛薬，抗てんかん薬，痛風治療薬，筋弛緩薬，高血圧治療薬などが原因医薬品として報告されており，発症頻度は100万人当たり年間1～6人程度である．

臨床症状

発熱（38℃以上）をともなう口唇，眼結膜，外陰部などの皮膚粘膜移行部に重症の粘膜疹および皮膚の紅斑が生じ，しばしば水疱，表皮剥離などの表皮の壊死性障害を認める．

紅斑は，類円形で体幹および四肢に左右対称性に多発する．

眼症状が出現した場合は，角膜上皮障害などにより視力低下や失明などの後遺症が残る可能性がある．

診断

三大徴候（発熱，粘膜症状，紅斑）すべてを満たし，びらん面が体表面積の10%以下の場合，スティーブンス・ジョンソン症候群と診断する注2.

注2：10%を超える場合には中毒性表皮壊死症（TEN）と診断する

原因となる医薬品服用後，数日以内あるいは1か月以上に発症することもあるが，2週間以内の発症が多い.

原因医薬品の確定・特定には，薬剤添加リンパ球刺激試験（DLST），パッチテストなどが行われる．また，多形滲出性紅斑（EEM），多形紅斑型薬疹，中毒性表皮壊死症（TEN），水疱および薬剤性過敏症症候群（DIHS）との鑑別診断が必要である.

Word DLST
drug-induced lymphocyte stimulation test

治療薬

プレドニゾロン，メチルプレドニゾロン（全身投与），ベタメタゾン（点眼），免疫グロブリン製剤が挙げられる.

治療

まず第一に原因医薬品の服用を中止する．減量は無意味である.

続いて，厳重な眼科的管理，補液・栄養管理などの全身管理下に，副腎皮質ステロイド薬を中心とした薬物療法を行う．また，皮疹部および口唇・外陰部粘膜の局所処置，感染防止も重要になる.

原因医薬品およびその代謝産物，一連の発症機序に関与していると考えられているサイトカイン除去のために，血漿交換療法が行われる場合がある.

薬物療法

原因医薬品の服用中止後，まず，副腎皮質ステロイド薬の全身投与を行う．副腎皮質ステロイド薬による治療が無効な場合，重症感染症を併発している場合には，ヒト免疫グロブリン製剤の高用量静注療法が行われる.

眼症状に対しては，副腎皮質ステロイド薬の全身投与に加え，副腎皮質ステロイド薬の点眼液あるいは眼軟膏を用いる．粘膜症状に対しては，熱傷に準じた局所療法，紅斑にはステロイド外用薬を使用する.

6.2 中毒性表皮壊死症

学習のポイント

主な臨床症状

次の3大徴候がみられる.

1 38℃以上の発熱

2 粘膜症状（結膜充血，口唇びらん，咽頭痛）

3 多発する紅斑（進行すると水疱・びらんを形成）をともなう皮疹

※原因となる医薬品服用後，2週間以内の発症が多いが，数日以内あるいは1か月以上に発症することもある.

主な診断指標

3大徴候すべてを満たし，びらん面が体表面積の10%を超える

主な治療薬

被疑薬を中止したうえで，以下の治療薬を用いる.

1 副腎皮質ステロイド薬

1）全身投与〈プレドニゾロン，メチルプレドニゾロンなど〉

2）眼病変〈ベタメタゾン（点眼）〉

2 ヒト免疫グロブリン製剤（高用量静注）

概要

中毒性表皮壊死症（toxic epidermal necrolysis：TEN）[注1]は，主に医薬品により生じたアレルギー反応により発症すると考えられている．また，抗菌薬，解熱鎮痛薬，抗てんかん薬，痛風治療薬，消化性潰瘍薬，催眠鎮静薬，抗不安薬，神経系用薬，緑内障治療薬，筋弛緩薬，高血圧治療薬など多岐にわたる医薬品による発症が報告されている.

注1：中毒性表皮融解症，ライエル症候群（Lyell's syndrome）とも呼ばれている.

● 疫学 ●

発症頻度は100万人当たり年間0.4～1.3人程度である．現段階では確定した結論は得られておらず，一部は，感染症によって発症することもある.

臨床症状

体表面積の10%を超える水疱，表皮剥離・びらんなど顕著な表皮壊死性障害があり，38℃以上の発熱をともなうなど，スティーブンス・ジョンソン症候群（SJS）同様の臨床症状であるが，異なる点は**病変部位が10%を超える**ことである.

診断

上記**三大徴候（発熱，粘膜症状，紅斑）**すべてを満たし，**びらん面が体表面積の10%を超える**場合，中毒性表皮壊死症と診断する[注2].

注2：びらん面が体表面積の10%以下の場合は，スティーブンス・ジョンソン症候群と診断される.

原因となる医薬品服用後，2週間以内に発症することが多いが，数日以内～1か月以上に発症することもある.

ブドウ球菌性熱傷様皮膚症候群，トキシックショック症候群，川崎病および薬剤性過敏症症候群との鑑別診断が必要である.

治療

まず第一に，**原因医薬品の使用を中止**する．SJS同様に，減量は無意味である．次に，薬物療法，熱傷に準じた治療，補液・栄養管理，感染防止，厳重な眼科的管理を行う.

治療薬

プレドニゾロン，メチルプレドニゾロン，ベタメタゾン（点眼），免疫グロブリン製剤が挙げられる.

薬物療法

急性期には副腎皮質ステロイド薬を投与する．プレドニゾロン換算で，中等症は0.5～1 mg/kg/日，重症例は1～2 mg/kg/日，最重症例でメチルプレドニゾロン1 g/日（3日間）から開始し，症状に応じて適宜漸減する.

重篤な感染症の併発が危惧される場合，ヒト免疫グロブリン製剤400 mg/kg/日を5日間連続投与する.

急性期の眼病変に対して，副腎皮質ステロイド薬の大量全身投与に加えて，眼局所にも副腎皮質ステロイド薬を投与する．ベタメタゾンあるいはデキサメタゾンの点眼液（1日4回程度）が有効であり，炎症が高度な場合にはベタメタゾン眼軟膏を併用する.

6.3 薬剤性過敏症症候群

学習のポイント

主な臨床症状

・斑状丘疹型，多形紅斑型から皮疹が始まり，全身に紅皮症を認めることもある．
・38℃以上の発熱，肝機能障害，咽頭痛，全身倦怠感，食欲不振などの感冒様症状，リンパ節の腫脹をともなう．

主な診断指標

1 医薬品内服後に遅発性に生じ，急速に拡大する紅斑（しばしば紅皮症に移行）．
2 原因医薬品中止後も2週間以上遷延
3 38℃以上の発熱
4 肝機能障害
5 白血球増多（11,000/mm^{3}以上），異型リンパ球の出現（5%以上），および好酸球増多（1,500/mm^{3}以上）のうち，いずれか1つ以上
6 リンパ節腫脹
7 ヒトヘルペスウイルス-6（human herpesvirus 6：HHV-6）の再活性化

主な治療薬

被疑薬を中止のうえ，以下の治療薬を用いる．
1 副腎皮質ステロイド薬（全身投与）
2 抗ウイルス薬〈ガンシクロビル（点滴静注）〉

概要

薬剤性過敏症症候群（drug-induced hypersensitivity syndrome：DIHS）は，スティーブンス・ジョンソン症候群（SJS），中毒性表皮壊死症（TEN）と並ぶ重症型の薬疹であるが，通常，粘膜疹はともなわないか軽度である．原因となる医薬品に対するアレルギー反応により発症すると考えられている．アレルギー反応に免疫異常が加わって，HHV-6の再活性化が誘導されると考えられている．HHV-6の再活性化は，発症後2～4週間の間に生じ，発熱，肝機能障害，中枢神経障害などを引き起こす．

SJSやTENと違い，原因医薬品は比較的限られており，主にカルバマゼピン，フェニトイン，フェノバルビタール，ゾニサミド，アロプリノール，サラゾスルファピリジン，ジアフェニルスルホン，メキシレチン，ミノサイクリンなどが挙げられる．

Word SJS
スティーブンス・ジョンソン症候群（皮膚粘膜眼症候群）
Stevens-Johnson syndrome

Word TEN
中毒性表皮壊死症（ライエル症候群）
toxic epidermal necrolysis (Lyell's syndrome)

臨床症状

38℃以上の発熱，咽頭痛，全身倦怠感，食欲不振，皮疹などの自覚症状がある．発熱をともなって全身に紅斑丘疹や多形紅斑がみられ，進行すると紅皮症となる．また，全身のリンパ節腫脹，肝機能障害などの臓器障害，血液異常がみられる．原因となる医薬品服用後2～6週間以内に発症することが多い

が，数年間服用した後に発症することもある．薬剤性過敏症症候群では，原因となる医薬品中止後も病状が進行する．

診断

原因となる医薬品使用後２週間以上経過し，症状が出現する．38℃以上の発熱，急速に拡大する紅斑，リンパ節腫脹，肝機能障害，血液異常（白血球増多，好酸球増多，異型リンパ球出現），HHV-6の再活性化などの所見がある．

表１の診断指標すべてが認められる薬剤性過敏症症候群を**典型DISH**，診断指標１～５が認められる薬剤性過敏症症候群を**非典型DISH**と呼ぶ．

表１　薬剤性過敏症症候群の診断指標

1. 医薬品内服後に遅発性に生じ，急速に拡大する紅斑
2. 原因医薬品中止後も２週間以上遷延
3. 38℃以上の発熱
4. 肝機能障害
5. 白血球増多，異型リンパ球の出現，好酸球増多のうち，いずれか１つ以上
6. リンパ節腫脹
7. HHV-6の再活性化

治療

まず第一に，**原因医薬品を中止**する．有効な薬物療法としては，副腎皮質ステロイド薬の全身投与がある．サイトメガロウイルスに対してはガンシクロビルの点滴静注を行う．

治療薬

プレドニゾロン，ガンシクロビルが挙げられる．

薬物療法

副腎皮質ステロイド薬は，プレドニゾロン換算で0.5～1 mg/kg/日から開始し，症状が増悪する場合には漸増する．発熱，皮膚症状，肝機能の改善が見られたら漸減していく．ガンシクロビル点滴静注用は，5 mg/kg/回を１日２回12時間ごとに１時間以上かけて投与する．

7.1 水疱症

学習のポイント

主な臨床症状

1 天疱瘡：口腔粘膜に疼痛をともなう難治性びらん・潰瘍，皮膚に弛緩性水疱・びらん
2 類天疱瘡：皮膚全身に瘙痒をともなう浮腫性紅斑，緊満性水疱

主な治療薬

1 副腎皮質ステロイド薬〈プレドニゾロン〉
2 免疫抑制薬〈アザチオプリン〉
3 テトラサイクリン系抗菌薬〈テトラサイクリン，ミノサイクリン〉
4 ニコチン酸アミド

概要

水疱症（epidermolysis bullosa）は，皮膚に水疱やびらんを生じる病気の総称である．代表的な疾患は，自己免疫性水疱性疾患である天疱瘡と類天疱瘡である．

● 疫学 ●

天疱瘡は，発症年齢が男女ともに 50 ～ 70 歳代が多い．男女比は 1：1.5 と女性がやや多い．類天疱瘡は，70 歳代以上の高齢者に多くみられる．一般的に性差はない．

臨床症状

❶ 天疱瘡

主に尋常性天疱瘡と落葉状天疱瘡がある．尋常性天疱瘡は，口腔粘膜に疼痛をともなう難治性びらん・潰瘍を認め，皮膚に弛緩性水疱・びらんを生じる．落葉状天疱瘡は，体幹を中心に薄い鱗屑・痂皮を有する紅斑と小型の浅い水疱を形成する．一見正常に見える皮膚に圧迫や摩擦を与えると，簡単に表皮が剥離したり水疱を生じる（Nikolsky（ニコルスキー）現象）．

❷ 類天疱瘡

皮膚全身に掻痒をともなう浮腫性紅斑が生じ，引き続き表皮下に緊満性水疱が生じる．通常，Nikolsky 現象は陰性である．

診断

天疱瘡・類天疱瘡それぞれにガイドラインが示されており，臨床的診断項目に加え，病理組織学および免疫学的診断項目が設定されている．天疱瘡・類天疱瘡の診断には，IgG 自己抗体の存在を証明することが必要である．

治療

初期治療は経口薬による薬物療法を行い，効果がないもしくは一部の重症例の場合に，血漿交換法（週2～3回），大量γ-グロブリン静注療法（400 mg/kg/日，5日間連続投与）などを併用する．

治療薬

❶ 副腎皮質ステロイド薬

プレドニゾロン（経口）が一般的な第一選択薬である[注1]．抗炎症作用をもち，免疫反応を迅速かつ強力に抑える効果がある．

注1：メチルプレドニゾロンは重症例のステロイドパルス療法で用いられる．

❷ 免疫抑制薬（保険適用外）

アザチオプリン，シクロスポリン，シクロホスファミド，メトトレキサートなどの免疫抑制薬が，副腎皮質ステロイド薬と併用して補助的に用いられる．いずれも副作用として，肝障害，骨髄抑制作用，感染症に注意する．

❸ テトラサイクリン，ミノサイクリン（保険適用外）

類天疱瘡の軽症例では，テトラサイクリンもしくはミノサイクリンとニコチン酸アミドの併用内服療法の有効性が明らかとなり，第一選択薬となりつつある．

❹ ニコチン酸アミド（保険適用外）

皮膚や粘膜を正常に保つ働きがある．

薬物療法

❶ 天疱瘡

天疱瘡の治療導入期はプレドニゾロンが第一選択であり，中等症/重症では1.0 mg/kg/日が標準的投与量である．有効であれば治療維持に向け徐々に減量する[注2]．目標として，治療維持期にプレドニゾロン投与量が0.2 mg/kg/日または10 mg/日以下になるようにする．

注2：2週間ごとに初期投与量の約10%の割合で減量する．

処方例

天疱瘡の中～重症例（成人：体重60 kg）
プレドニゾロン錠5 mg　1回6錠（朝食後），1回4錠（昼食後），1回2錠（夕食後）　14日分

商品名
プレドニゾロン：プレドニン

処方解説◆評価のポイント

■処方目的
炎症症状の改善

■効果のモニタリングポイント

皮疹の新生の減少・消失，既存病変の乾燥・上皮化傾向

■副作用のモニタリングポイント

感染症（細菌・真菌）※1，口腔カンジタ症※2，ステロイド副作用（精神・神経障害，不眠症，糖尿病，骨粗鬆症，消化管潰瘍，続発性副腎皮質機能不全，満月様顔貌）など

▶▶▶留意事項

※1 治療導入期から維持前期まで，感染予防目的で抗菌薬（スルファメトキサゾール・トリメトプリム製剤など）を使う．

※2 予防のため抗真菌薬の含嗽を行う．

❷ 類天疱瘡

類天疱瘡の軽症例では，テトラサイクリン系抗菌薬とニコチン酸アミドの併用内服療法を行い，治療効果がない場合はプレドニゾロンを追加する．初期治療で効果が得られない，もしくは副作用により副腎皮質ステロイド薬を高用量で投与できない症例には，免疫抑制薬を補助的に併用する．重症例では，ステロイドパルス療法注3が有用である．外用療法は，皮疹の状態に応じて抗菌薬（軟膏）や副腎皮質ステロイド薬（軟膏）を塗布する．口腔内のびらん・潰瘍には口腔粘膜用副腎皮質ステロイド含有軟膏・噴霧剤などを使用する．

注3：メチルプレドニゾロン1 g/日を3日間連続静注する．

処方例

類天疱瘡の軽症例

①と②を併用処方する．

①ミノサイクリン塩酸塩錠 250 mg　1回1錠（1日2錠）　朝・夕食後　14日分

②ニコチン酸アミド　1回 500 mg（1日 1,500 mg，成分量として）　朝・昼・夕食後　14日分

（①②で効果が不十分な場合，プレドニゾロンを 20～40 mg/日を内服で追加する）

商品名

ミノサイクリン：ミノマイシン

処方解説◆評価のポイント

■処方目的

処方薬①②：皮膚症状の改善，炎症抑制

■効果のモニタリングポイント

処方薬①②：皮疹の新生の減少・消失，既存病変の乾燥・上皮化傾向

■副作用のモニタリングポイント

処方薬①：めまい※1，間質性肺炎，肝障害など

▶▶▶留意事項

※1 自動車の運転など危険をともなう機械の操作および高所での作業などに従事させないようにする．

服薬指導

- 副腎皮質ステロイド薬を急に中止すると，原疾患の悪化（リバウンド）や，全身倦怠感・吐き気・頭痛・血圧低下・関節痛などのステロイド離脱症候群をきたすことがあるため，決して自己判断で中止しない．
- 体内副腎皮質ホルモン分泌の日内変動を考慮して，朝・昼・夕食後の服用量が異なっていることがあり，服用量を間違えると不眠症などの副作用をきたすことがある．
- 副腎皮質ステロイド薬によるさまざまな副作用を誘発しうる．特に感染症のリスクが高まるため，マスクを着用する．
- 皮膚に刺激となる衣類を極力控える．柔らかい素材で脱着しやすい衣服を着用するようにする．
- 口腔内びらん悪化のリスクがあるため，固い食物を控える．

7.2 乾癬

学習のポイント

主な臨床症状

銀白色の鱗屑をともなう境界明瞭な紅斑の出現

主な治療薬

1 局所療法

1）ステロイド外用薬〈クロベタゾールプロピオン酸エステル，ベタメタゾン酪酸エステルプロピオン酸エステルなど〉
2）活性型ビタミンD_3外用薬〈マキサカルシトール，カルシポトリオール〉
3）タクロリムス水和物軟膏

2 全身療法

1）レチノイド〈エトレチナート〉
2）免疫抑制薬〈シクロスポリン〉
3）生物学的製剤〈アダリムマブ，インフリキシマブ，ウステキヌマブ〉

概要

乾癬（psoriasis）は，代表的な炎症性角化症であり，全身に特徴的な銀白色雲母状鱗屑を付着する紅斑を呈する．良性の疾患で感染することはないが，乾癬患者は，皮疹や鱗屑の存在を周囲になるべく知られないよう人知れず努力しており，日常生活に大きな支障をきたす．

● 疫学 ●

わが国では性差があり，男女比は約2：1と男性に多い．発症年齢は20～60歳代と幅が広い．通常，尋常性乾癬，乾癬性紅皮症，関節症性乾癬，滴状乾癬，膿疱性乾癬の5型に分類される．わが国では，尋常性乾癬が患者の約90%を占める．

臨床症状

鱗屑（銀白色のフケのようなもの）をともなう境界明瞭な紅斑が多数現れ，ときにわずかに隆起する．鱗屑をこすると蝋が剥がれるように容易に剥がれ（蝋片現象），紅斑上の小出血がみられる（Auspitz（アウスピッツ）血露現象）．正常な無疹部皮膚にこするなどの物理的な刺激を加えると乾癬皮疹が現われることがある（Koebner（ケブネル）現象）．頭部，肘，膝，腰まわり，下腿が好発部位となる．また，爪病変[注1]をともなうことが多い．

注1：爪乾癬とも呼ばれる．爪に発症した場合は爪の表面が荒れ，変形，凹凸や穿孔を生じ，爪切りすら容易ではない状態になることもある．

診断

臨床所見（雲母状鱗屑を付着する紅斑，蝋片現象，血露現象）のほか，組織所見にて診断する．基本的には，慢性の表皮-真皮皮膚炎の組織像を示す．

治療

まず，局所療法の中心となる外用療法や免疫の働きを抑える目的で行われる局所紫外線照射が第一選択であり，外用治療抵抗性の場合に内服や全身紫外線照射といった全身療法を選択する．紫外線照射については 300 nm 以下の短波長が除かれた紫外線を照射する NB - UVB 療法や，塩化キセノンガスが分離する際に発する 308 nm の紫外線を照射するターゲット型光線療法がある．

Word NB - UVB
narrow band ultraviolet B

治療薬

❶ ステロイド外用薬

皮膚の炎症抑制作用があり，乾癬を含む炎症性皮膚疾患に極めて効果がある．

❷ 活性型ビタミン D_3 外用薬[注2]

表皮角化細胞の核内ビタミン D_3 受容体に結合して，表皮角化細胞の増殖抑制作用と分化誘導作用を呈する．タカルシトール，マキサカルシトール，カルシポトリオールの 3 種類がある．長期連用には優れているが，臨床効果発現には 2 ～ 3 か月を要する．

注 2：活性型ビタミン D_3 は酸性で壊れやすい．一方，ステロイド外用薬は酸性で安定であるものが多く，酸性側に pH 調節されているものが多いため，混合・重ね塗りする場合は注意を要する．

❸ タクロリムス水和物軟膏（保険適用外）

細胞内のカルシニューリンを阻害し，IL - 2 や乾癬の病態に重要な炎症性サイトカイン TNF - α の産生を抑制することにより免疫抑制作用を呈する．

Word IL
インターロイキン
inter leukin

❹ エトレチナート

レチノイドはビタミン A 誘導体の総称で，このうち，エトレチナートはわが国で乾癬に対して使用可能な経口薬である．表皮細胞増殖抑制，表皮角化の粘膜化，角質細胞間接着の低下，トランスグルタミナーゼ合成抑制作用があり，炎症細胞に対しては好中球および $CD3^+$，$CD8^+$ T 細胞遊走抑制作用がある．

❺ 免疫抑制薬

シクロスポリンは，T 細胞の活性化を抑制して免疫抑制作用を呈し，即効性と高い効果を有する．メトトレキサート[注3]は葉酸代謝拮抗薬であるが，免疫グロブリン産出，抗体産出，リンパ球増殖などの抑制により，免疫を抑制すると考えられている．

注 3：他薬と比べ，感染症，肺障害，血液障害などの重篤な副作用があるため，わが国では関節症性乾癬でのみ使用されることが多い．

❻ 生物学的製剤

アダリムマブ（ヒト抗体，皮下注製剤）およびインフリキシマブ（キメラ抗体，静注用製剤）は，炎症性サイトカイン TNF - α を阻害する働きがある．ウステキヌマブ（ヒト抗体，皮下注製剤）は IL - 12 および IL - 23 の p40 サブユニットに結合する遺伝子組換えヒト IgG_1 モノクローナル抗体である．

薬物療法

❶ 初期（外用・内服）

治療初期はステロイド外用薬を中心に使用し，病勢が落ち着いてきたら寛解維持目的で徐々に活性型ビタミン D_3 外用薬への移行を目指す．ステロイド外用薬と活性型ビタミン D_3 外用薬が併用されることも多い．タクロリムス水和物は顔面や間擦部など皮膚の薄い部分の病変治療に適している．

内服療法では，エトレチナートが皮膚角化異常症および口腔粘膜の過角化病変の対症療法として有効である．シクロスポリン[注4]は，尋常性乾癬（皮疹が全身の30%以上に及ぶものあるいは難治性の場合），膿疱性乾癬，乾癬性紅皮症，関節症性乾癬に適用される．

注4：シクロスポリンは，潜在的な皮膚発癌のリスクを考慮して，光線療法と併用しない．また，肝機能障害のリスク回避のため原則としてレチノイドとも併用しない．

(1) 外用療法

ステロイド外用薬と，活性型ビタミン D_3 外用薬を用いる．

処方例

<寛解導入期（約1か月）>
①③のステロイド外用薬と，②④の活性型ビタミン D_3 外用薬を，朝・夜に塗り分ける[注2]．
①クロベタゾールプロピオン酸エステル スカルプローション剤　1日1回　朝　頭部
②マキサカルシトール　ローション剤　1日1回　夜　頭部
③ベタメタゾン酪酸エステルプロピオン酸エステル　軟膏　1日1回　朝　体幹
④マキサカルシトール　軟膏　1日1回　夜　体幹
<移行期（約1か月）>
①③を週末2日間，他の平日に②④を塗り分ける．
①クロベタゾールプロピオン酸エステル スカルプローション剤　1日2回　週末2日のみ　頭部
②マキサカルシトール　ローション剤　1日2回　平日5日のみ　頭部
③ベタメタゾン酪酸エステルプロピオン酸エステル　軟膏　1日2回　週末2日のみ　体幹
④マキサカルシトール　軟膏　1日2回　平日5日のみ　体幹
<寛解維持期>
活性型ビタミン D_3 外用薬のみを塗布する．
②マキサカルシトール　ローション剤　1日2回　頭部
④マキサカルシトール　軟膏　1日2回　体幹

商品名
クロベタゾールプロピオン酸エステル：デルモベートスカルプ
マキサカルシトール：オキサロール
ベタメタゾン酪酸エステルプロピオン酸エステル：アンテベート

処方解説◆評価のポイント

■処方目的
処方薬①③：皮膚の炎症抑制
処方薬②④：表皮角化細胞の過剰増殖と分化障害の正常化
■主な禁忌症
処方薬①③：細菌・真菌・スピロヘータ・ウイルス皮膚感染症や動物性皮膚疾患
■効果のモニタリングポイント
処方薬①②③④：病変部位の改善（角質剥離など）

■副作用のモニタリングポイント
処方薬①③：皮膚感染症，長期連用による皮膚萎縮・毛細血管拡張など
処方薬②④：**皮膚刺激**※1，**高カルシウム血症**※2など

▶▶▶留意事項
※1 使用早期にみられ，続けていくと軽快することが多い.
※2 腎機能低下患者には特に注意.

❷ 重症

上記薬物療法や紫外線療法で十分な効果が得られない，もしくは重症乾癬患者への新たな治療選択肢として，生物学的製剤を使用することがある.

処方例

全身療法として寛解導入期に成人（体重 60 kg）に対して①または②を処方する.
①エトレチナートカプセル 25 mg　1 回 1 カプセル（1 日 2 カプセル）　朝夕食後　14 日分
②シクロスポリンカプセル製剤 50 mg　1 回 3 カプセル（1 日 6 カプセル）　朝夕食後　14 日分　　＊シクロスポリンは，5 mg/kg/日
内服療法にて副作用が出現したり，効果が不十分の場合，生物学的製剤③④を使用する.
③アダリムマブ皮下注 80 mg シリンジ 0.8 mL　0.8mL　皮下注射（初回時のみ）
④アダリムマブ皮下注 40 mg シリンジ 0.8 mL　0.4 mL　皮下注射（2 回目以降，2 週に 1 回）

商品名
エトレチナート：チガソン
シクロスポリン：ネオーラル
アダリムマブ：ヒュミラ

処方解説◆評価のポイント

■処方目的
処方薬①：表皮細胞増殖抑制，表皮角化粘膜化，炎症の抑制
処方薬②③④：炎症の抑制

■主な禁忌症
処方薬①：**妊婦（催奇形性）**，腎・肝障害，ビタミン A 製剤との併用
処方薬②：妊婦
処方薬③④：**活動性結核**，重篤な感染症，脱髄疾患（多発性硬化症など），うっ血性心不全

■効果のモニタリングポイント
処方薬①②：病変部位の改善（角質剥離など）※1

■副作用のモニタリングポイント
処方薬①：口唇炎，落屑，口内乾燥，皮膚菲薄化（手のひら，足底，指に多く亀裂をともなう），瘙痒，爪囲炎による過剰肉芽，爪の菲薄化，肝障害，脂質代謝異常，視覚障害（夜間視力低下），頭痛，長期連用による骨病変など
処方薬②：**血圧上昇**※2，**腎・肝障害**，多毛，歯肉の腫脹，神経系の異常（しびれ，振戦，頭痛），感染症，脂質異常症，高カリウム血症，低マグネシウム血症，消化器症状，発癌性
処方薬③④：敗血症，肺炎，**結核**，ループス様症候群，脱髄疾患，重篤な血液障害，間質性肺炎，肝障害

▶▶▶留意事項
※1 特に，シクロスポリンについては，血中濃度をモニタリングして至適濃度を保つ.
※2 降圧薬はレニン・アンギオテンシン系を抑制し，腎保護作用を有するアンギオテンシン II 受容体拮抗薬（ARB），アンギオテンシン変換酵素（ACE）阻害薬が推奨される.

服薬指導

❶ 外用療法

• 軟膏やクリームでは，大人の人差し指の先から第一関節まで押し出した量

(FTU)，ローションでは，1円玉大の量（約0.5 g）で，大人の手のひら2枚分の面積を塗る．

- 活性型ビタミンD_3は酸性で壊れやすいので，活性型ビタミンD_3外用薬を酸性の外用薬を[注5]混合して使用しない．
- 活性型ビタミンD_3外用薬は，使用初期に塗布部位に刺激感があるが，続けることで軽快していくことが多いため，自己判断で中止しない．

注5：ヘパリン類似物質クリーム（商品名：ヒルドイドソフト軟膏，pH 5），サリチル酸ワセリン軟膏，尿素含有クリーム剤（商品名：ウレパールクリーム，pH 4.5～6.5）他，クエン酸などで低pHに調整する添加剤が含まれている外用薬とは混合しない．

❷ 内服療法

(1) エトレチナート

- 女性が服用した場合，妊娠すると催奇形性の可能性があるため，投与中および投与中止後少なくとも2年間は避妊する．
- 男性が服用した場合，精子形成能に異常を起こすことがあるため，投与中および投与中止後少なくとも6か月間は避妊する．

(2) 免疫抑制薬（シクロスポリン）

- 治療開始2～4週頃に血圧上昇をきたすことが多いため，血圧140/90 mmHgが2週間以上持続する場合には，医師・薬剤師に相談する．
- CYP3A4の阻害作用を有するため，併用禁忌薬（タクロリムス（外用薬を除く），ピタバスタチン，ロスバスタチン，ボセンタン，アリスキレン，アスナプレビル，バニプレビル）を服用している場合は，事前に医師・薬剤師に相談する．
- 服用中に生ワクチン（乾燥弱毒生麻疹ワクチン，乾燥弱毒生風疹ワクチン，経口生ポリオワクチン，乾燥BCGなど）を接種しない（病原性をあらわす可能性がある．併用禁忌）．

(3) 生物学的製剤

- 結核の既感染者では症状の顕在化および悪化のおそれがあるため，胸部X線検査などを定期的に行うなど，結核症状の発現に十分注意する．

❸ その他

- 規則的にバランスの良い食事を摂る．ただし，肉類や脂肪分の取り過ぎは，乾癬を悪化させるので，揚げ物や油を多く使った炒め物は控える．香辛料や熱いスープなど刺激の強い食品は痒みを増すので避ける．
- 乾癬の悪化要因である風邪や扁桃腺炎などに罹りやすくなるため，タバコはやめる．
- 入浴はぬるめの温度にし，できるだけ長時間の入浴は避ける．ゴシゴシ洗うのは厳禁である．
- 肌に刺激のある服装は避け，皮膚は乾燥を防ぐ．
- ストレスは乾癬を悪化させる大きな要因であるため，休養をとる，気分転換を図るなど，ストレスをためないようにする．
- 免疫の働きを抑える働きがある紫外線照射が乾癬には有効なので，できるだけ日光を浴びる．

7.3 光線過敏症

学習のポイント

主な臨床症状

日光曝露部位に日焼け様紅斑や痒みをともなう湿疹性変化，浮腫や水疱など疾患により多彩な症状を呈する．

主な治療薬

ステロイド外用薬〈ベタメタゾン吉草酸エステル，ヒドロコルチゾン酪酸エステルンなど〉

概要

光線過敏症（photodermatosis）は，健常人では反応を起こさない光線曝露量で皮膚に異常反応を生じる疾患の一群であり，さまざまな波長が作用する．その病因は単一なものではなく，遺伝性，代謝性，アレルギー性，毒性など多彩で，まったく機序の異なる幅広い疾患を含む．

代表的な疾患として，内因性光線過敏症（慢性光線性皮膚炎，多形日光疹，日光蕁麻疹），色素性乾皮症，種痘様水疱症，光線過敏型薬疹がある．

● 疫学 ●

慢性光線性皮膚炎：中高年の男性に好発する．

多形日光疹：青年期に好発する．若い女性に多い．

日光蕁麻疹：10 ～ 40 歳代に好発する．

色素性乾皮症，種痘様水疱症：小児に好発する．

臨床症状

❶ 慢性光線性皮膚炎

露出部に痒みの強い紅斑，苔癬化局面が生じ，ときに非露出部にまで拡大し，紅皮症状態となる．長期間，高度の光線過敏症状を繰り返すことによって慢性湿疹性病変を呈するようになる．

❷ 多形日光疹

光線過敏症の中で最も頻度が高い．春の時期に好発し，日光曝露で慣れてくると徐々に軽快する．日光曝露後，露光部に赤色丘疹が多発する．原因不明だが，紫外線照射で産生される内因性光抗原に対する接触アレルギーと考えられている．

❸ 日光蕁麻疹

日光曝露後数分～ 10 分以内に曝露部に一致して膨疹が生じ，日蔭に入ると数時間のうちに消退する．光線照射により皮膚内にアレルゲンが形成され，それに対するIgE抗体が産生されるI型アレルギーの機序で生じると考えられている．

④ 色素性乾皮症

常染色体劣性遺伝形式で遺伝する重篤な高発痛性光線過敏症である．紫外線によって生じたDNA損傷の修復システムの遺伝的機能欠損より発症する．わが国では患者の約半数に皮膚症状のみならず，進行性・難治性の神経症状を合併する．遮光を怠れば，若年齢で基底細胞癌，日光角化症や扁平上皮癌などの皮膚腫瘍が多発する．

⑤ 種痘様水疱症

EB（Epstein-Barr）ウイルス感染Tリンパ球が日光曝露部に浸潤し，顔面や手背などに種痘に類似した水疱性丘疹が多発し，瘢痕治癒を繰り返す．

⑥ 光線過敏型薬疹

薬剤が投与された後，光線曝露を受けた部位に発疹を生じる．サルファ剤，フェノチアジン系抗精神病薬，**サイアザイド（チアジド）系利尿薬**[注1]，スルホニル尿素系血糖降下薬，NSAIDsの一部（**ケトプロフェン**，オキシカム系），**ニューキノロン系抗菌薬**が原因薬剤として知られている．

注1：近年，アンギオテンシンII受容体拮抗薬（ARB）との配合薬中のヒドロクロロチアジドが原因の光線過敏型薬疹が頻発している．

Word NSAIDs
非ステロイド性抗炎症薬
non-steroidal anti-inflammatory drugs

診断

原因別，発症時期，もしくは症状の種類とその発現の時間的推移から診断する．

治療

対症療法として薬物療法を行う．

治療薬

① 副腎皮質ステロイド薬

皮膚の炎症を抑える働きがある．乾癬を含む炎症性皮膚疾患に極めて効果がある．軽症例では外用薬を用いる，重症例では経口投与する場合がある．

② 抗アレルギー薬

アレルギーが原因であるものに対しては効果がある．

③ 免疫抑制薬

シクロスポリン（経口）やタクロリムス外用薬などの免疫抑制薬が有効であることが知られている（両剤とも保険適用外）．

薬物療法

多形日光疹，慢性光線性皮膚炎，種痘様水疱症においては，ステロイド外用薬が用いられる．症状の軽重により，副腎皮質ステロイド薬のランクを使い分ける．

浮腫・小水疱がある重症例では，外用薬に加えて副腎皮質ステロイド薬を経口投与し，軽快したら漸減していく．

日光蕁麻疹などで瘙痒感をともなう場合，抗ヒスタミン薬も追加する．

慢性光線性皮膚炎では，シクロスポリン（経口）やタクロリムス外用薬などの免疫抑制薬を追加する．

服薬指導

- 遮光により発症を予防する．紫外線を防御する場合は**サンスクリーン剤**（SPF50＋，PA＋＋＋）を使用する．
- 色素性乾皮症患者は，生涯にわたり厳重な紫外線の防御が必須であり，窓ガラスにUVカットフィルムを貼るようにして対策する．
- 可視光線が原因の場合（日光蕁麻疹，ポルフィリン症など）にはサンスクリーン剤の効果は少ないので，衣服による物理的な遮光を心がける．

Word SPF
sun protection factor
紫外線B波（UVB）を防ぐ指標．最大50＋．

Word PA
protection grade of UVA
紫外線A波（UVA）を防ぐ指標．最大＋＋＋＋

参考文献一覧

泌尿器疾患 編

■ Chapter 1.1
AKI（急性腎障害）診療ガイドライン作成委員会 編，AKI（急性腎障害）診療ガイドライン 2016，東京医学社，2016
安田隆・平和伸二・小山雄太 編，臨床腎臓内科学，南山堂，2013
小松康宏 編，腎臓内科クリニカルスタンダード－必携ベッドサイドで必ず役立つ臨床腎臓病学のエッセンス，文光堂，2016

■ Chapter 1.2
CKD 診療ガイド 2012，日本腎臓学会編，東京医学社
安田隆・平和伸二・小山雄太 編，臨床腎臓内科学，南山堂，2013
小松康宏 編，腎臓内科クリニカルスタンダード－必携ベッドサイドで必ず役立つ臨床腎臓病学のエッセンス，文光堂，2016
日本腎臓病薬物療法学会 編，腎臓病薬物療法専門・認定薬剤師テキスト，じほう，2013

■ Chapter 2
医療情報科学研究所 編，病気がみえる vol.8　腎・泌尿器（第 2 版），メディックメディア，2016
安田隆・平和伸二・小山雄太 編，臨床腎臓内科学，南山堂，2013
浅野嘉延 編，なるほどなっとく！内科学，南山堂，2016

■ Chapter 2.1
医療情報科学研究所 編，病気がみえる vol.8　腎・泌尿器（第 2 版），メディックメディア，2016
医療情報科学研究所 編，薬がみえる vol.1，メディックメディア，2016
医療情報科学研究所 編，薬がみえる vol.2，メディックメディア，2016
安田隆・平和伸二・小山雄太 編，臨床腎臓内科学，南山堂，2013
浅野嘉延 編，なるほどなっとく！内科学，南山堂，2016
武井次矢・高木誠・小室一成 編，今日の治療指針 2017，医学書院，2017

■ Chapter 2.2
厚生労働省難治性疾患政策研究事業難治性疾患に関する調査研究班 編，エビデンスに基づくネフローゼ症候群診療ガイドライン 2017，東京医学社，2017
松尾清一 監修，西慎一 編，ネフローゼ症候群診療ガイド Q&A（改訂第 2 版），診断と治療社，2015
吉尾隆 編，薬物治療学（改訂第 5 版），南山堂，2016
医療情報科学研究所 編，病気がみえる vol.8　腎・泌尿器（第 2 版），メディックメディア，2016
安田隆・平和伸二・小山雄太 編，臨床腎臓内科学，南山堂，2013
小松康宏 編，腎臓内科クリニカルスタンダード－必携ベッドサイドで必ず役立つ臨床腎臓病学のエッセンス，文光堂，2016
今井圓裕 編，腎臓内科レジデントマニュアル（改訂第 7 版），診断と治療社，2016
浅野嘉延 編，なるほどなっとく！内科学，南山堂，2016
武井次矢・高木誠・小室一成 編，今日の治療指針 2017，医学書院，2017
医療情報科学研究所 編，薬がみえる vol.1，メディックメディア，2016
医療情報科学研究所 編，薬がみえる vol.3，メディックメディア，2016
薬剤性腎障害診療ガイドライン 2016，日腎会誌，2016：58（4）：477-555

■ Chapter 3
医療情報科学研究所 編，病気がみえる vol.8　腎・泌尿器（第 2 版），メディックメディア，2016
安田隆・平和伸二・小山雄太 編，臨床腎臓内科学，南山堂，2013

吉尾隆 編，薬物治療学（改訂第 5 版），南山堂，2016
薬剤性腎障害診療ガイドライン 2016，日腎会誌　2016：58（4）：477-555

■ Chapter 4
医療情報科学研究所 編，病気がみえる vol.8　腎・泌尿器（第 2 版），メディックメディア，2016
医療情報科学研究所 編，薬がみえる vol.1，メディックメディア，2016
小松康宏 編，腎臓内科クリニカルスタンダード－必携ベッドサイドで必ず役立つ臨床腎臓病学のエッセンス，文光堂，2016
今井圓裕 編，腎臓内科レジデントマニュアル（改訂第 7 版），診断と治療社，2016
日本泌尿器学会・日本泌尿器内視鏡学会・日本尿路結石症学会 編，尿路結石症診療ガイドライン（第 2 版），金原出版，2013，http://www.urol.or.jp/info/guideline/data/03_urolithiasis_2013.pdf
福井次矢・高木誠・小室一成 編，今日の治療指針 2017 年版（ポケット判），医学書院，2017

■ Chapter 5
吉尾隆 編，薬物治療学（改訂第 5 版），南山堂，2016

生殖器疾患 編

■ Chapter 1
吉尾隆 編，薬物治療学（改訂第 5 版），南山堂，2016
市田公美・細山田真 編，薬学生のための新臨床医学　症候および疾患とその治療（第 2 版），廣川書店，2015
小佐野博史・青山隆夫・山田安彦 編，薬学テキストシリーズ 薬物治療学，朝倉書店，2009
日本泌尿器学会 編，前立腺肥大症診療ガイドライン 2011，リッチヒルメディカル，2011
日本排尿機能学会 編，男性下部尿路症状診療ガイドライン，ブラックウェルパブリッシング，2008

■ Chapter 2
吉尾隆 編，薬物治療学（改訂第 5 版），南山堂，2016
市田公美・細山田真 編，薬学生のための新臨床医学　症候および疾患とその治療（第 2 版），廣川書店，2015
小佐野博史・青山隆夫・山田安彦 編，薬学テキストシリーズ 薬物治療学，朝倉書店，2009
日本子宮内膜症協会 訳，ESHRE 原著，ESHRE（欧州生殖発生学会）による子宮内膜症の診断・治療ガイドライン 2007 改訂版，http://www.jemanet.org/13_guideline/

■ Chapter 4.5
吉尾隆 編，薬物治療学（改訂第 5 版），南山堂，2016
富野康日己・望月正隆 編，薬学セレクト 疾患と薬物治療 知っておきたい common disease101，医歯薬出版，2008

眼疾患 編

■ Chapter 1
吉尾隆 編，薬物治療学（改訂第 5 版），南山堂，2016
市田公美・細山田真 編，薬学生のための新臨床医学　症候および疾患とその治療（第 2 版），廣川書店，2015
小佐野博史・青山隆夫・山田安彦 編，薬学テキストシリーズ 薬物治療学，朝倉書店，2009
日本緑内障学会緑内障診療ガイドライン作成員会 編，緑内障診療ガイドライン（第 3 版），日本緑内障学会，2011
武井次矢・高木誠・小室一成 編，今日の治療指針 2017，医学書院，2017

■ Chapter 2
吉尾隆 編，薬物治療学（改訂第 5 版），南山堂，2016
市田公美・細山田真 編，薬学生のための新臨床医学　症候および疾患とその治療（第 2 版），廣川書店，2015

小佐野博史・青山隆夫・山田安彦 編，薬学テキストシリーズ 薬物治療学，朝倉書店，2009

■ Chapter 3

厚生労働省網膜脈絡膜・視神経萎縮調査研究班加齢黄斑変性診断基準作成ワーキンググループ，加齢黄斑変性の分類と診断基準，日眼会誌，112，1076-1084，2008
厚生労働省網膜脈絡膜・視神経萎縮調査研究班加齢黄斑変性治療指針作成ワーキンググループ，加齢黄斑変性の治療指針，日眼会誌，116，1150-1155，2012
山口徹・北原光夫 監修，今日の治療指針，眼疾患，加齢黄斑変性，p.1383-1384，医学書院，2015

■ Chapter 4.1

日本眼科学会，アレルギー性結膜疾患診療ガイドライン（第２版）2010
山口徹・北原光夫 監修，今日の治療指針 2015，アレルギー性結膜疾患，p.1367-1369，医学書院，2015

■ Chapter 4.2

ウイルス性結膜炎のガイドライン作成委員会，ウイルス性結膜炎ガイドライン，日眼会誌，107，2003
山口徹・北原光夫監修　今日の治療指針 2015　感染性角結膜炎，p.1370-1372，医学書院，2015

■ Chapter 5.1

糖尿病網膜症，日本眼科医会ホームページ，2005
山口徹・北原光夫監修，今日の治療指針 2015　糖尿病網膜症，p.1379-1381，医学書院，2015
ベーチェット病眼病変診療ガイドライン作成委員会 編，Behçet 病（ベーチェット病）眼病変診療ガイドライン 2012，日本眼科学会，2012
山口徹・北原光夫 監修，今日の治療指針 2015，ベーチェット病（眼科），サルコイドーシス（眼科），p.1362-1364，医学書院，2015

■ Chapter 5.3

網膜脈絡膜・視神経萎縮症に関する調査研究班，網膜色素変性，難病情報センターホームページ，2012

耳鼻咽喉疾患 編

■ Chapter 1.1

薬局 2017 年 3 月号増刊 特集 病気とくすり 2017，南山堂，2017

■ Chapter 1.2

吉尾隆 編，薬物治療学（改訂第 5 版），南山堂，2016
市田公美・細山田真 編，薬学生のための新臨床医学　症候および疾患とその治療（第 2 版），廣川書店，2015
小佐野博史・青山隆夫・山田安彦 編，薬学テキストシリーズ 薬物治療学，朝倉書店，2009
厚生労働省難治性疾患克服研究事業 前庭機能異常に関する調査研究班（2008 ～ 2010 年度）編，メニエール病診療ガイドライン（2011 年改訂版），金原出版，2011

■ Chapter 2

吉尾隆 編，薬物治療学（改訂第 5 版），南山堂，2016
市田公美・細山田真 編，薬学生のための新臨床医学　症候および疾患とその治療（第 2 版），廣川書店，2015
小佐野博史・青山隆夫・山田安彦 編，薬学テキストシリーズ 薬物治療学，朝倉書店，2009
鼻アレルギー診療ガイドライン作成員会 編，鼻アレルギー診療ガイドライン－通年性鼻炎と花粉症－（2016 年版 改訂第 8 版），ライフサイエンス，2016

■ Chapter 3.1，3.2

吉尾隆 編，薬物治療学（改訂第 5 版），南山堂，2016
市田公美・細山田真 編，薬学生のための新臨床医学　症候および疾患とその治療（第 2 版），廣川書店，2015
小佐野博史・青山隆夫・山田安彦 編，薬学テキストシリーズ 薬物治療学，朝倉書店，2009

日本耳科学会・日本小児耳鼻咽喉科学会・日本耳鼻咽喉科感染症・エアロゾル学会 編，小児急性中耳炎診療ガイドライン 2013 年版，金原出版，2013
日本鼻科学会 急性鼻副鼻腔炎診療ガイドライン作成委員会 編，急性鼻副鼻腔炎診療ガイドライン 2010 年版，日本鼻科学会，2010

■ Chapter 4.1

薬局 2017 年 3 月号増刊 特集 病気とくすり 2017，南山堂，2017
山口徹・北原光夫 監修，今日の治療指針 2017，医学書院，2017

■ Chapter 4.2

小佐野博史・青山隆夫・山田安彦 編，薬学テキストシリーズ 薬物治療学，朝倉書店，2009
薬局 2017 年 3 月号増刊 特集 病気とくすり 2017，南山堂，2017

■ Chapter 4.3

小佐野博史・青山隆夫・山田安彦 編，薬学テキストシリーズ 薬物治療学，朝倉書店，2009
薬局 2017 年 3 月号増刊 特集 病気とくすり 2017，南山堂，2017

■ Chapter 4.4

薬局 2017 年 3 月号増刊 特集 病気とくすり 2017，南山堂，2017

皮膚疾患 編

■ Chapter 1

古江増隆・佐伯秀久ほか 編，アトピー性皮膚炎診療ガイドライン日皮会誌，119（8），p.1515-1534，2009
日本アレルギー学会 編，アレルギー疾患診断・治療ガイドライン 2015，協和企画
松岡健 編，呼吸器疾患ガイドライン－最新の診療指針－，アトピー性皮膚炎，p.91-99，総合医学社，2004
山口徹・北原光夫 監修，今日の治療指針，アトピー性皮膚炎，p.1136-1139，医学書院，2015

■ Chapter 2

秀道広ほか 著，蕁麻疹診療ガイドライン，日本皮膚科学会誌，121，p.1339-1388，2011
足立満・笠間毅 編，アレルギー・リウマチ膠原病診療 最新ガイドライン，蕁麻疹と血管性浮腫，p.100-102，総合医学社，2012
山口徹・北原光夫 監修，今日の治療指針 2015，じん麻疹，p.1143-1145，医学書院，2015

■ Chapter 3

高山かおるほか 編，接触性皮膚炎診療ガイドライン，日本皮膚科学会誌，119（9），p.1757-2009，2009
足立満・笠間毅 編，アレルギー・リウマチ膠原病診療 最新ガイドライン，接触性皮膚炎，p.103-106，総合医学社，2012
山口徹・北原光夫　監修，今日の治療指針 2015，接触性皮膚炎，p.1138-1139，医学書院，2015

■ Chapter 4

古江増隆 編，皮膚真菌症を極める，中山書店，2012
大塚藤男 編，皮膚科学，p.827-872，金芳堂，2011
塩原哲夫・宮地良樹・渡辺晋一・佐藤伸一 編，今日の皮膚疾患 治療方針，p.837-870，医学書院，2012
瀧川雅浩・渡辺晋一 編，皮膚疾患 最新の治療 2013-2014，南江堂，2013
渡辺晋一・望月隆・五十棲健・加藤卓朗・清佳浩・武藤正彦・仲弥・西本勝太郎・比留間政太郎・松田哲 編，皮膚真菌症診断・治療ガイドライン．日皮会誌，199（5），p.851-862，2009

■ Chapter 5

武田敏明（日本褥瘡学会）・志渡晃一・阿部正敏・田中克己・野口まどか・橋本一郎・林みゆき・樋口浩文・水谷仁：療養場所別褥瘡有病率，褥瘡の部位・重症度（深さ）：日本褥瘡学会誌，17 巻 1 号，p.58-68，2015
日本褥瘡学会 編，褥瘡予防・管理ガイドライン改訂委員会 作成，褥瘡予防・管理ガイドライン（第 4 版），日本褥瘡学会，

2015

■ Chapter 6
古江増隆 編，薬疹診療のフロントライン，中山書店，2011
大塚藤男 編，皮膚科学，p.827-872，金芳堂，2011
塩原哲夫・宮地良樹・渡辺晋一・佐藤伸一 編，今日の皮膚疾患 治療方針，p.837-870，医学書院，2012
瀧川雅浩・渡辺晋一 編，皮膚疾患 最新の治療 2013-2014，南江堂，2013
厚生労働省，重篤副作用疾患別対応マニュアル
：http://www.mhlw.go.jp/stf/seisakunitsuite/bunya/kenkou_iryou/iyakuhin/topics/tp061122-1.html

■ Chapter 7.1
古江増隆・天谷雅行 編，診る・わかる・治す 皮膚科臨床アセット 19，水疱性皮膚疾患．中山書店，2014
大谷道輝・宮地良樹 編，薬局で役立つ皮膚科治療薬 FAQ，メディカルレビュー社，2011
瀧川雅浩・渡辺晋一 編，皮膚疾患 最新の治療 2013-2014，南江堂，2013

■ Chapter 7.2
古江増隆・大槻マミ太郎 編　診る・わかる・治す 皮膚科臨床アセット 10　ここまでわかった乾癬の病態と治療．中山書店，2012
大谷道輝・宮地良樹 編，薬局で役立つ皮膚科治療薬 FAQ，メディカルレビュー社，2011
瀧川雅浩・渡辺晋一 編，皮膚疾患最新の治療 2013-2014，南江堂，2013
飯塚一，乾癬の病態とその治療指針，乾癬治療 2008，No.15

■ Chapter 7.3
塩原哲夫ほか 編，今日の皮膚疾患治療指針第 4 版．医学書院　2012
瀧川雅浩・渡辺晋一 編，皮膚疾患最新の治療 2013-2014．南江堂，2013
山口徹 監修，福井次矢ほか 編，今日の治療指針 2014，医学書院，2014
大谷道輝・宮地良樹 編，薬局で役立つ皮膚科治療薬 FAQ，メディカルレビュー社，2011

そのほか，各種添付文書・インタビューフォームなど

索　引

和文

あ

亜鉛化軟膏　168
アカルボース　14
アクロレイン　37
アザチオプリン　210
アジスロマイシン　146
アシダザノラスト　106
アスピリン蕁麻疹　176
アズレンスルホン酸ナトリウム水和物　152
アセタゾラミド　89, 134
アセトアミノフェン　50
アゼラスチン　169
アゾセミド　12
アデノウィルス感染　109
アデノウィルス結膜炎　108, 112
アデノシン三リン酸二ナトリウム　134
アトピー性皮膚炎　162
アトピー素因　162
アトルバスタチン　39
アナグリプチン　14
アフタ性口内炎　151
アプラクロニジン　88
アフリベルセプト　99, 117
アムロジピン　29
アモキシシリン　29, 146, 149, 157
アモロルフィン　191
アリルアミン系抗真菌薬　190
アリルエストレノール　61
アルガトロバン　17
アルキル化薬　37
アルクロキサ　197
アルファカルシドール　15
アルブミン　31
アルブミン尿　8
アルプロスタジルアルファデックス　197
アレルギー性結膜炎　103
アレルギー性刺激　162
アレルギー性接触皮膚炎　182
アレルギー性の蕁麻疹　175
アレルギー性鼻炎　137
アレルギーを介した腎障害　44
アレルゲン免疫療法　140
アログリプチン　14
アロプリノール　49, 51
安静　73, 133
アンドロゲン　58
アンピシリン　146, 157
アンレキサノクス　106

い

萎縮型　96
イソクスプリン　72, 74
イソコナゾール　191
イソソルビド　89, 134
イソプレナリン　134
イソプロピルウノプロストン　88
一次性　25, 31, 32
イトラコナゾール　190, 191
イブジラスト　106
異物感　104
イミダゾール系抗真菌薬　192
咽頭炎　28, 153
インドメタシン　48
インフリキシマブ　121, 213

う

ウイルス性結膜炎　108, 109, 112
ウラジロガシエキス　48, 50
ウレアーゼ産生菌　47

え

エキセナチド　14
エコナゾール　191
壊死組織の除去　198
エトレチナート　213
エバスチン　169
エピナスチン　106, 169
エフィナコナゾール　191
エプレレノン　12
エポエチン　15
エポエチンベータペゴル　15
エホニジピン　13
エメダスチン　169
エリスロポエチン製剤　14
エンテロウイルス結膜炎　108

お

黄色期　194
黄体機能不全　80
黄斑症　115
横紋筋融解症　39
オキサトミド　169
オキシコナゾール　191
オキシトシン　79
オキシブチニン　54
オロパタジン　106, 169
温熱療法　61

か

外傷性結膜炎　103
回転性めまい　129
改変 Davis 分類　116
過活動膀胱　52
過活動膀胱症状スコア　54
蝸牛症状　132
加重型妊娠高血圧腎症　75
過多月経　69
活性型ビタミン D_3 外用薬　213
カデキソマー・ヨウ素　197
カナグリフロジン　14
下部尿路結石　47
花粉症　137
花粉対策　107
花粉曝露　105
カリウム保持性利尿薬　13
カルシウム含有結石　46
カルシウム拮抗薬　13
カルシウム受容体作動薬　16
カルシトリオール　15
カルシニューリン阻害薬　37
カルテオロール　88
カルボシステイン　146
加齢黄斑変性　96

ガレノキサシン　146
眼圧　84
寛解導入療法　39
眼球　84
観血的手術　87
眼脂　104
ガンシクロビル　208
カンジダ症　187, 189
乾癬　212
感染性結膜炎　103, 108
完全流産　71
含嗽薬　154
眼底血管造影検査　97
眼底検査　97
眼軟膏　114
漢方薬　62
カンレノ酸カリウム　12

き

季節性アレルギー性結膜炎　103
球形吸着炭　16, 24
急性喉頭蓋炎　158
急性糸球体腎炎　25, 28
急性腎障害　2, 3, 42
急性腎不全　2
急性蕁麻疹　174, 179
急性中耳炎　148
急性副鼻腔炎　144
急性扁桃炎　155
急速進行性糸球体腎炎　25
禁煙　97
金製剤　34
筋層内筋腫　69

く

クエン酸カリウム　49
クエン酸製剤　49, 51
クエン酸第一鉄　15
クエン酸第二鉄　15
クエン酸ナトリウム　49
クラブラン酸　149
クラミジア結膜炎　110
クリオピリン関連周期性症候群　177
グリセリン　89
グリベンクラミド　14
グリメピリド　14
グルタチオン　95
クレアチンキナーゼ　39
クレアチンホスホキナーゼ　39
クレマスチン　168
クロチアゼパム　134
クロトリマゾール　191
クロモグリク酸　106
クロルフェニラミン　140
クロルマジノン　61

け

経過観察　60, 70
経口ステロイド療法　39
経尿道的結石破砕術　48
経尿道的前立腺切除術　60
経皮的腎結石破砕術　48
稽留流産　72
下剤　17
血圧管理　17
血液透析　11
血管収縮薬　141, 145, 146
血管浮腫　176
月経困難症　69
血漿膠質浸透圧　35
結晶析出　45
結石形成　45
血清抗原特異的 IgE 抗体　104
血清補体価　28
結石排出促進薬　48
結石排泄　48
血尿　28
結膜炎　103
ケトコナゾール　191
ケトチフェン　106, 140, 169
ケミカルメディエーター遊離抑制薬　105, 140
ゲンタマイシン　134
原発開放隅角緑内障　86
原発閉塞隅角緑内障　86
原発緑内障　85

こ

抗 CD20 抗体　38
抗 TNF - α 抗体
抗 VEGF 薬　99, 117
抗悪性腫瘍薬　42
抗アルドステロン薬　13
抗アレルギー薬　105, 169, 219
抗アンドロゲン薬　61
抗エストロゲン薬　81
高カリウム血症　5, 20
高カルシウム血症　19
交感神経刺激薬　88
交感神経遮断薬　88
抗凝固薬　17
後期流産　71
抗菌点眼薬　110
抗菌薬　42, 146, 154
高血圧　10, 28, 75
抗血小板薬　39
抗原の除去　139
抗コリン薬　54
抗酸化物質　97
光線過敏型薬疹　218
光線過敏症　217
光線力学的療法　98
好中球走化性因子阻止薬　121
高張浸透圧薬　89
喉頭蓋炎　158
口内炎　151
高尿酸血症　11, 20, 47, 49
高尿酸尿症　49
紅斑　204, 205
抗ヒスタミン薬　131, 140, 168
後部ぶどう膜炎　123
抗ヘルペスウイルス薬　111
抗ムスカリン薬　49
抗リウマチ薬　34
高リン血症　19
抗ロイコトリエン薬　140
国際前立腺症状スコア　59
黒色期　194
ゴセレリン　67
骨粗鬆症治療薬　37
ゴナドトロピン放出ホルモン　81
コリン作動薬　55
コリン性蕁麻疹　176
コルヒチン　121

さ

サイアザイド系利尿薬　12, 49, 218
細菌性結膜炎　108, 111
細菌性ぶどう膜炎　120
サイズバリア機能　31
細胞外液補充液　6
サキサグリプチン　14
サルコイドーシス　119
酸化亜鉛　197

酸化マグネシウム　49
酸性尿　45
三大徴候　204, 205
散瞳点眼薬　121

し

ジアゼパム　134
ジエノゲスト　66
子癇　75
色素性乾皮症　218
色素性蕁麻疹　176
色素沈着性接触皮膚炎　181
子宮筋腫　69
子宮頸管熟化法　78
子宮収縮薬　79
子宮収縮抑制薬　72
子宮腺筋症　64
糸球体疾患　25
子宮内膜症　64
シクロスポリン
37, 41, 44, 121, 170, 210, 213, 216, 219
ジクロフェナク　48
シクロホスファミド　37, 41, 210
刺激性下剤　17
刺激性接触皮膚炎　182
刺激誘発型蕁麻疹　175
脂質異常症　10, 18, 35
脂質異常症治療薬　14
ジスチグミン　55, 90
シスチン　46
シスチン結石　48, 49
シスチン尿症　49
シスチン尿症治療薬　49
シタグリプチン　14
シタフロキサシン　146
失神性めまい　129
ジノプロスト　79
ジノプロストン　79
ジピベフリン　88
ジフェニドール　134
ジフェンヒドラミン　134, 168
ジフェンヒドラミン／ジプロフィリン　131
シプロヘプタジン　168
ジメチルイソプロピルアズレン　197
ジメンヒドリナート　134
シュウ酸カルシウム　46, 49
シュウ酸カルシウム結石症　49
出血性膀胱炎　37
種痘様水泡症　218
シュニッツラー症候群　177
上顎洞洗浄　145
上気道感染　28
硝子体手術
小児ネフローゼ症候群　36
上部尿路結石　47
漿膜下筋腫　69
食塩摂取制限　29
食事指導　9
褥瘡　193
植物エキス製剤　62
食物依存性運動誘発アナフィラキシー　175
シルニジピン　13
シロドシン　61
腎機能低下　28
真菌対策　107
心血管疾患　7
腎血流障害　44
腎原発性　31
進行流産　71
腎後性　3
腎実質性　3
真珠腫性中耳炎　148
滲出型　96
滲出性中耳炎　148
尋常性乾癬　212
尋常性疣贅　164
腎性　3
腎前性　3
陣痛微弱　78
陣痛誘発法　78
浸透圧性下剤　17
浸透圧利尿薬　134
新福田分類　116
深部損傷褥瘡　195
蕁麻疹　174
蕁麻疹に関わる因子　175
蕁麻疹様血管炎　176

す

水晶体　93
推定 GFR　8
水分制限　29
水泡症　209
スキンケア　166
スクロオキシ水酸化鉄　16
巣状分節性糸球体硬化症　32
スティーブンス・ジョンソン症候群　203
ステロイド外用薬　166, 183, 213
ステロイド抵抗性ネフローゼ症候群　41
ステロイド点眼薬　106, 110
ステロイドパルス療法　40
ステロイド離脱症候群　37, 41
ストレプトマイシン　134
スピロノラクトン　12
スルコナゾール　191
スルタミシリン　146
スルファジアジン銀　197
スルファメトキサゾール／トルメトプリム製剤　37
スルホニル尿素薬　13

せ

生活指導　76
生活習慣の改善　9
精子無力症　80
正常眼圧緑内障　85
成人ネフローゼ症候群　35
精製白糖・ポビドンヨード　197
性腺刺激ホルモン　81
生物学的製剤　213
赤色期　194
セチリジン　169
接触蕁麻疹　176
接触性皮膚炎　181
切迫性尿失禁　53
切迫早産　73
切迫流産　71
セフェム系抗菌薬　111, 146, 159
セフカペン　146
セフジトレン　146, 149
セフテラム　146
セベラマー　15
線維芽細胞増殖因子　58
全身性エリテマトーデス　31
全身性接触皮膚炎　181
選択的アドレナリン β_3 受容体作動薬　54
選択的前庭機能破壊　134
前庭性めまい　129

センナ　17
センノシド　17
前部ぶどう膜炎
前立腺酸性ホスファターゼ　59
前立腺特異抗原　59
前立腺肥大症　58
前立腺被膜下摘除術　60

そ

造影剤　42
早期流産　71
総コレステロール　35
早産　73
増殖前網膜症　116
増殖網膜症　116
瘙痒感　21, 104
続発性　31
続発緑内障　85
ソリフェナシン　54
ソルビトール　17

た

第 2 世代抗ヒスタミン薬　178
体外衝撃波結石破砕術　48
代謝性アシドーシス　5
タクロリムス　167, 213
多形滲出性紅斑　203
多形日光疹　217
ダナゾール　66
ダニ対策　107
タフルプロスト　90
タムスロシン　55, 61
ダルベポエチンアルファ　15
炭酸水素ナトリウム　6, 16, 134
炭酸脱水酵素阻害薬　89
炭酸ランタン　15, 24
単純ヘルペス結膜炎　108
単純網膜症　116
男性ホルモン　58
タンパク尿　8, 28, 75

ち

チアジド系利尿薬　12, 49, 218
チアゾリジン薬　13
チオプロニン　49, 51, 95
チキジウム　49
チモロール　88, 89
着床障害　80
チャージバリア機能　31
中耳炎　148
中耳加圧治療　134
中心暗点　96
中枢性めまい　129
中性脂肪　35
中毒性腎障害　44
中毒性表皮壊死症　205
チョコレート嚢胞　65
治療薬物モニタリング　37
鎮痙薬　48
沈降炭酸カルシウム　15

つ

通年性アレルギー性結膜炎　103

て

低アルブミン血症　35
低活動膀胱　52
低タンパク食　29
低分子ヘパリン　17
テストステロン誘導体　66
鉄剤　15
テトラサイクリン　210
テネリグリプチン　14
テビペネム　146
デュタステリド　61
テルビナフィン　190
電解質異常　44
伝染性膿痂疹　164
天疱瘡　209

と

透析療法　11
疼痛緩和　48
糖尿病　10, 18
糖尿病黄斑浮腫
糖尿病性腎症　34
糖尿病治療薬　13
動揺性めまい　129
動揺病　130
特発性蕁麻疹　174
トホグリフロジン　14
トラセミド　12
トラニラスト　106, 140
トラフェルミン　197
トラボプロスト　90
トリアゾール系抗真菌薬　190
トリアムシノロンアセトニド
　117, 122, 166
トリアムテレン　12
トリクロルメチアジド　12, 49
ドルゾラミド　89
トルナフタート　191
トレチノイントコフェリル　197
ドレッシング材　196
トロピカミド／フェニレフリン　122

な

内リンパ水腫　132
内リンパ嚢開放手術　134
ナテグリニド　14
ナファゾリン　141, 145, 146
ナファモスタット　17
ナファレリン　66
ナフトピジル　55, 61

に

ニコチン酸アミド　134, 210
ニコルスキー現象　209
二次性　25, 31
二次性ネフローゼ症候群　34
二次性副甲状腺機能亢進症　10
日光蕁麻疹　217
ニプラジロール　88
ニューキノロン系抗菌薬
　111, 159, 218
尿意切迫感　53
尿酸　46
尿酸結石　48, 51
尿酸合成阻害薬　16, 49
尿酸値　11
尿素製剤　168
尿道ステント　61
尿毒症　3, 8, 11
尿毒症物質　20
尿路結石　46
尿路閉塞性　45
妊娠高血圧症候群　75
妊娠高血圧腎症　75

ね

ネチコナゾール　191
ネブライザー治療　145
ネフローゼ症候群　25, 31
粘液溶解薬　146

粘膜下筋腫　69
粘膜症状　204, 205

の

ノエルエチルステロン　67

は

配合点眼薬　89
排尿　52
排尿障害　53
排卵障害　80
白色期　194
白色ワセリン　168
白癬　187, 188
白内障　93
発達緑内障　85
パッチテスト　182
発熱　204, 205
原田病　119
バンコマイシン　44

ひ

非アレルギー性刺激　162
非アレルギー性の蕁麻疹　175
ピオグリタゾン　14
非回転性めまい　129
光干渉断層計　97
光接触皮膚炎　182
ピキサロマー　15
ビグアナイド薬　13
ピコスルファート　17
微小変化型ネフローゼ症候群　32
ヒスタミン H_1 受容体拮抗薬
106, 131, 140
非ステロイド性抗炎症薬　34, 48, 154
非前庭性めまい　129
非増殖網膜症　116
ピタバスタチン　39
ビタミン B_{12}　134
ビタミン D_2 製剤　15
ヒト下垂体性性腺刺激ホルモン　81
ヒト絨毛性ゴナドトロピン　82
ヒドララジン　76
ヒドロキシジン　168
ヒドロクロロチアジド　12
ヒドロコルチゾン　134
皮膚糸状菌症　188
皮膚真菌症　187
ビホナゾール　191
ビマトプロスト　90
非麻薬性鎮痛薬　48
ピメロラスト　106
日和見感染症　187
ビルダグリプチン　14
ピレノキシン　95
鼻漏　145
ピロカルピン　88
ピロリン酸第二鉄　15
頻回再発型ネフローゼ症候群　41
貧血　10, 19

ふ

ファレカルシトール　15
フィブラート系薬　14
フェキソフェナジン　140, 169
フォリトロピンベータ　82
副交感神経刺激薬　88
副甲状腺ホルモン　11
副腎皮質ステロイド薬
27, 36, 39, 41, 74, 106, 110, 117, 121, 134, 140, 159, 183, 210, 218
副鼻腔炎　144
腹膜透析　11
ブクラデシン　197
浮腫　28, 35
ブセレリン　66
不全流産　71
ブチルスコポラミン　48
物理性蕁麻疹　176
ブテナフィン　191
浮動性めまい　129
ぶどう膜　84
ぶどう膜炎　119
ブナゾシン　88
不妊　69
不妊症　80
フマル酸第一鉄　15
ブメタニド　12
フラジオマイシン・結晶トリプシン
197
ブラジキニン　48
プラステロン　78
プラゾシン　55, 61
プランルカスト　140
ブリモニジン　88
ブリンゾラミド　89
プリン代謝拮抗薬　38
フルシトシン　191
フルチカゾン　146
プレドニゾロン
36, 40, 121, 134, 204, 206, 208
プロスタグランジン製剤　88
フロセミド　6, 29
プロトンポンプ阻害薬　37
プロピベリン　54
プロメタジン　130
ブロメライン　197

へ

ペガプタニブ　99
ベタキソロール　90
ベタネコール　55
ベタヒスチン　134
ベタメタゾン　122, 134, 204, 206
ベーチェット病　120, 124
ベニジピン　13
ペニシラミン　34
ペニシリン系抗菌薬　29, 146, 157
ヘパリン類似物質製剤　168
ベポタスチン　169
ベルテポルフィン　99
ヘルペス性結膜炎　113
ベンジルペニシリン　157
ペンタゾシン　48, 50
ベンチルヒドロクロロチアジド　12
扁桃炎　28, 155

ほ

房水　84
乏精子症　80
乏尿　3
ボグリボース　14
保護剤　168
保湿剤　168
保存的治療　134
補体　28
勃起不全症　80
骨・ミネラル代謝異常　10
ポビドンヨード　197
ポリスチレンスルホン酸カルシウム
17
ホルモン療法　67

ま

マキサカルシトール　15
膜性腎症　33
膜性増殖性糸球体腎炎　33
マグネシウム製剤　49
マクロライド系抗菌薬　111
末期腎不全　7
末梢性めまい　129
マラセチア感染症　189
慢性光線性皮膚炎　217
慢性糸球体腎炎　25, 26
慢性腎臓病　2, 7
慢性腎不全　2
慢性蕁麻疹　174, 179
慢性中耳炎　148
慢性副鼻腔炎　144
慢性扁桃炎　155

み

ミグリトール　14
ミコナゾール　191
ミゾリビン　37, 38, 41
ミチグリニド　14
ミノサイクリン　210
未分画ヘパリン　17
ミラベグロン　54

む

無症候性タンパク尿・血尿　25, 27
無精子症　80
無尿　3

め

メキタジン　140, 169
メクロフェノキサート　134
メストラノール　67
メチルドパ　76
メチルプレドニゾロン
　36, 40, 204, 206
メトクロプラミド　134
メトトレキサート　45, 210
メトホルミン　14
メニエール病　132
めまい　128
免疫グロブリン製剤　204, 206
免疫抑制薬　37, 121, 210, 213, 219

も

網膜色素変性症　125
網膜症　115
網膜レーザー光凝固術　117
モキシフロキサシン　146
モンテルカスト　140

や

薬剤性過敏症症候群　207
薬剤性腎障害　42
薬剤性腎症　42
薬疹　202

よ

陽イオン交換樹脂　17, 24
溶解療法　48
幼牛血液抽出物　197
ヨウ素　197
溶連菌　153
ヨードホルム　197
予防治療　97

ら

ラクツロース　17
ラタノプロスト　88
ラニビズマブ　99, 117
ラノコナゾール　191
ラマトロバン　140
卵管閉塞　80

り

リキシセナチド　14
リゾチーム　197
リツキシマブ　37, 38, 41
リトドリン　72, 74
リナグリプチン　14
利尿薬　38
リパスジル　89
リファンピシン　34
リポタンパク質　35
流産　71
硫酸鉄水和物　15
硫酸マグネシウム　74
リュープロレリン　66
緑内障　84
リラグルチド　14
リラナフタート　191
リン吸着剤　15
リン酸カルシウム　46, 49
リン酸マグネシウムアンモニウム
　46
鱗屑　212

る

類天疱瘡　209
ループス腎炎　34
ループ利尿薬　6, 12, 29
ルリコナゾール　191

れ

レーザー光凝固療法　98
レーザー治療　61, 87
レニン・アンジオテンシン系阻害薬
　13
レパグリニド　14
レボカバスチン　106
レボセチリジン　169
レボブノロール　90
レボフロキサシン　146

ろ

ロイコトリエン受容体拮抗薬　140
老人性白内障　93
ロービジョンケア　126
ロラタジン　169

数字・欧文

5α-還元酵素阻害薬　61

Ⅰ型アレルギー　137, 162
Ⅲ型アレルギー　28
Ⅳ型アレルギー　162

ACE 阻害薬　17
acute epiglottitis　158
acute glomerulonephritis　28
acute kidney injury　3
adenomyosis uteri　64
age-related macular degeneration
　96
AGN　28
AKI　3, 42, 44
allergic conjunctivitis　103

allergic rhinitis　137
AMD　96
ARB　17
ASK　28
ASO　28
atopic dermatitis　162
A 群 β 溶血性連鎖球菌　28, 153

benign prostatic hyperplasia　58

C3　28
CA125　65
CAPS　177
cataract　93
Ca 拮抗薬　29
Centor score　156
CGN　26
CH_{50}　28
chronic glomerulonephritis　26
chronic kidney disease　7
CKD　7
CKD-MBD　10
CKD 合併高血圧症　18, 39
conjunctivitis　103
contact dermatitis　181
CPK　39
creatine kinase　39
creatine phosphor kinase　39
CVD　7

dermatomycosis　187
DESIGN® ツール　194
DIHS　207
DPP-4 阻害薬　14
drug-induced hypersensitivity syndrome　207
drug-induced kidney injury　42
DTI　195
d-クロルフェニラミン　168
D-マンニトール　89

EEM　203
endometriosis　64
epidermolysis bullosa　209
erythema exsudativum multiforme　203
ESKD　7
ESWL　48
extracorporeal shock wave　48

FGF　58
focal segmental glomerulosclerosis　32
FSGS　32
FTU　183

glaucoma　85
glomerular disease　25
GLP-1 受容体作動薬　14
GnRH　81
GnRH 誘導体　66
gonadotropin releasing hormone　81

H_1 受容体拮抗薬　131, 140
HbA1c　10
hCG 製剤　82
hMG　81
HMG-CoA 還元酵素阻害薬　14, 39
human chorionic gonadotropin　82
human menopausal gonadotrphin　81

IgA 腎症　26
infectious conjunctivitis　108
infusion reaction　38
IPSS　59

KDIGO　4

LDL-コレステロール　35
LEP 配合薬　66
lithotripsy　48
low active bladder　52

MCNB　32
membranoproliferative glomerulonephritis　32
membranous nephropathy　32
Meniere disease　132
middle otitis　148
milk-alkali syndrome　6
minimal change nephrotic syndrome　32
miscarriage　71
MN　33
motion sickness　130
MPGN　33

nephrotic syndrome　31
Nikolsky 現象　209
non-steroidal anti-inflammatory drugs　34
NS　31
NSAIDs　34, 42, 48, 50, 110, 154, 218

OAB　52
OABSS　54
OCT　97
overactive bladder　52
overfill 仮説　35

PAC　103
PAP　59
PDT　98
percutaneous nephrolithotripsy　48
PGD_2・TXA_2 受容体拮抗薬　140
pharyngitis　153
photodermatosis　217
PIH　75
PNL　48
pollinosis　137
pregnancy induced hypertension　75
premature birth　73
pressure ulcer　193
PSA　59
psoriasis　212
PTH　11
PUVA 療法　167

rapidly progressive glomerulonephritis　26
RAST　165
RA 系阻害薬　13, 29, 38
retinitis pigmentosa　125
retinopathy　115
ROCK 阻害薬　89
RPGN　26

SAC　103
Schnitzler 症候群　177
SGLT2 阻害薬　14
sinusitis　144

SJS 203
sterility 80
Stevens-Johnson syndrome 203
stomatitis 151
ST 合剤 37

TDM 37, 44, 45
TEN 205
Th2 サイトカイン阻害薬 140
therapeutic drug monitoring 37
tonsillitis 155
toxic epidermal necrolysis 205
transurethral lithotripsy 48
TUL 48

underfill 仮説 35
urinary tract stone 46
urticaria 174
uterine fibroids 69
uveitis 119

weak pain 78

α_1 受容体遮断薬 55, 61, 88
$\alpha\beta$ 受容体遮断薬 88
α-グルコシダーゼ阻害薬 14, 24
β 受容体遮断薬 88

〈監修者・編者略歴〉

厚田幸一郎（あつだ　こういちろう）

1979年　北里大学薬学部卒業
1981年　北里大学大学院薬学研究科修士課程修了
現　在　北里大学薬学部薬物治療学Ⅰ教授，北里大学病院薬剤部長
医学博士

伊東　明彦（いとう　あきひこ）

1978年　星薬科大学卒業
現　在　明治薬科大学臨床薬学部門治療評価学研究室教授
薬学博士

松原　肇（まつばら　はじめ）

1979年　北里大学薬学部卒業
1981年　北里大学大学院薬学研究科修士課程修了
1984年　北里大学大学院薬学研究科博士後期課程修了
現　在　北里大学薬学部薬物治療学Ⅲ教授，北里大学北里研究所病院薬剤部長
薬学博士

久保田理恵（くぼた　りえ）

1988年　北里大学薬学部卒業
1990年　北里大学大学院薬学研究科修士課程（臨床薬学）修了
1997年　アメリカ・ケンタッキー大学薬学部 Pharm.D. 課程修了
現　在　北里大学薬学部臨床薬学研究・教育センター薬物治療学Ⅳ准教授，北里大学メディカルセンター薬剤部副部長
学　位　Doctor of Pharmacy（Pharm.D.）

病気と薬物療法
泌尿器・生殖器疾患／感覚器疾患

平成30年3月25日　第1版第1刷発行

監　修　厚田幸一郎
編　者　伊東明彦・久保田理恵・松原　肇
発行者　村上和夫
発行所　株式会社 オーム社
郵便番号　101-8460
東京都千代田区神田錦町3-1
電 話　03(3233)0641(代表)
URL　https://www.ohmsha.co.jp/

組版　新生社　　印刷・製本　三美印刷
ISBN978-4-274-22206-1　Printed in Japan